肿瘤综合治疗与病理技术

ZHONGLIU ZONGHE ZHILIAO YU BINGLI JISHU

主编　朱晓毅　张　虹　王　敏

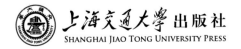

上海交通大學 出版社
SHANGHAI JIAO TONG UNIVERSITY PRESS

内容提要

本书以实用和同质化为切入点，结合实际，整理了常见肿瘤的基本处理原则，特别是对各分期患者的化疗方案进行了规范而详细的介绍，简洁扼要地着重培养临床医师对肿瘤学临床思维能力和疾病诊疗能力，有利于临床医师不断提高和完善疾病的诊疗素质。本书可用于肿瘤专业、中西医结合专业及相关专业的临床医师及硕博士医学生学习与参考，也可作为帮助医学院校学生将课堂所学的理论知识与临床实际相结合的重要书籍。

图书在版编目（CIP）数据

肿瘤综合治疗与病理技术 / 朱晓毅，张虹，王敏主编. --上海：上海交通大学出版社，2022.10
ISBN 978-7-313-26504-3

Ⅰ. ①肿… Ⅱ. ①朱… ②张… ③王… Ⅲ. ①肿瘤－治疗②肿瘤学－病理学 Ⅳ. ①R73

中国版本图书馆CIP数据核字（2022）第162373号

肿瘤综合治疗与病理技术

ZHONGLIU ZONGHE ZHILIAO YU BINGLI JISHU

主　　编：朱晓毅　张　虹　王　敏
出版发行：上海交通大学出版社　　　　　　地　　址：上海市番禺路951号
邮政编码：200030　　　　　　　　　　　电　　话：021-64071208
印　　制：广东虎彩云印刷有限公司
开　　本：710mm×1000mm 1/16　　　　经　　销：全国新华书店
字　　数：233千字　　　　　　　　　　印　　张：13.25
版　　次：2022年10月第1版　　　　　　插　　页：2
书　　号：ISBN 978-7-313-26504-3　　　印　　次：2022年10月第1次印刷
定　　价：198.00元

编委会

主　编

朱晓毅（贵州省铜仁市人民医院）

张　虹（兰州大学第二医院）

王　敏（山东省庆云县人民医院）

副主编

李　凯（空军军医大学第一附属医院）

王琴中（中国人民解放军联勤保障部队第940医院）

尚学彬（河南中医药大学第三附属医院）

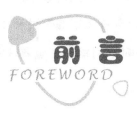

恶性肿瘤依然是目前严重威胁人类健康的多发病、常见病,因而我们肿瘤学工作者既肩负着攻克癌症、造福人类的重要使命,又面临着严峻的挑战和机遇,正所谓任重而道远。近年来,随着基因组学、蛋白质组学、分子生物学技术的飞速发展,人们已从基因、蛋白质、细胞等多个层面探索研究肿瘤的发生及发展机制,为肿瘤的诊疗开拓了新思路、提供了新方法。新的肿瘤诊疗手段与抗肿瘤药物不断涌现,不仅改善了肿瘤患者的治疗效果,也促使我们不断调整与更新诊疗策略。分子靶向药物的问世改变了以往的化疗格局,二代测序和液体活检的兴起使我们可以预见不久的将来,恶性肿瘤的治疗越来越个体化且更为精准,这为现代肿瘤诊治开拓了一个崭新的局面,极大地提高了肿瘤综合诊疗水平。

为了满足广大读者的需求,进一步提高肿瘤临床医师的诊治技能和水平,现将临床医师在诊疗过程中所应对的常见几种恶性肿瘤患者较常提出的带有普遍性的问题,参考有关资料、结合自己经验,编写了本书,希望能为癌症患者和他们的家人提供帮助。

本书首先介绍了肿瘤的一般形态学特征、定义、命名与分类及恶性肿瘤的分级和分期,其次概述了肿瘤的常见症状与体征、病理技术,最后重点介绍了各部位肿瘤的综合治疗,力求在肿瘤的早期识别和预防方面给人们一个比较清晰的思路和具体的指导,以降低肿瘤的发病率,提高早期诊断率和预防效果。本书重点突出、结构清晰、条理分明、具有科学性和实用性,可帮助从事肿瘤防治的医师、肿瘤相关专业医务人员、肿瘤患者及其家属、健康教育专业人员、对肿瘤知识感兴趣的各类医学生等,全面了解肿瘤防治知识,在面对各阶段肿瘤患者的咨询和诊疗决策时,能够做出恰当的选择,避免采取不适当的干预措施。

在本书编写过程中,由于编者较多、写作方式和文笔风格不一,再加上时间有限,可能存在疏漏和不足之处,望广大读者提出宝贵的意见和建议。

《肿瘤综合治疗与病理技术》编委会

2021 年 10 月

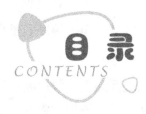

目录
CONTENTS

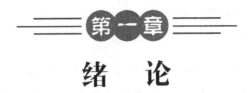

绪 论

第一节 肿瘤的一般形态学特征

一、肿瘤的大体形态

除白血病外,绝大多数实体瘤都以形成肿块为其特点。肿瘤的形状、大小和数目、颜色、结构和质地、包膜和蒂等形态特点多种多样,但也有规律可循,并在一定程度上可反映肿瘤的良、恶性。

(一)形状

实体瘤可呈圆球形、椭圆形、扁球形、长梭形、结节状、哑铃状、葫芦状、分叶状、息肉状、蕈伞状、乳头状、斑块状或溃疡状。膨胀性生长的肿瘤边缘整齐或有包膜。浸润性生长的肿瘤边缘不规则,伸入周围正常组织,呈犬牙交错状、蟹足状或放射状。

(二)大小和数目

肿瘤大小不一。原位癌、微小癌或隐匿癌的体积小,直径<1 cm。心脏间皮瘤可能是人类最小的肿瘤,仅数毫米。位于体表或重要脏器(如脑和脊髓)的肿瘤以及高度恶性肿瘤通常体积较小。良性或低度恶性肿瘤生长在非要害部位时体积巨大,如卵巢囊腺瘤、脂肪肉瘤,直径>50 cm,重量>1 000 g。

肿瘤常为单个,有时可多发。常见的多发性肿瘤有家族性大肠腺瘤病、神经纤维瘤病、子宫平滑肌瘤、骨软骨瘤和骨髓瘤等。复发的肿瘤可在局部形成数个病灶,转移性肿瘤也可形成多个转移灶,但非多发。

(三)颜色

肿瘤的颜色常与其相应正常组织的颜色相似。多数肿瘤的颜色呈白色或灰白色,如纤维肉瘤、神经纤维肉瘤、乳腺癌等。脂肪瘤、神经鞘瘤呈黄色。血管瘤、内分泌肿瘤呈红色或红褐色。恶性黑色素瘤呈灰黑色或黑色。此外,软骨性肿瘤多呈浅蓝灰色,粒细胞肉瘤在新鲜标本上可呈淡绿色。

(四)结构和质地

实体瘤由实质和间质组成。肿瘤实质是肿瘤的主要成分,肿瘤间质则包括支持和营养实质细胞的结缔组织、血管和神经等。肿瘤的结构和质地取决于肿瘤实质和间质的成分和数量。

海绵状血管瘤、囊性畸胎瘤、囊腺瘤和囊腺癌的结构呈囊状。叶状囊肉瘤、管内乳头状瘤呈裂隙状。平滑肌瘤、纤维瘤病呈漩涡状。高度恶性的肉瘤如淋巴瘤或未分化肉瘤的切面均匀一致。

癌的质地一般硬而脆,但实质细胞多的癌如乳腺髓样癌则较软。各种腺瘤、脂肪瘤、血管瘤的质地较柔软。纤维瘤病、平滑肌瘤常较坚韧。钙化上皮瘤、骨瘤和软骨瘤质地坚硬。高度恶性的肉瘤则软而嫩,似鱼肉状。

(五)包膜

包膜一般是良性肿瘤(脂肪瘤、神经鞘瘤、各种腺瘤和囊腺瘤)的特征,但良性肿瘤未必都有包膜,如乳头状瘤、平滑肌瘤、血管瘤、内生性软骨瘤等。凡有包膜的肿瘤,如肿瘤侵犯并穿透包膜,往往意味着是恶性肿瘤,如甲状腺滤泡状肿瘤包膜完整时为滤泡状腺瘤,瘤细胞穿破包膜则为滤泡状癌。恶性肿瘤通常无包膜,或仅有不完整的包膜或假包膜。所谓假包膜是指大体上似有包膜,但镜下为增生的纤维组织,在这种"包膜"上或"包膜"外已有瘤细胞浸润。有些恶性肿瘤初起时可有包膜(如小肝癌),后期包膜被突破,瘤细胞浸润至包膜外。

(六)蒂

蒂发生于真皮、皮下、黏膜下或浆膜下等部位的肿瘤有时有细长或粗短的蒂。如软纤维瘤、乳头状瘤、胃肠道息肉状腺瘤、骨软骨瘤等。带蒂的肿瘤大多为良性,恶性肿瘤很少有蒂。食管癌肉瘤可有蒂,位于肝表面的肝癌偶也可有蒂。

二、肿瘤的组织形态

良性肿瘤的组织结构与其相应的组织近似,恶性肿瘤的组织结构则与其相应的组织偏离较远。无论良性还是恶性肿瘤,上皮性或间叶性肿瘤均由实质和间质两部分组成。

（一）实质

实质是肿瘤的主质，由肿瘤细胞组成。肿瘤细胞的排列方式与其分化程度及异型程度有密切关系。由上皮细胞组成的肿瘤可出现下列结构：腺管状、腺泡状、乳头状、栅状、小梁状、巢状、筛状、圆柱状和囊状等。由结缔组织、肌肉组织以及神经组织等成分组成的肿瘤，可出现下列排列方式：漩涡状、编织状、轮辐状、栅状、裂隙状、菊形团、假菊形团、洋葱皮样、花冠状和波纹状等。由淋巴造血组织组成的肿瘤多呈弥漫性排列。上皮性肿瘤通常有一层基膜将瘤细胞与间质分开，但这层基膜常不完整，尤其在肿瘤浸润处。

（二）间质

肿瘤的间质由肿瘤细胞诱导产生，常介于瘤细胞和正常细胞之间，对肿瘤的生长起重要作用。肿瘤间质由结缔组织、血管和神经等构成。结缔组织含细胞、纤维及基质。肿瘤中的血管可为被侵犯组织的残留血管，也可为被肿瘤刺激诱发的新生血管。肿瘤中神经多为原有的，偶有再生的神经纤维。

肿瘤间质中结缔组织的固有细胞是纤维细胞和成纤维细胞，此外还有未分化细胞和巨噬细胞等。未分化的间充质细胞多分布在血管周围，具有多向分化的潜能，可分化为（肌）成纤维细胞、脂肪细胞、软骨细胞、骨细胞、组织细胞和肥大细胞等。结缔组织的纤维成分包括胶原纤维、弹力纤维和网状纤维。结缔组织的基质由黏多糖和蛋白质等组成。肿瘤间质中还可有炎症细胞浸润，包括淋巴细胞、浆细胞、中性粒细胞和嗜酸性粒细胞等。结缔组织在肉瘤和分化差的癌中较少，在分化较好的肿瘤中较多。某些恶性肿瘤如乳腺硬癌、胆管癌、结缔组织增生性恶性肿瘤中含有丰富的胶原纤维，硬癌中还有较多弹性纤维。网状纤维则多存在于间叶来源的肿瘤中，而在上皮性肿瘤中网状纤维仅围绕在细胞巢周围。

肿瘤间质中血管可多可少。良性肿瘤血管一般较少。原位癌中无血管进入肿瘤组织，某些类型癌如乳腺硬癌和肺瘢痕癌中血管也很少。内分泌肿瘤、肝细胞癌、腺泡状软组织肉瘤、副神经瘤中常有丰富的血管或血窦。

三、良性肿瘤与恶性肿瘤的区别

根据肿瘤对人体危害程度不同，可分为良性肿瘤和恶性肿瘤。良性与恶性肿瘤的区别主要依据肿瘤的分化。此外，复发和转移也是重要依据，但这些区别均具有相对性。有时良性肿瘤与恶性肿瘤之间的界限并非截然可分，故要判断肿瘤的良、恶性绝非易事，需要长期工作的经验积累才能胜任。

(一)良性肿瘤

良性肿瘤通常生长缓慢,呈膨胀性扩展,边界清楚,常有包膜。肿瘤分化好,色泽和质地接近相应的正常组织,组织和细胞形态变异较小,核分裂象不易见到。肿瘤完整切除后几乎都能治愈,一般不复发,也不转移,预后良好。即使肿瘤未完全切除而复发时,也是以非破坏性方式生长。外科病理诊断实践中发现在极其罕见的情况下(<1/50 000病例),形态学良性的肿瘤发生远处转移,如皮肤良性纤维组织细胞瘤、涎腺多形性腺瘤,依据目前常规组织学检查完全无法预测其生物学行为。位于重要解剖部位(如心脏和颅脑)或者分泌过多激素(如去甲肾上腺素)的良性肿瘤,可产生严重后果,甚至危及生命。

(二)恶性肿瘤

恶性肿瘤通常生长迅速,呈浸润性扩展,破坏周围组织,无包膜或仅有假包膜。肿瘤分化差,组织和细胞形态与相应的正常组织相差甚远,显示异型性,排列紊乱或极性丧失,细胞核不规则,深染或空淡,核仁显著,核分裂象增多,且可出现病理性核分裂象。肿瘤浸润广泛,手术切除后常复发,容易转移,危及生命。

(三)交界性肿瘤

生物学行为介于良性和恶性肿瘤之间的肿瘤称为交界性肿瘤或中间性肿瘤,也有人将主观上难以区别良、恶性的肿瘤称为交界性肿瘤。属于交界性肿瘤的有:卵巢交界性浆液性或黏液性囊腺瘤、膀胱尿路上皮乳头状瘤、甲状腺非典型滤泡状腺瘤、非典型纤维黄色瘤、非典型脂肪瘤、血管内皮瘤、侵袭性骨母细胞瘤等。

世界卫生组织(WHO)软组织肿瘤分类工作小组将介于良性和恶性之间的中间性肿瘤分为两类:局部侵袭性和罕有转移性。①局部侵袭性中间性肿瘤:常局部复发,伴有浸润性和局部破坏性生长方式,但无转移潜能。为了确保局部控制,需行广泛切除手术,切缘为正常组织。这类肿瘤如韧带样瘤型纤维瘤病、非典型脂肪瘤性肿瘤/分化良好脂肪肉瘤和Kaposi样血管内皮瘤等。②罕有转移性中间性肿瘤:常局部复发,此外,还偶可发生远处转移,通常转移到淋巴结和肺。这种转移的概率<2%,且依据组织形态学表现无可靠的预测标准。这类肿瘤如孤立性纤维瘤、婴儿性纤维肉瘤、丛状纤维组织细胞瘤和Kaposi肉瘤等。

仔细的形态学观察和随访研究对肿瘤的生物学行为有了更深入的了解。某些交界性肿瘤的诊断标准也随之发生一些改变。例如,间质浸润一直被视为上皮性恶性肿瘤的形态特征,但 WHO 最新分类将卵巢肿瘤中那些乳头"脱落"或"飘浮"在间质中的非破坏性浸润的浆液性肿瘤和颈管型黏液性肿瘤归为交界性肿瘤,只有那些破坏性间质浸润的肿瘤才诊断为浆液性癌和黏液性癌。又如,限于结直肠黏膜层内,形态学呈恶性特征的腺体(包括黏膜内浸润)现诊断为高级别上皮肉瘤变,而不诊断为黏膜内癌,只有恶性腺体突破黏膜肌层侵犯到黏膜下层才能明确诊断为结直肠癌。

第二节　肿瘤的定义、命名与分类

一、肿瘤的定义

Willis 曾将肿瘤定义为:肿瘤是一个不正常的组织块,呈过度而不协调的生长,其诱发的刺激因素停止后,仍然继续过度的生长。给肿瘤一个简单的定义是比较困难的,现在趋向认为肿瘤是机体局部组织的细胞在各种内在和外界的致瘤因素长期作用下,逐渐发生的过度而不协调生长所形成的异常新生物;它是由正常细胞获得了新的生物学遗传特性转化而来,并伴有分化和调控的异常;当诱发的刺激因素消除后,仍继续与机体不相协调地过度生长。

二、肿瘤的命名

肿瘤的命名可分为普通命名法和特殊命名法两种。普通命名法是根据肿瘤的发生部位、组织来源及良恶性征象而命名。良性肿瘤的命名方式,一般由组织来源加瘤命名,如纤维瘤、脂肪瘤等。恶性肿瘤的命名方式,如果来自上皮组织称为癌,即此组织来源加癌,如鳞状细胞癌、腺癌等;如果来自间叶组织,即组织来源加肉瘤,如纤维肉瘤、平滑肌肉瘤等。特殊命名法无一定规律,有来自传统习惯或特殊情况的约定俗成。以人名命名,如 Ewing 瘤、Kaposi 肉瘤;以细胞形态命名,如燕麦细胞癌、印戒细胞癌等;以分泌激素或功能命名,如胰岛素瘤、胃泌素瘤、APUD 瘤等;含多种组织成分的肿瘤用复合性命名,如血管脂肪瘤、纤维腺瘤、骨软骨瘤等;以细胞嗜色特性命名,如嗜银细胞瘤、嗜铬细胞瘤等。

三、肿瘤的分类

目前仍以形态学为基础,综合肿瘤的组织来源和性质两方面来分类。

(一)上皮组织来源的肿瘤

上皮组织可来自外胚层(如皮肤)、中胚层(如泌尿、生殖系统)及内胚层(如胃肠)。良性肿瘤有乳头状瘤、腺瘤等;恶性肿瘤有鳞状细胞癌、腺癌等。

(二)间叶组织来源的肿瘤

间叶组织包括纤维组织、脂肪组织、脉管组织、肌细胞、骨及软组织等。良性肿瘤有纤维瘤、脂肪瘤、软骨瘤、骨瘤等;恶性肿瘤称为肉瘤,如纤维肉瘤、脂肪肉瘤、横纹肌肉瘤等。

(三)淋巴造血组织来源的肿瘤

淋巴造血组织来源于中胚层,由它发生的肿瘤包括淋巴组织肿瘤、骨髓原始造血组织肿瘤等,多为恶性肿瘤,如非霍奇金淋巴瘤、多发性骨髓瘤等。

(四)神经组织来源的肿瘤

神经组织来源于神经外胚叶,包括神经纤维、神经鞘膜、神经节、神经母细胞及神经胶质细胞等,常见的肿瘤有神经胶质瘤、神经纤维瘤等。

(五)胚胎残余组织来源的肿瘤

胚胎残余组织可见于很多脏器及组织,如肺母细胞瘤、肝母细胞瘤、肾母细胞瘤、脊索瘤等。

(六)组织来源尚未完全肯定的肿瘤

如腺泡状软组织肉瘤、颗粒细胞肌母细胞瘤、上皮样肉瘤、透明细胞肉瘤等。

肿瘤是机体与环境致瘤因素以协同或序贯的方式,使一些组织的细胞在基因水平上失去对其生长的正常调控,呈现过度而不协调的克隆性增殖所形成的新生物。肿瘤的发生是一个长期的、多阶段的、多基因改变累积的过程,具有多基因控制和多因素调节的复杂性。因此,加强肿瘤生物学基础的研究,对进一步认识肿瘤的本质、发展以及推动肿瘤的防治均有重要的理论意义和实践价值。

第三节 恶性肿瘤的分级和分期

一、恶性肿瘤的病理分级

根据恶性肿瘤的病理形态对肿瘤进行分级,可表明肿瘤的恶性程度,为临床治疗和预后判断提供依据。病理分级依据肿瘤细胞分化程度、异型性、核分裂象、肿瘤的类型等来判断。由于肿瘤形态的复杂性,目前尚无统一的方法进行病理分级。国际上普遍采用的是3级分级法,有些肿瘤采用4级、2级或不做进一步分级。有时也将良性肿瘤与恶性肿瘤放在一起进行分级。

Broders(1922)将鳞状细胞癌分成4级,代表由低到高逐步递增的恶性程度。Ⅰ级,未分化间变细胞在25%以下。Ⅱ级,未分化间变细胞在25%～50%。Ⅲ级,未分化间变细胞在50%～75%。Ⅳ级,未分化间变细胞在75%以上。这种分级法曾被广泛应用于其他肿瘤,由于4级法较烦琐,现已普遍采用3级法。以皮肤鳞状细胞癌为例。①Ⅰ级:癌细胞排列仍显示皮肤各层细胞的相似形态,可见到基底细胞、棘细胞和角化细胞,并有细胞间桥和角化珠。②Ⅱ级:细胞分化较差,各层细胞区别不明显,仍可见到角化不良细胞。③Ⅲ级:无棘细胞,无细胞间桥,无角化珠,少数细胞略具鳞状细胞的形态。

3级法既可用"Ⅰ""Ⅱ""Ⅲ"级表示,也可用"高分化""中分化"和"低分化"表示。各种腺癌也可根据其腺管结构和细胞形态分为3级。Ⅰ级的瘤细胞相似于正常腺上皮,异型性小,且有明显腺管形成;Ⅱ级的瘤细胞异型性中等,有少量腺管形成;Ⅲ级的瘤细胞异型性大,且无明显腺管形成,呈巢状或条索状生长。膀胱尿路上皮癌既可分为4级,也可分为3级。现不再使用分级法而改为浸润性和非浸润性尿路上皮癌,后者再分为尿路上皮原位癌,低级别和高级别非浸润性乳头状尿路上皮癌和低度恶性潜能非浸润性乳头状肿瘤。

神经胶质瘤(星形细胞瘤、少突胶质瘤、室管膜瘤)分为4级,Ⅰ级为良性,Ⅱ、Ⅲ、Ⅳ级分别为低度、中度和高度恶性。实性畸胎瘤也分为4级。①0级:全部组织分化成熟。②Ⅰ级:有小灶性的胚胎性或未成熟组织。③Ⅱ级:中等量胚胎性或未成熟组织,可见到核分裂象。④Ⅲ级:大量胚胎性或未成熟组织,核分裂象多。

美国国立癌症研究所根据软组织肉瘤的类型再将其恶性程度分为3级。①Ⅰ级:分化好的脂肪肉瘤、黏液脂肪肉瘤、隆凸性皮肤纤维肉瘤。②Ⅰ～Ⅱ级:平滑肌肉瘤、软骨肉瘤、恶性周围神经鞘膜瘤、血管外皮瘤。③Ⅱ～Ⅲ级:圆形细胞脂肪肉瘤、恶性纤维组织细胞瘤、透明细胞肉瘤、血管肉瘤、上皮样肉瘤、恶性颗粒细胞瘤、纤维肉瘤。④Ⅲ级:Ewing肉瘤、横纹肌肉瘤、骨肉瘤、腺泡状软组织肉瘤、滑膜肉瘤。

上述软组织肉瘤中Ⅱ级无或仅有少量坏死(<15%),Ⅲ级有中度或显著坏死(>15%)。

由于不同肿瘤分级的标准不完全相同,不同的病理医师在分级时都会带有主观性,故有时重复性差。肿瘤具有异质性,即使同一类型肿瘤,甚至同一肿瘤不同的区域,其分化程度和核分裂数不同,在分级时可受取样误差的影响,由于预后与肿瘤分化最差的区域相关,所以在分级时,必须有足够的肿瘤组织,以保证存在分化最差的区域,做出正确分级。有时,组织学表现与生物学行为之间存在不一致性。例如,前列腺癌的 Gleason 分级系统根据低倍镜下的腺体结构而分为5级,这一分级系统更能反映肿瘤的生物学行为;乳腺浸润性导管癌依据核的异型程度、腺管形成多少和核分裂象 3 个指标分级对预后的判断更为可靠。

二、恶性肿瘤的病理分期

国际抗癌联盟(UICC)建立了一套国际上能普遍接受的分期标准,即 TNM 系统。该系统的目的是:①帮助临床医师制订治疗计划;②在一定程度上提供预后指标;③协助评价治疗结果;④在肿瘤学家之间易于交流信息。分期系统必须对所有不同部位的肿瘤都适用,且在手术后取得病理报告可予以补充。为此,针对每个部位均设立两种分期方法:即临床分期(治疗前临床分期),又称为 TNM 或 cTNM 分期;病理分期(手术后病理分期),又称为 pTNM 分期。

pTNM 分期是在治疗前获得的证据再加上手术和病理学检查获得新的证据予以补充和更正而成的分期。pT 能更准确地确定原发性肿瘤的范围、浸润深度和局部播散情况;pN 能更准确地确定切除的淋巴结有无转移,以及淋巴结转移的数目和范围;pM 可在显微镜下确定有无远处转移。病理分期和临床分期对恶性肿瘤预后判断常比肿瘤的组织学分型和分级更有价值。

全身各个部位病理分期总的定义如下。

(一)pT——原发性肿瘤

(1)pT_x:组织学上无法评价原发性肿瘤。

(2)pT_0:组织学上无原发性肿瘤的依据。

(3)pT_{is}:原位癌。

(4)pT_1、pT_2、pT_3、pT_4:组织学上原发性肿瘤体积增大和(或)局部范围扩大。

(二)pN——区域淋巴结

(1)pN_x:组织学上无法评价区域淋巴结。

(2)pN_0:组织学上无区域淋巴结转移。

(3)pN_1、pN_2、pN_3:组织学上区域淋巴结累及增多。

注:原发性肿瘤直接侵犯到淋巴结,归入淋巴结转移;淋巴引流区域的结缔组织中肿瘤结节直径>3 mm而无残留淋巴结的组织学证据时,归入 pN 作为区域淋巴结转移;肿瘤结节≤3 mm 则归入 pT,即为不延续的浸润。

当肿瘤转移的大小作为 pN 分级中的一个标准,如在乳腺癌中,应测量转移灶的大小,而不是整个淋巴结的大小。

(三)pM——远处转移

(1)pM_x:镜下无法评价远处转移。

(2)pM_0:镜下无远处转移。

(3)pM_1:镜下有远处转移。

(四)G——组织学分级

(1)G_x:无法评价分化程度。

(2)G_1:分化好。

(3)G_2:中度分化。

(4)G_3:分化差。

(5)G_4:未分化。

注:G_3 和 G_4 有时可放在一起为 $G_{3\sim4}$,为分化差或未分化。

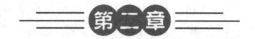

肿瘤的常见症状与体征

第一节 疼 痛

疼痛是癌症患者最常见的症状之一,严重影响癌症患者的生活质量。初诊癌症患者疼痛发生率约为 25％;晚期癌症患者的疼痛发生率为 60％～80％,其中 1/3 的患者为重度疼痛。癌症疼痛(以下简称癌痛)如果得不到缓解,患者将感到极度不适,可能会引起或加重患者的焦虑、抑郁、乏力、失眠、食欲减退等症状,严重影响患者日常活动、自理能力、交往能力及整体生活质量。

一、概述

(一)定义

国际疼痛研究会把疼痛定义为"疼痛是一种令人不快的感觉和情绪上的感受,伴有实际存在或潜在的组织损伤"。疼痛的强度依组织受伤的程度、疾病的严重程度或对情绪的影响程度不同而不同。疼痛的第二层含义是"痛苦"。因此,疼痛是一种主观感受,是感受者认为存在就存在,认为是什么样就什么样,它表示一个人因痛的有害刺激造成由感觉神经传入的一种痛苦的反应。也就是说,疼痛不仅是一种简单的生理应答,同时还是一种个人的心理经验。所以在疼痛及其评估方面要相信患者的主诉。

(二)病因

癌痛的原因多样,大致可分为以下 3 类。

1.肿瘤相关性疼痛

因肿瘤直接侵犯压迫局部组织,肿瘤转移累及骨等组织所致。

2.抗肿瘤治疗相关性疼痛

常见于手术、创伤性检查操作、放射治疗(以下简称放疗),以及细胞毒化疗药物治疗后。

3.非肿瘤因素性疼痛

包括其他并发症、并发症等非肿瘤因素所致的疼痛。大多数患者至少有一种疼痛是直接因肿瘤而引起的,晚期肿瘤患者大多有两种或两种以上原因造成疼痛。一般而言,3/4 的晚期肿瘤患者会发生与肿瘤浸润有关的疼痛,有 20% 的患者会发生与治疗相关的疼痛,只有小部分患者的疼痛与癌症或其治疗无关。

(三)机制与分类

1.按病理生理学机制分类

(1)伤害感受性疼痛:因有害刺激作用于躯体或脏器组织,使该结构受损而导致的疼痛。伤害感受性疼痛与实际发生的组织损伤或潜在的损伤相关,是机体对损伤所表现出的生理性痛觉神经信息传导与应答的过程。伤害感受性疼痛包括躯体痛和内脏痛。躯体性疼痛常表现为钝痛、锐痛或者压迫性疼痛。内脏痛通常表现为定位不够准确的弥漫性疼痛和绞痛。

(2)神经病理性疼痛:由于外周神经或中枢神经受损,痛觉传递神经纤维或疼痛中枢产生异常神经冲动所致。神经病理性疼痛常表现为刺痛、烧灼样痛、放电样痛、枪击样疼痛、麻木痛、麻刺痛。幻觉痛、中枢性坠、胀痛,常合并自发性疼痛、触诱发痛、痛觉过敏和痛觉超敏。治疗后慢性疼痛也属于神经病理性疼痛。

2.按发病持续时间分类

癌症疼痛大多表现为慢性疼痛。与急性疼痛相比较,慢性疼痛持续时间长,病因不明确,疼痛程度与组织损伤程度可呈分离现象,可伴有痛觉过敏、异常疼痛、常规止痛治疗效果不佳等特点。慢性疼痛与急性疼痛的发生机制既有共性也有差异。慢性疼痛的发生,除伤害感受性疼痛的基本传导调制过程外,还可表现出不同于急性疼痛的神经病理性疼痛机制,如伤害感受器过度兴奋、受损神经异位电活动、痛觉传导中枢机制敏感性过度增强、离子通道和受体表达异常、中枢神经系统重构等。

(四)评估

癌痛评估是合理、有效进行止痛治疗的前提。癌痛评估应当遵循"常规、量化、全面、动态"评估的原则。

1.常规评估

癌痛常规评估是指医护人员主动询问癌症患者有无疼痛,常规评估疼痛病情,并进行相应的病历记录,应当在患者入院后8小时内完成。对于有疼痛症状的癌症患者,应当将疼痛评估列入护理常规监测和记录的内容。疼痛常规评估应当鉴别疼痛暴发性发作的原因,例如需要特殊处理的病理性骨折、脑转移、感染以及肠梗阻等急症所致的疼痛。

2.量化评估

癌痛量化评估是指使用疼痛程度评估量表等量化标准来评估患者疼痛主观感受程度,需要患者密切配合。量化评估疼痛时,应当重点评估最近24小时内患者最严重和最轻的疼痛程度,以及通常情况的疼痛程度。量化评估应当在患者入院后8小时内完成。癌痛量化评估通常使用数字分级法(NRS)、面部表情评估量表法及主诉疼痛程度分级法(VRS)3种方法。

(1)数字分级法(NRS):使用"疼痛程度数字评估量表"(图2-1)对患者疼痛程度进行评估。将疼痛程度用0~10个数字依次表示,0表示无疼痛,10表示最剧烈的疼痛。交由患者自己选择一个最能代表自身疼痛程度的数字,或由医护人员询问患者:你的疼痛有多严重?由医护人员根据患者对疼痛的描述选择相应的数字。按照疼痛对应的数字将疼痛程度分为:轻度疼痛(1~3),中度疼痛(4~6),重度疼痛(7~10)。

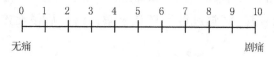

图2-1　疼痛程度数字评估量表

(2)面部表情疼痛评分量表法:由医护人员根据患者疼痛时的面部表情状态,对照"面部表情疼痛评分量表"(图2-2)进行疼痛评估,适用于表达困难的患者,如儿童、老年人,以及存在语言或文化差异或其他交流障碍的患者。

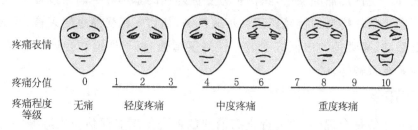

图2-2　面部表情疼痛评分量表

(3)主诉疼痛程度分级法(VRS):根据患者对疼痛的主诉,将疼痛程度分为轻度、中度、重度3类(表2-1)。

表 2-1　疼痛程度分级法

程度	表现
轻度疼痛	有疼痛但可忍受,生活正常,睡眠无干扰
中度疼痛	疼痛明显,不能忍受,要求服用镇痛药物,睡眠受干扰
重度疼痛	疼痛剧烈,不能忍受,需用镇痛药物,睡眠受严重干扰,可伴自主神经紊乱或被动体位

3.全面评估

癌痛全面评估是指对癌症患者疼痛病情及相关病情进行全面评估,包括疼痛病因及类型(躯体性、内脏性或神经病理性),疼痛发作情况(疼痛性质、加重或减轻的因素),止痛治疗情况,重要器官功能情况,心理精神情况,家庭及社会支持情况,以及既往史(如精神病史、药物滥用史)等。应当在患者入院后 24 小时内进行首次全面评估,在治疗过程中,应当在给予止痛治疗 3 天内或达到稳定缓解状态时进行再次全面评估,原则上不少于 2 次/月。

癌痛全面评估通常使用"简明疼痛评估量表(BPI)",评估疼痛及其对患者情绪、睡眠、活动能力、食欲、日常生活、行走能力、与他人交往等生活质量的影响。应当重视和鼓励患者描述对止痛治疗的需求及顾虑,并根据患者病情和意愿,制订患者功能和生活质量最优化目标,进行个体化的疼痛治疗。

4.动态评估

癌痛动态评估是指持续、动态评估癌痛患者的疼痛症状变化情况,包括评估疼痛程度、性质变化情况,暴发性疼痛发作情况,疼痛减轻及加重因素,以及止痛治疗的不良反应等。动态评估对于药物止痛治疗剂量滴定尤为重要。在止痛治疗期间,应当记录用药种类及剂量滴定、疼痛程度及病情变化。

二、治疗原则

癌痛应当采用综合治疗的原则,根据患者的病情和身体状况,有效应用止痛治疗手段,持续、有效地消除疼痛,预防和控制药物的不良反应,降低疼痛及治疗带来的心理负担,以期最大限度地提高患者生活质量。主要治疗方法包括病因治疗、药物止痛治疗和非药物治疗。

(一)病因治疗

针对引起癌症疼痛的病因进行治疗。癌症疼痛的主要病因是癌症本身、并发症等。针对癌症患者给予抗癌治疗,如手术、放疗或化学治疗(以下简称化疗)等,可能解除癌症疼痛。

(二)药物止痛治疗

根据 WHO 癌痛三阶梯止痛治疗指南,癌痛药物止痛治疗的五项基本原则如下。

1.口服给药

口服为最常见的给药途径。对不宜口服患者可用其他给药途径,如吗啡皮下注射、患者自控镇痛,较方便的方法有透皮贴剂等。

2.按阶梯用药

按阶梯用药指应当根据患者疼痛程度,有针对性地选用不同强度的镇痛药物。

(1)轻度疼痛:可选用非甾体抗炎药(NSAID)。

(2)中度疼痛:可选用弱阿片类药物,并可合用非甾体抗炎药。

(3)重度疼痛:可选用强阿片类药物,并可合用非甾体抗炎药。在使用阿片类药物的同时,合用非甾体抗炎药,可以增强阿片类药物的止痛效果,并可减少阿片类药物用量。如果能达到良好的镇痛效果,且无严重的不良反应,轻度和中度疼痛也可考虑使用强阿片类药物。如果患者诊断为神经病理性疼痛,应首选三环类抗抑郁药物或抗惊厥类药物等。

3.按时用药

按时用药指按规定时间间隔规律性给予止痛药。按时给药有助于维持稳定、有效的血药浓度。目前,控缓释药物临床使用日益广泛,强调以控缓释阿片类药物作为基础用药的止痛方法,在滴定和出现暴发痛时,可给予速释阿片类药物对症处理。

4.个体化给药

个体化给药指按照患者病情和癌痛缓解药物剂量,制订个体化用药方案。使用阿片类药物时,由于个体差异,阿片类药物无理想标准用药剂量,应当根据患者的病情,使用足够剂量药物,使疼痛得到缓解。同时,还应鉴别是否有神经病理性疼痛的性质,考虑联合用药可能。

5.注意具体细节

对使用止痛药的患者要加强监护,密切观察其疼痛缓解程度和机体反应情况,注意药物联合应用的相互作用,并及时采取必要措施尽可能减少药物的不良反应,以期提高患者的生活质量。

(三)非药物治疗

用于癌痛治疗的非药物治疗方法主要有介入治疗、针灸、经皮穴位电刺激等物理治疗、认知-行为训练、社会心理支持治疗等。适当应用非药物疗法,可作为药物止痛治疗的有益补充。

三、宣教

癌痛治疗过程中,患者及家属的理解和配合至关重要,应当有针对性地开展止痛知识宣传教育。重点宣教以下内容:鼓励患者主动向医护人员描述疼痛的程度;止痛治疗是肿瘤综合治疗的重要部分,忍痛对患者有害无益;多数癌痛可通过药物治疗有效控制,患者应当在医师指导下进行止痛治疗,规律服药,不宜自行调整止痛药剂量和止痛方案;吗啡及其同类药物是癌痛治疗的常用药物,在癌痛治疗时应用吗啡类药物引起成瘾的现象极为罕见;应当确保药物安全放置;止痛治疗时要密切观察疗效和药物的不良反应,随时与医务人员沟通,调整治疗目标及治疗措施;应当定期复诊或随访。

第二节　出　　血

一、概述

出血在肿瘤患者中常见,大出血需紧急处理。引起出血的主要原因有:①发生于自然腔道的恶性肿瘤,如鼻咽癌、肺癌、胃癌、直肠癌、子宫颈癌等,由于肿瘤侵蚀血管,引起局部出血。如侵及大血管,则引起大量出血而导致死亡。②许多肿瘤患者呈高凝状态,如诱发弥散性血管内凝血(DIC)可导致重要脏器内出血,如颅内出血而引起患者死亡。肿瘤侵犯肝脏,可引起凝血因子等与凝血有关的物质合成减少,并使纤溶酶原合成缺陷,易引起出血。③抗肿瘤治疗引起的出血。如大剂量和反复化疗导致骨髓内血小板生成抑制或急性白血病,淋巴瘤等对骨髓侵犯引起造血功能抑制而导致继发性出血。④某些药物如肝素、非甾体抗炎药、两性霉素 B、长春新碱等,可诱发血小板功能障碍,均可潜在导致出血。血小板减少和功能障碍是导致肿瘤患者出血最常见的原因(约占 50%)。⑤放疗可引起局部自然腔道内的肿瘤退缩,血管暴露,如血管破裂导致出血。如支气管肺癌、食管癌放疗后引起的出血。

患者可主诉心悸、乏力、头痛、呼吸困难和痰血增加、血尿、鼻出血等症状，体检和实验室检查可发现局部黏膜出血、牙龈出血、皮下瘀点和瘀斑，特别易发生在皮肤摩擦部位，如后背、胁腹部及四肢、口腔黏膜及舌部黏膜下易出现血疱，以及胃肠道、泌尿生殖道、中枢神经系统和鼻咽部、支气管、肺部的出血。如为血小板减少引起的出血，则血常规检查示外周血血小板绝对量减少，出、凝血时间延长。与内源性凝血有关的指标如活化部分凝血酶原时间延长，与外源性凝血有关的指标如凝血素时间也可能延长。如疑有 DIC，则血液涂片可见破裂的红细胞，且血清中纤维蛋白原和纤维蛋白原降解产物含量增加。对怀疑存在免疫性血小板减少症患者，可做骨髓穿刺确定诊断。

二、治疗原则

(一)血小板减少症引起出血的治疗

1.血小板减少但未出血的治疗

因化疗而导致的血小板计数减少，如外周血血小板计数 $<1\times10^9/L$，但患者无活动性出血，则应每1～2天静脉输注血小板 6～8 U，直至血小板计数稳定，并高于 $10\times10^9/L$。如血小板计数在 $(10\sim20)\times10^9/L$，但出现发热（>38 ℃）并高度怀疑存在感染时，则需在抗生素应用的条件下，静脉输注血小板。如血小板计数 $<50\times10^9/L$，但需行创伤性检查和治疗，包括活检、内镜检查、手术等，则应先静脉输注血小板，待血小板达正常值后再进行相关检查。

2.因血小板减少而出血的治疗

应静脉紧急输注血小板，使血小板计数 $>30\times10^9/L$。正常情况下输注多个供者的血小板与单个供者的效果一样。可通过输注血小板 1 小时后经修正（输注的单位数和体表面积的修正值）后的血小板增加值和输注后 10～15 分钟的出血时间，来评价血小板输注后的临床效果。酚磺乙胺（止血敏）可用于血小板减少性出血。用法为酚磺乙胺 0.25～0.75 g 肌内注射或静脉注射，每天2～3 次或2～3 g 静脉滴注，每天 1 次。可加用维生素 C 每天 2～3 g 静脉滴注。必要时短期使用糖皮质激素，如氢化可的松每天200～300 mg 静脉滴注。

(二)因肝脏疾病所致的凝血因子缺陷和(或)合成减少引起的出血

如凝血因子Ⅴ、Ⅶ、Ⅸ、Ⅹ、Ⅺ、Ⅻ，前激肽释放酶，激肽原，纤溶酶原，抗凝素Ⅲ，S蛋白和C蛋白等缺乏，可通过维生素 K 和相应的凝血因子的输入来纠正。维生素 K 参与因子Ⅱ、Ⅶ、Ⅸ和Ⅹ的合成。而新鲜冷冻血浆内富含凝血因子Ⅱ、

Ⅴ、Ⅶ、Ⅹ、Ⅺ和Ⅻ。

肿瘤患者常出现全身纤溶亢进,因此,使用竞争性抑制纤溶酶原药物,可避免纤溶酶原被激活。可使用的药物包括氨甲环酸(止血环酸)500 mg,每8～12小时一次,口服或静脉给予。氨基己酸5～10 g,缓慢静脉滴注,以后每小时1～2 g,持续24小时。如出血减少,可改为口服维持。

(三)DIC导致血小板减少引起的出血

治疗应首先解除引起DIC的诱因,如肿瘤、感染、代谢性酸中毒等,同时补充各种凝血因子和血小板。小剂量肝素治疗有效,每天25～50 mg,分次静脉滴注或皮下注射,但必须监测APTT。

(四)自然腔道出血的处理

1.消化道出血

上消化道出血病例中约有5%系恶性肿瘤引起,主要为晚期胃癌,其中42%表现为大量出血。对于由消化道肿瘤引起的出血,除了用一般凝血制剂与血管收缩药物外,还需针对肿瘤做特殊的处理,包括采用内镜将微波加热探头直接对出血处进行凝固治疗加局部肾上腺素应用,或进行电灼止血加局部硬化剂注射,或采用激光作姑息性止血治疗,均可取得较好的效果。对原发性肝癌或肝转移破裂出血,可做选择性肝动脉结扎或栓塞,也有一定的效果。

2.泌尿系统出血

肾脏、输尿管、膀胱和尿道肿瘤常可发生泌尿道出血,有时盆腔肿瘤如直肠癌、卵巢癌等侵蚀泌尿道也可引起出血。某些抗肿瘤药物如环磷酰胺和异环磷酰胺的代谢产物经肾脏排泄至膀胱,刺激膀胱上皮引起出血性膀胱炎。临床上一般静脉给予环磷酰胺总量超过18 g,或口服总量超过90 g易发生出血性膀胱炎;静脉给药常出现急性出血性膀胱炎,而口服给药则常呈慢性出血。多柔比星(阿霉素)应用也有引起急性肾脏出血的报道。盆腔和肾区的放疗也会引起出血,主要是射线造成膀胱和肾脏纤维化,毛细血管闭塞,脆性增加,加之局部刺激所致。

治疗泌尿道出血主要是针对原发肿瘤,应考虑尽早手术,同时积极采用药物止血治疗。膀胱出血伴血块常需作膀胱冲洗。化疗引起的出血性膀胱炎在临床上应予重视,应用异环磷酰胺时加用美司钠,后者可与异环磷酰胺代谢产物丙烯醛作用形成非膀胱毒性化合物,可明显降低出血性膀胱炎的发生。如果在美司钠应用时再加静脉水化,则效果会更好。

3.呼吸系统出血

鼻咽癌主要发生在我国东南沿海地区,70%患者伴有回缩性血涕或鼻出血。如放疗后出现超过 500 mL 的出血为大出血,主要由肿瘤侵犯大血管及放疗后局部组织充血、血管破裂造成。治疗视不同情况可采取坐位、半卧位或患侧卧位。出血少时可采用1%麻黄碱点滴纱条或明胶海绵作前鼻腔填塞,出血多时采用后鼻腔气囊填塞,同时全身给予止血药物,必要时可输血。在上述处理无效时可考虑作一侧颈外动脉结扎。

原发性支气管肺癌常伴有血痰。一次出血量超过 300 mL 或 24 小时连续性出血超过600 mL者为大咯血,应予紧急处理,包括患侧卧位和止血药等药物的应用。如内科治疗无效可考虑经纤维支气管镜做冰氯化钠溶液灌注,局部滴注1:20 000肾上腺素 5 mL;病变局限时可考虑手术。

第三节 贫 血

肿瘤患者发生贫血的原因是多样的,包括癌症本身、放化疗引起的骨髓抑制、肿瘤侵犯骨髓、溶血、脾大、失血、铁生成障碍和促红细胞生成素(EPO)缺乏。顺铂是最容易引起贫血的化疗药物,其他化疗药物多疗程治疗后也会导致贫血。有证据表明,因顺铂对肾小管损伤而使 EPO 产生减少,是导致贫血的原因之一。脊髓和盆腔放疗,因照射范围包括了主要造血的部位,因此也会导致贫血。包括治疗因素在内的各种原因引起的癌性贫血,使患者生活质量受到影响。

一、概述

贫血的发生率及严重程度与肿瘤类型、分期、病程、治疗方案、药物剂量,以及患者放疗和治疗期间是否发生感染等因素有关。宋国红等报道 263 例肿瘤患者,贫血发生率为48.3%,其中泌尿生殖系统肿瘤的贫血发生率最高(70.6%)。Dalton 等对 28 个肿瘤中心接受化疗的 2 821 例肿瘤患者进行调查,其贫血发生率由化疗后第 1 周期的 17.0%升至第 6 周期的 35.0%(其中肺癌51.0%,卵巢癌49.0%),说明癌性贫血程度随化疗周期增加而加重。据 Campos 报道,不同化疗药物治疗卵巢癌患者引起 1～2 级、3～4 级贫血的发生率分别为紫杉醇18.0%～19.0%、6.0%～64.0%,多西紫杉醇58.0%～87.0%、27.0%～42.0%,卡铂或顺铂 8.0%～68.0%、1.0%～26.0%。环磷酰胺与卡铂或顺铂联合 32.0%～98.0%、2.0%～42.0%。Barrett Lee 报道,各种癌症放疗后贫血的发生率分别为乳腺癌 45.0%、大肠癌 63.0%、肺癌 77.0%、前列腺癌 26.0%、宫颈癌和泌尿系统肿瘤 79.0%、头颈癌 32.0%。

肿瘤患者出现贫血时应及时对症治疗,更重要的是发现贫血原因,才能从根本上进行纠正。发生贫血原因主要为以下几种。

(一)肿瘤相关性贫血

此类贫血为肿瘤发生、发展中引起的慢性贫血。研究认为,肿瘤细胞和宿主免疫系统相互作用可致巨噬细胞活化,使 γ 干扰素(γ-IFN)、白介素-1(IL-1)、肿瘤坏死因子(TNF)等炎性细胞因子表达和分泌增加。其引起贫血的机制如下。

(1)直接抑制红细胞生成。TNF、IL-1、γ-IFN 是抑制红细胞生成的特异性细胞因子,其升高可直接或间接抑制体内红系祖细胞(CFU-E)生成,导致红细胞生成减少,引起贫血。

(2)抑制 EPO 产生。有学者提出,肿瘤患者 EPO 产生受抑为癌性贫血的重要原因之一,感染可加剧其恶化,肺癌、乳腺癌、神经系统实体瘤中均可见酷似慢性肾衰竭贫血的现象。

(3)破坏铁的利用和分布。恶性肿瘤患者多数血清铁降低,但骨髓铁染色正常,说明其贫血是铁利用障碍,而非铁缺乏。其可能机制为肿瘤促使炎性细胞因子分泌增加,诱导白细胞产生乳铁蛋白,乳铁蛋白与铁结合,妨碍铁的分布与利用。

(4)恶性肿瘤患者对 EPO 的反应性降低。据报道多数恶性肿瘤(尤其是晚期)贫血患者 EPO 增高,其原因可能为:①正常时血中 EPO 受肾组织氧分压影响,低氧和贫血是 EPO 升高的主要因素。肿瘤患者多有不同程度的组织缺氧和贫血可导致肾氧分压降低,刺激 EPO 产生。②TNF、IL-1、γ-IFN 等可降低 CFU-E 对 EPO 的反应能力,故血清 EPO 保持较高水平。另外,机体靶细胞上的 EPO 受体对 EPO 产生耐受,使 EPO 受体对 EPO 刺激阈值提高,EPO 不能充分利用。③部分非贫血肿瘤患者血清 EPO 升高可能与肿瘤异质性和自发性分泌有关。④肿瘤患者肝脏分泌 EPO 增加。⑤肿瘤患者血管紧张素、肾上腺素、血管升压素等不同程度升高,刺激血清 EPO 升高。EPO 较高时发生癌性贫血与患者对 EPO 反应性降低有关。

(二)治疗相关性贫血

放化疗引起的骨髓抑制为恶性肿瘤患者最常见的贫血原因。顺铂是最容易引起贫血的化疗药物,其他化疗药物多疗程治疗后也会导致贫血。有证据表明,因顺铂对肾小管损伤而使 EPO 产生减少,是导致贫血的原因之一。脊髓和盆腔放疗,因照射范围包括了主要造血的部位,因此也会导致贫血。

(三)营养缺乏性贫血

铁、叶酸、维生素 B_{12} 缺乏可致红细胞成熟障碍,以消化道肿瘤最多见。其慢性失血或胃肠功能下降造成的吸收障碍均可致铁吸收减少、丢失增加,引起缺铁性贫血。消化道肿瘤可使体内因子生成减少或内因子抗体或肠道细菌过度繁殖,导致肠道吸收功能下降,引起维生素 B_{12} 缺乏而致贫血。消化道肿瘤可影响叶酸、维生素 B_{12} 吸收,肿瘤细胞增生时叶酸或维生素 B_{12} 需要量增加,均可致机体叶酸或维生素 B_{12} 绝对或相对缺乏,引起贫血。

(四)急性或慢性失血

急性失血常见于肿瘤破裂或肿瘤侵蚀血管,使血管破裂而致大出血;慢性失血常见于胃肠道肿瘤。

(五)恶性肿瘤侵犯骨髓及其导致的骨髓纤维化

骨髓是肿瘤转移好发部位,肿瘤细胞浸润可直接抑制骨髓造血干细胞增殖,消耗造血物质;释放癌性代谢产物损伤骨髓。骨髓涂片可见增生低下及与原发病相应的瘤细胞。肿瘤细胞浸润还可导致骨髓纤维化。

(六)自身免疫性溶血

恶性肿瘤导致溶血的确切机制尚不明了,可能与单核-吞噬细胞功能过度活跃及肿瘤细胞产生某种溶血性产物有关。

二、治疗原则

(一)病因治疗

首先要尽可能明确癌性贫血的原因,对营养缺乏性贫血者可适当补充铁剂、叶酸、维生素 B_{12} 等;对失血引起者应找出出血部位,采取针对性治疗;对骨髓转移引起者应给予全身化疗,部分患者可获短期缓解。

(二)输血治疗

癌性贫血是一种慢性过程,患者对贫血的耐受性明显好于急性失血者。因此,血红蛋白＞100 g/L 很少考虑输血。当血红蛋白＜70 g/L 时可考虑输注红细胞。血红蛋白 70～100 g/L 时应根据患者具体情况决定是否输血。一般老年患者耐受性较差,如伴有其他心肺疾病者,输注红细胞改善贫血症状可能使患者获益。

输血可引起许多并发症,可出现输血反应,还可增加肝炎、艾滋病、梅毒、人T淋巴细胞病毒等感染机会。多次输血后患者体内常产生抗体,导致输血后血红蛋白(Hb)水平维持时间缩短,还可致血色病。输血后产生的免疫抑制作用可能促进肿瘤生长。

(三)重组人红细胞生成素(rHuEPO)治疗

内源性 EPO 产生于肾脏,对红细胞的生成起调节作用。当发生缺氧或红细胞携带氧的能力下降时,EPO 生成增加并促进红细胞生长。基因重组 EPO 最早被批准用于治疗慢性肾衰竭导致的贫血。临床试验表明,EPO 可缓解癌性贫血,减少输血需要,改善患者的一般状况。化疗引起的骨髓抑制,使红系造血祖细胞凋亡,而 EPO 可阻止祖细胞凋亡。然而,对外源性 EPO 的反应取决于患者发生贫血后自身 EPO 的产生能力。当内源性 EPO 产生数量不足时,机体才对外源性 EPO 有反应。血液肿瘤患者的外周血中 EPO 水平超过 500 mIU/L 时,外源性 EPO 不能改善患者的贫血。另一个影响疗效的是机体是否产生对 EPO 的抗体。

化疗后血红蛋白≤100 g/L 可治疗性给予 EPO;当血红蛋白小于 120 g/L 时,可根据临床情况决定是否使用 EPO。EPO 剂量为 150 U/kg,每周 3 次,连续 4 周。如果对上述剂量无反应,可提高剂量为 300 U/kg,每周 3 次,连续 4~8 周。另一种比较方便的用法为 EPO 每周 40 000 U。EPO 治疗超过 6~8 周仍然无效的患者应停药,继续治疗将无临床获益。应检查患者是否存在缺铁。

第四节 发 热

一、概述

肿瘤患者伴发热的现象非常普遍,其中相当一部分归因于伴发的感染。然而有许多患者在经过全面检查后找不到发热的原因,而且这种发热与肿瘤的病程相关,当肿瘤进展时体温升高,在肿瘤控制后热退。因为发热与肿瘤伴发,也被称为肿瘤热。

(一)肿瘤热

肿瘤热可发生于几乎所有肿瘤,但更常见于淋巴瘤、急性白血病、骨肉瘤、肺癌、肾上腺肿瘤、原发或转移性肝肿瘤,以及有广泛转移的晚期肿瘤。肿瘤热一般表现为弛张热或持续发热型。绝大多数患者的体温在 38 ℃左右,不会超过 40 ℃。

肿瘤热的诊断必须排除感染性疾病及能引起发热的其他疾病才能确立。对症治疗常用吲哚美辛栓。肿瘤热的发病机制尚未完全明了,但可能起因于体内的多种致热原,它们可能来自:①肿瘤的致热原,如肿瘤坏死物;②宿主对肿瘤的免疫反应产生了免疫活性细胞,如激活的巨噬细胞,它能分泌白介素-2,后者是一种致热原;③许多肿瘤能合成前列腺素,这也是一种致热原。

(二)感染性发热

肿瘤患者发生感染的主要原因包括两个方面:①肿瘤患者自身免疫功能下降,易发生各种感染。或在自然腔道生长的肿瘤往往造成引流不畅,而诱发感染。长期卧床、住院、抗生素应用以及营养不良、低蛋白血症等,均易合并感染。②目前的抗肿瘤治疗是创伤性治疗,包括化疗引起的白细胞和自身免疫力下降,放疗引起的局部组织抵抗力下降等。由于肿瘤患者处于低免疫力状态,一旦发生细菌性感染,可快速出现全身毒血症症状,导致休克和死亡。因此,临床上应特别注意患者出现的感染症状,并及时作出诊断和治疗。引起感染的病原体包括细菌、真菌和病毒。

(三)鉴别诊断

部分肿瘤患者可出现肿瘤热,是由于机体对肿瘤及由肿瘤细胞释放的致热因子的防御反应,或对肿瘤坏死的反应,均可出现发热。肿瘤热一般表现为持续热,口腔体温常低于 38.5 ℃,可伴有轻度的白细胞总数和中性粒细胞升高,患者自我发热感觉不明显,毒血症症状也不明显。但肿瘤阻塞某些自然腔道而引起的阻塞性细菌炎症,如支气管阻塞引起的炎症,其典型的发热症状常表现为午后寒战,再出现持续高热,体温常超过 38.5 ℃,并伴有白细胞总数和中性粒细胞明显升高。因败血症出现的发热常为持续高热。

因化疗而引起的骨髓抑制易继发细菌感染。当白细胞总数$< 0.5 \times 10^9/L$,并出现体温> 38.5 ℃时,应首先考虑感染的存在,并特别注意寻找隐匿的感染灶。此时因患者体质虚弱,临床上仅表现为寒战和发热,而对于一般感染所出现的症状,如皮肤红斑、水肿、炎症部位脓肿形成及局部疼痛等,临床上表现并不明显。

二、治疗原则

(一)感染性发热

感染性发热主要是根据病原菌检查结果或经验给予敏感药物治疗,要强调足量、全程用药。同时,还应采取必要的降温措施。对于使用物理还是药物降温,目前说法不一。临床上最常见的感染性发热的病因为细菌感染和病毒感染:细菌感染的治疗主要根据病原体的不同选择合适的抗生素;病毒感染的治疗以利巴韦林(病毒唑)、吗啉胍(病毒灵)等为代表。

(二)肿瘤性发热

首先要针对肿瘤病灶和性质本身选择合适的手术或放化疗方案。肿瘤性发热很少以高热为主,如果有新出现的体温异常升高,应注意是否合并感染或肿瘤恶化、转移,应完善血常规、病原学、影像学等检查,以免延误治疗。发热治疗的原则是:对于中等程度以下发热者,主张物理降温为主。如物理降温不缓解,或体温持续升高,或伴有高热惊厥的儿童,或有心功能不全、器官衰竭的老年人,再考虑使用药物降温。

对于发热患者,特别是中等程度以下(体温<39 ℃)的发热患者,应以物理降温为主。即使是对中、重度发热(体温≥39 ℃),药物降温亦并非首选。特别是在患者出现脱水休克症状时,不主张采用解热药物降温。这是因为患者应用解热药物后会因大量出汗而加重脱水休克症状。可先应用酒精擦浴、四肢大动脉处置冰囊、口服温开水等物理降温方法,同时,注意补液,缓解休克症状,如患者出汗较多,注意离子紊乱的可能,及时补充离子。

应用物理降温后,如果发热仍不缓解,甚至体温直线上升至>39 ℃时,如无禁忌,应及时采取药物降温。一般不主张滥用解热镇痛药或激素,除高热或超高热的患者需紧急处理外,对其他发热患者应以明确病因,进行病因治疗为重点。

目前,临床常用退热药物首选非甾体抗炎药。根据其药理机制大致分为3 类:A 类,酮洛芬、吲哚美辛;B 类,阿司匹林、萘普生;C 类,布洛芬、双氯芬酸、对乙酰氨基酚。此外,还有一些清热解表的中草药,如安宫丸、清开灵、双黄连等,作用相对较缓和。有研究者称,萘普生还具有鉴别感染性发热和肿瘤性发热的作用。对于检查鉴别有困难者,如经验性应用抗感染治疗后,患者仍有不明原因的发热,可使用萘普生进行诊断提示性治疗。如果应用萘普生后快速降温且体温达到正常水平,停药后 24 小时内体温完全回升者,多为肿瘤热。

值得注意的是,高龄者、妊娠及哺乳期妇女,肝肾功能不全者、血小板减少症者、有出血倾向者以及有上消化道出血和(或)穿孔病史者,应慎用或禁用非甾体抗炎药。对有特异体质者,使用后可能发生皮疹、血管性水肿、哮喘等反应,应当慎用。

对应用上述药物仍不缓解的顽固性高热或重度感染所致发热,应合理应用激素。不主张在发热患者中常规应用激素。当患者病情需要必须使用激素退热时,务必要严格控制剂量,切忌长期大剂量使用激素退热;尽量避免使用作用很强的地塞米松,一般给予中等强度的泼尼松或氢化可的松等即可;要在体温下降后停药。如大剂量且连续应用激素>3天,就必须采取逐渐停药方法,切忌突然停药,以免引起激素反跳现象。

除上述退热方法外,还有人工冬眠等方法。对于使用哪种退热方法,还应该根据导致发热的原因、具体病情和患者本身状态、是否具备应用退热药物的适应证或禁忌证等多重因素进行分析,选择合适的治疗手段。

第五节　恶　性　积　液

一、概述

(一)恶性胸腔积液

恶性胸腔积液是一种常见的肿瘤并发症,其中46%～64%的胸腔积液患者为恶性肿瘤所致,约50%的乳腺癌或肺癌患者在疾病过程中出现胸腔积液。

在生理情况下,仅有10～30 mL的液体在胸膜腔内起润滑作用。但是在病理情况下,由于重吸收的动态平衡被破坏,导致胸腔积液。恶性胸腔积液最常见的原因是毛细血管内皮细胞炎症引起的毛细血管通透性增加以及因纵隔转移瘤或放疗所致纤维化引起的纵隔淋巴管梗阻造成的淋巴液流体静压增加。在罕见的情况下,肿瘤细胞局部蛋白分泌或释放也是原因之一。

1.临床表现

最常见的主诉为呼吸困难、咳嗽和胸痛,症状的轻重同胸腔积液发生的速度有关,与胸腔积液的量关系不大。查体可见,胸腔积液水平以下叩诊浊音,呼吸音消失及语颤减低。

2.诊断

可行胸腔穿刺细胞学检查以及包括蛋白质、CEA、pH、细菌、结核、真菌培养和染色等。如上述检查不能确诊，可再重复上述检查，也可在B超或CT引导下做针吸胸膜活检术，大多数的恶性积液患者可以确诊。对经上述方法仍不能确诊且高度怀疑为恶性胸腔积液者，可行胸腔镜胸膜活检。其中，恶性胸膜间皮瘤的诊断困难，下列方法有助于胸膜间皮瘤的确诊：仔细询问患者石棉接触史，胸部及上腹部CT扫描，闭合式胸膜多点活检（6～8处），CT引导下针吸活检或胸腔镜活检，必要时行开胸探查术做冷冻切片活检。

诊断性胸腔穿刺，抽液时应注意，放胸腔积液不能超过1 000 mL，尤其是重复放胸腔积液超过1 500 mL时，由于肺重新膨胀，可导致肺水肿，偶可致患者死亡。采用胸腔内置管缓慢放液可避免上述情况，但需注意长期留置导管引起的并发症。

（二）恶性心包积液

与恶性胸腔积液相比，心包积液相对较少，预后更差。一般情况下，心包积液的出现是肿瘤患者的临终前表现。据有关尸检结果显示，5%～12%的癌症患者发生心脏及心包受侵，其中1/2侵及心包，1/3侵及心肌，余者为两者均受侵。只有15%的心包转移者发生心包压塞症，通常发生在终末期的患者。心脏和心包转移瘤比原发肿瘤多40倍。肺癌、乳腺癌、淋巴瘤及白血病是发生心脏和心包转移的最常见病因，其次为黑色素瘤及肉瘤。霍奇金病患者纵隔放疗后约5%的患者发生心包积液。

1.临床表现

心包积液的血流动力学改变与前述的胸腔积液大致相同。此外，由于液体的积聚，心包腔内的压力增高，从而影响心脏舒张期的充盈，导致心脏排出量减少。许多心包转移患者无症状。心包积液通常为逐渐形成，也可很迅速，症状与心包积液形成速度相关。如积液的形成很缓慢，即使积液量1 000 mL症状也可不明显。但快速产生的积液，液体量仅250 mL就可产生明显症状。缓慢形成的心包积液导致心包压塞的常见症状包括充血性心力衰竭、呼吸困难、咳嗽、端坐呼吸、疲乏、虚弱、心悸、头和颈静脉充盈。可伴有胸腔积液。心包压塞的患者查体可以发现心动过速、心脏的浊音界扩大、心脏搏动减弱、心音遥远、心包摩擦音等。心脏压塞的特点是奇脉，表现为吸气末脉搏减弱伴随收缩期血压上升1.3 kPa（10 mmHg）以上。严重的心包压塞,不能有效地处理将最终导致心脏衰竭。

2.诊断

心脏超声检查是最有效且简便的方法。典型的心包积液X线检查示心脏呈烧瓶状,但心影正常的人也不排除心包积液。胸部CT及MRI可提示心包的厚度和原发肿瘤。B超引导下的心包穿刺术,能缓解症状且积液细胞学检查可以明确诊断。胸腔积液的各种生化及细胞学检查均适合心包积液。如细胞学检查阴性,必要时可行心包活检术。

(三)恶性腹水

恶性腹水形成的机制与肝硬化腹水不同。肿瘤分泌的某些递质导致腹膜血管的通透性增强,以及液体产生过多、营养不良、低蛋白血症所致的液体动力学失衡、门静脉阻塞、肝转移、淋巴及静脉回流受阻可能是形成腹水的主要原因。引起恶性腹水的常见肿瘤有卵巢癌、结直肠癌、胃癌、肝癌、输卵管癌和淋巴瘤。恶性腹水通常是肿瘤的晚期表现。尽管恶性腹水患者的生存期有限,但是成功的姑息性治疗对选择恰当的患者也有相对好的预后。

1.临床表现

临床表现可为腹胀、足部水肿、易疲劳、呼吸短促、消瘦及腹围增加。查体包括腹部膨隆、叩诊浊音,亦可有腹部肿块、腹部压痛及反跳痛。腹部B超易查出腹水。腹部CT扫描不但能查出腹水,还有助于查找原发病灶。

2.诊断

腹腔穿刺有助于鉴别恶性腹水和其他原因的腹水。诊断性腹腔穿刺抽取的液体应做以下检查:外观、颜色、细胞计数、蛋白定量、腹水离心沉淀后涂片染色镜检或用石蜡包埋切片病理检查。恶性腹水多为血性,且为渗出液,镜检有大量红细胞,细胞学检查约在60%的恶性腹水中查出恶性细胞。如配合腹膜活检或在B超引导下做经皮壁腹膜肿物穿刺活检术,可进一步提高诊断率。一些必要的肿瘤标志物检查,如CEA、CA125、CA199、β-HCG及LDH,有助于恶性腹水的诊断。

二、治疗原则

(一)胸腔积液

1.全身治疗

对无症状或症状轻微的患者无须处理。对那些化疗敏感的肿瘤,如淋巴瘤、激素受体阳性的乳腺癌、卵巢癌、小细胞肺癌及睾丸恶性肿瘤等以全身化疗为主。

2.局部治疗

对那些必须要局部处理的患者,考虑行胸腔穿刺术。最常用的方法是采用博来霉素、四环素或多西环素等胸膜硬化剂治疗。

(二)心包积液

1.心包腔内置管引流

对无症状或症状轻,对心血管功能影响不大的患者,不需要处理,应积极采用有效的全身治疗。对有心包压塞的患者应立刻行心包穿刺术以解救患者的生命。在 B 超引导下,心包内置管间断或持续引流是改善心脏搏血量安全有效的方法,应作为首选。需注意的是避免引流速度过快,以免出现心脏急症。

2.全身治疗

根据原发性肿瘤的类型、既往治疗、行为状态及其预后决定下一步治疗,如淋巴瘤及乳腺癌通过全身化疗大多可控制心包积液。

3.局部治疗

局部处理的常用方法有心包穿刺抽液后注入硬化剂、心包开窗术、心包切除术及放疗。急性放射性心包炎的处理应采用保守治疗,其通常是自限性的。

(三)腹水

1.腹腔穿刺引流

腹腔穿刺引流可以缓解腹内压力,还可缓解因腹水过多所致的呼吸困难。迅速放大量液体($>1\,000$ mL)可导致低血压及休克。故在放液过程中,应密切观察患者血压及脉搏。如心率增快及伴有口干感,则应停止放液以免引起血压下降。腹水虽然较多,可于 24～48 小时内逐渐放光。为避免腹水再度生长,可考虑腹腔内注入 IL-2、TNF 等,必要时每周 1～2 次,连续 2～4 周。反复放液可引起低蛋白血症及电解质紊乱,有时还可引起腹腔内感染,需要仔细观察,及时处理。

2.全身治疗

对化疗敏感的肿瘤,如卵巢癌、淋巴瘤、乳腺癌引起的腹水应采用有效的全身化疗。卵巢癌可选用 CAP(CTX,ADM,DDP)或紫杉醇联合卡铂;淋巴瘤选择CHOP(CTX,VCR,ADM,PDN);乳腺癌选用 CAF(CTX,ADM,5-FU)或含紫杉类等联合化疗方案。

3.局部治疗

腹腔内灌注化疗是治疗恶性腹水的重要方法。患者如果没有黄疸、肝肾功能不全、严重骨髓抑制及感染、梗阻等合并症,可考虑给予腹腔内灌注化疗。常用药物有铂类、丝裂霉素、5-FU等。腹腔灌注的主要不良反应为化学性静脉炎以及粘连性肠梗阻、肠穿孔、出血等。

第三章

病理技术

第一节 组织的取材和固定方法

一、取材

从大体标本上按照病理检查的目的和要求切取适当大小的组织块。供制片进行显微镜检查。为达到诊断的目的。取得适量的组织是关键。这不仅要求材料要尽可能新鲜。而且要有一定的数量和良好的质量。

(一)取材时对送检组织的要求

送检组织标本在手术切下或活检后应立即放入 10％甲醛固定(电子显微镜标本则用适当的固定液固定,后详述)。尸检标本应争取在死亡后尽可能短的时间内取材。送检组织需全部取材者应在送检单注明。有特殊要求(如细菌培养、结石的化学成分分析等)必须事先联系。在标本未固定前进行处理。

(二)取材

在对送检组织标本进行详细检查的基础上,根据诊断的需要,确定取材的部位和块数。切取的组织要按不同部位分别给予不同编号或标记,以便镜检时查对。有条件的单位,尽可能在取材前对有意义的大标本进行表面及剖面摄影,并编号存档。用于教学的标本,应尽量保留原标本的形态,取材后另行放置。

(三)取材时注意事项

1.注意防止人为因素的影响

切取组织时,应用锋利的刀、剪,刀刃宜薄,并足够长。切取组织块时,一般从刀的根部开始,向后拉动切开组织,避免用钝刀前后拉动或用力挤压组织。用镊子夹取组织时动作应轻柔,不宜过度用力,否则会挫伤或挤压组织,引起组织结构的变形和损伤。应避免使用有齿镊。

2.标本大小

一般标本,切取的组织块厚 0.2～0.3 cm。根据情况可略作调整。若过厚固定不好,组织结构不佳,过薄则切片张数有限。如用于读片会的切片则难以满足需要。大小以 1.5 cm×1.5 cm×(0.2～0.3)cm 为宜。用于免疫组化染色的组织块。以 1 cm×1 cm×0.2 cm 为好,不要太大,以免浪费试剂。对于冷冻切片,取材组织块略厚,可达 0.3～0.4 cm。

3.取材时间

原则上,应尽快取材,但对于外科手术切除的较大标本,如胃、肺、肠等器官,最好先固定再取材。

4.注意包埋方向

需指定包埋面时应做记号标明。如有皮肤组织,包埋面必须与表面垂直,这样才能保证皮肤的各层结构都能被观察。

5.边缘标记

肿瘤标本的边缘可涂以 1‰硝酸银或碳素墨汁作为镜检时的标记。

6.标本的处理方法

胃镜材料和各种穿刺材料等一般组织块较小,常常用易透水的薄纸包好,在取材时将标本染上伊红液,以免包埋过程中遗失。

7.注意特殊情况

取材应避免过多的坏死组织或凝血块,如有线结应拔除,有钙化时应经脱钙后再取材,否则进行切片时会损伤切片刀。组织块上如有血液、黏液、粪便等污物,应先用水冲洗干净再取材。

8.取材数量

不同的标本取材的组织块多少不同,原则是凡可疑处均应取材,不要遗漏。

如标本为数块不规则的肿瘤组织,应选择组织的致密区、疏松区、出血区和坏死区分别取材。一般肿瘤标本的取材,应选择肿瘤主体部分、肿瘤组织及其邻近的组织(包括表面、基底面和侧面)及其肿瘤两端的切缘组织分别取材,远离病灶的正常组织也应取材。注意切取肿瘤组织和正常组织交界处。刮宫得到的宫内膜标本,大多是成堆的碎片,在测量其总体积后,组织较少时,一般包起后全部包埋,若组织量多,可留出一部分。有膜状组织,应取 1～2 块。

9.清除多余成分

取材时,应注意清除组织周围的多余脂肪组织,否则会对以后的切片和观察带来一定影响。

10.重复取材

第一次取材组织不能作出确诊时,必须再次甚至多次取材。每次取材均应将送检单加以记录。

11.核对

取材完毕,应核对无误,并签署取材者和记录者的姓名和记录日期。

12.组织存放

取材完毕,标本应按序存放,并加足固定液以备复查之用。通常保留1个月后,再清理销毁。

(四)冷冻切片取材

1.取材

(1)负责冷冻切片诊断的医师亲自检查大体标本,多做切面,详细检查,必要时可在体视镜下观察。在详细检查的基础上选取最有代表性的组织制片,必要时应取2块或更多组织块,如有特殊包埋面,应向技术人员说明。取材后应立即用液氮速冻,−70℃或−40℃低温冰箱保存。制作冷冻切片的同一块组织("冰对")及其剩余组织("冰剩""冰余")必须进一步做常规石蜡切片进行对照,尤以"冰对"为重要,一方面可能因为病灶小,可能全部取在冷冻组织块中,另一方面有利于病理医师对照阅片,不断提高观察冷冻切片的能力。

2.组织速冻方法

组织速冻的方法很多,常用方法为液氮和干冰-丙酮法。

(1)液氮法:将组织块平放于瓶盖或标本盒等适当容器内,缓慢放入盛有液氮的小杯(可用保温杯)内。当组织块接触液氮开始汽化沸腾后,使组织块保持原位,组织即由底部向表面迅速冷冻形成冻块。取出后,用铝箔包好,编号存入液氮罐或−70℃低温冰箱保存。可保存数月至数年。如短期内应用。可保存于−30℃冰箱。

(2)干冰-丙酮法:将组织块放进内盛OCT包埋剂或甲基纤维素糊状液的容器内,组织块完全浸没即可。将丙酮倒入盛有干冰的保温杯调成糊状。将装有组织块的标本盒放入保温杯,待包埋剂成白色冻块时,取出如上法保存。丙酮可用乙醇或异戊烷代替,用异戊烷时,最好将异戊烷先倒入小烧杯,将烧杯浸入丙酮-干冰中,最后将组织块放入异戊烷内速冻,此法组织速冻快,组织结构保存好。

(3)异戊烷-液氮法:此法进行速冻。先用甲基纤维素包埋组织块。将盛有异戊烷的小烧杯放入装有液氮的大保温杯或冰壶内,搅拌异戊烷待杯底出现一层白色糊状物时,放入包埋好的组织块,数秒钟即可取出,按上述方法保存。

3.注意事项

(1)液氮速冻时,标本盒不能直接浸入液氮,以免组织膨胀破碎。

(2)速冻的包埋剂应适量。

(3)新鲜组织不能放−10 ℃冰箱内缓慢冷却,否则组织内水分可逐渐析出形成冰晶,造成组织结构破坏。

(4)冷冻后的组织块应密封保存,防止失水。

(5)在组织块复温时,应在 37 ℃加温速溶,自然复温将造成组织结构破坏。

(五)不同组织取材方法

1.尸检组织的取材

对成人进行尸检取材时,各器官组织的取材部位和组织块数大致如下。

(1)心和大血管:左右心室各 1 块,主动脉 1 块,可距主动脉瓣 5 cm 处取材。

(2)肺右下叶 1 块,切成正方形,左下叶 1 块,切成长方形。

(3)肝右叶 1 块,切成正方形,左叶 1 块,切成长方形。

(4)脾 1～2 块。

(5)胰 1 块。

(6)肾:右肾 1 块,切成正方形,左肾 1 块,切成长方形。都包括皮、髓质和肾盂。

(7)膀胱 1 块,肉眼无变化时,可不做切片,但组织块应保存。

(8)肾上腺左右各取 1 块。

(9)消化道:食管、胃窦部、小肠、小肠有淋巴结处和直肠各取 1 块。

(10)骨:脊椎骨 1 块。

(11)胸腺 1 块。

(12)子宫:宫颈 1 块,宫体 1～2 块。处理同膀胱。

(13)睾丸或卵巢 1 块。处理同膀胱。

(14)脑:左侧运动区、左侧豆状核和小脑各 1 块。

(15)脑垂体 1 块,前叶或包括前后叶。

注意:如某些脏器有严重病变,或有特殊情况,应增加取材组织块数,以便彻底检查明确诊断。

2.活检组织取材

活检组织取材多用于临床肿瘤组织,除以上各点外,还应注意肿瘤的部位、形状、大小、颜色以及与周围组织的关系,包膜是否完整。肿瘤的体积(长宽高),甚至重量。浅表肿瘤应注意与皮肤的关系,是否突出皮肤表面,与皮肤有无粘连,四周皮肤是否正常。肿瘤的质地(硬、软或中等),各处质地是否一致。在实性肿瘤是否有囊性区域。肿瘤的切面性状,结构上有无特殊(均匀一致、颗粒状或纤维状,有无出血、坏死,是否浸润周围组织)。

对肝、肾穿刺的标本,因材料较少,而且一份标本既要做常规石蜡切片,用于HE 染色和特殊染色等,还要进行免疫组化染色甚至电子显微镜观察,因此其材料应特殊处理。首先,在取材前,应准备一块用生理盐水浸透的纱布潮湿即可,不要太多水,否则肾组织浸在水中易自溶。另外,还应准备装有固定液的青霉素小瓶(根据目的不同,分别应用光镜和电镜固定液)。光镜固定液可用甲醛或Mossman 液,电镜标本用 2.5%戊二醛和 2.5%多聚甲醛的混合固定液,最好在4 度进行电镜标本固定。取下后,立即用生理盐水或 PBS 冲洗掉血迹,放入装有固定液的小瓶。

3.细胞标本的取材

细胞标本取材和制片方法一般有印片法、穿刺法、沉淀法和活细胞标本的制备等。

(1)印片法:常用于活检和手术标本,新鲜标本沿病灶中心剖开,将病灶区轻压于载片上,吹干后将其立即浸入固定液内 5~10 分钟,取出自然干燥,低温储存,优点是操作简单,细胞抗原保存好。

(2)穿刺法:常用于淋巴结、软组织、肝、肾和肺等,穿刺液少,可直接涂在载片上,细胞尽量涂均匀,穿刺液多,细胞丰富,可滴入装有 1~2 mL Hanks 液或RPMI1640 液的试管内,轻轻搅拌后,以 500 r/min 低速离心 5~10 分钟,弃上清,将沉淀制成细胞悬液(每毫升 2×10^5 个细胞)。吸一滴涂于载片上,镜检以细胞较密不重叠为好。干燥后即可固定,此法细胞保存好,操作简单,注意涂片时,尽量涂均匀。

(3)沉淀法:主要用于胸腔积液、腹水、尿液和脑脊液等体液多而细胞少的标本。制备方法如下:①常规细胞标本制备细胞多时,可直接吸取少量液体直接涂片;细胞少时,可吸取底部自然沉淀液 5 mL,以 1 500 r/min 离心 10 分钟,再涂片。有细胞离心仪时,可先用离心沉淀法制成每毫升 2×10^5 个细胞的细胞悬液,吸取 50 μL 加入涂片器,离心后即可制成分布均匀的细胞涂片。②单个核细胞分离法。主要用于周围血和胸腔积液、腹水中淋巴细胞的分离。如为血性胸腔积液、腹水,经1 500 r/min离心10分钟,沉淀中加入15 mL RPMI1640液。再用淋巴细胞分离液分离。在5 mL RPMI1640液内,37 ℃培养30分钟,离心沉淀取上清,制成浓度为每毫升2×10^6个细胞的细胞悬液,吸50 μL后滴在载片上干燥后固定10分钟。

4.活细胞标本的制备

活细胞标本的制备多用于科研,用于常规病理诊断的较少。标本主要来源于健株的培养细胞,短期培养细胞和外周血等。细胞可直接培养在盖玻片上,固定后即可进行染色观察或进行免疫组织化学染色或扫描电镜标本制备。也可培养于培养瓶或培养板内,制成细胞悬液,收集一定的细胞还可进行涂片。可以经离心后,进行透射电镜标本制备。

二、固定方法

(一)固定的意义

将组织浸入某些化学试剂,使细胞内的物质尽量接近其生活状态时的形态结构和位置,这一过程称为"固定"。凡需病理检验的各种组织都需经过固定。组织的正确固定具有重要意义,因为机体死亡后,如处理不及时,细胞在自身溶酶体酶的作用下会溶解破坏,组织细胞的结构将难以保持。若有细菌繁殖则极易引起组织腐败。若用于免疫组化染色,固定的重要意义是保存组织细胞的抗原性,使抗原物质不发生弥散和抗原性丧失。所以,良好组织切片的基础取决于适当而完全的固定,若组织固定不良,在以后的标本制备过程中则无法加以纠正,因此应特别加以注意。对于电镜标本,适当而又及时的固定显得尤为重要,即使延迟几分钟,对其超微结构也有严重影响。固定的作用如下。

(1)保持细胞与生活时的形态相似,防止自溶与腐败。

(2)保持细胞内特殊的成分与生活状态时相仿经过固定,细胞内的一些蛋白质等可沉淀或凝固,使其定位在细胞内的原有部位,有利于其后物质的确切定位。对于不同的物质应选用不同的固定剂和固定方法。

(3)便于区别不同组织成分组织细胞内的不同物质经固定后产生不同的折光率,对染料产生不同的亲和力,经染色后容易区别。

(4)有利于切片固定剂有硬化作用,使组织硬度增加,便于制片。固定能使细胞的正常半液体状(胶体)变为半固体状(凝胶),有固化作用。使其可经受随后的组织处理过程。

当然,影响固定的因素很多,如组织未放入固定液,组织块过大,固定液不足,固定时间不够等。而且固定时的温度也对固定效果有一定影响。

(5)固定剂的不良影响。①影响常规染色:如用甲醛固定时,常有甲醛色素的异常沉积。②固定造成物质损失:不同的固定剂和固定方法会引起不同程度的细胞内蛋白质、黏多糖、脂类、核酸和低相对分子质量物质的损失,因此应根据研究目的的不同选择合适的固定剂和固定方法,以使所研究的物质损失达到最小。③组织皱缩:四氧化锇和甲醛固定的组织均不同程度的皱缩。单用戊二醛也会引起组织皱缩。

(二)细胞内物质成分与固定剂和固定方法的选择

1.细胞内物质成分与固定剂的关系

组成细胞的主要成分为蛋白质、脂类和糖类。根据研究目的不同分别选用不同的固定剂和固定方法(后详述,见各种固定液)。如进行 Masson 染色,最好用甲醛升汞、Zenker 液或 Bouin 液固定;检查嗜铬细胞宜用含铬的固定液(如 Zenker 液等);要保存细胞内糖原则用 Camoy 液固定。用于免疫组化染色时,应根据不同的抗原特性选择不同的固定液。如 T 淋巴细胞表面抗原为不稳定抗原,极易被固定液破坏,因此常用冷冻切片进行染色;而 HBsAg、CEA、S-100 等抗原一般很稳定,其抗原性几乎不受固定液类型的影响。

2.固定时注意事项

(1)固定液的量:固定组织时,固定液要足量,一般应为组织块总体积的 4~5 倍,也可达 15~20 倍。而且应在组织取下后立即或尽快放入适当固定液中。对于有特殊要求组织(如神经染色及酶组织化学染色等)的固定,应特别注意。组织块的大小、固定时间、固定温度都应考虑。酶组织化学染色组织的固定应置于冰箱低温固定。配制混合固定液时,一般要求氧化剂不要与还原剂混合,以免引起化学反应,使其失去固定作用。但 Helly 混合固定液,虽然含有氧化剂和还原剂,可在临用时配制,有良好的固定效果,久置后则失效。

(2)固定液的穿透性:一般固定液在 24 小时内不能穿透厚度 >3 mm 的实体组织或 0.5 cm 的多孔疏松组织。

(3)组织块的大小厚度:可根据组织类型而不同,但组织要得到良好的固定。原则上不应超过 4 mm,3 mm 更为合适。

(4)固定时间:大多数组织应固定 24 小时,然后保存于 70% 乙醇中。当然固定的时间不能一概而论,也不是固定不变的。固定的时间与使用固定液的种类、组织块大小、温度等有关,不同的固定液有不同的固定时间。一般固定时间为3～24小时。

(5)固定温度:大多数可在室温(25 ℃)固定,在低温(如 4 ℃)固定时,固定时间应相应延长。

(6)加热:加热可使蛋白质凝固,但一般不要求加热,因为加热可加速组织的自溶。

(7)特殊固定:用于确诊病变,保证在诊断时特殊结构得以保存。如尿酸盐结晶则需要特殊固定。

3.固定的容器

固定的容器宜相对大些,防止组织与容器粘连产生固定不良。瓶底常垫以棉花,使固定剂能均匀渗入组织块。并在固定期间轻轻搅动或摇动容器,有利于固定液的渗入,用自动石蜡脱水包埋机有同样效果。

4.常用的固定方法

(1)蒸汽固定法:要固定组织中的可溶性物质,一般选用蒸汽固定法;较小而薄的标本,也可用锇酸或甲醛蒸汽固定。主要用于某些薄膜组织以及血液或细胞涂片的固定。冷冻干燥组织,一般用三聚甲醛加热产生的蒸汽固定。

(2)注射、灌注固定法:某些组织块体积过大或固定剂难以进入内部,或需要对整个脏器或动物进行固定。如肺切除标本,可经气管或支气管注入固定液,使肺各部分均得到良好固定,有利取材。肝肾可从相应动脉注入固定液。动物实验时,可通过左心进行灌注固定,使全身各组织脏器都能得到良好的固定。小动物(如大鼠和小鼠等)进行全身灌注固定时,可在容器中(最好是透明的,便于观察麻醉情况)放入含乙醚的棉花等,然后将动物放入容器中。当动物完全麻醉后,固定于木板上,剪开胸腔,暴露心脏。用抽取固定液的 30～50 mL 注射器配以适当针头,从左心室向主动脉方向刺入,注意不要移动。必要时可用线在动脉弓下打结固定针头。一边缓慢注射固定液,一边在右心房剪口放血。可先用生理盐水冲洗至无血液流出时,再注射固定液,直至固定液分布到全身。也可直接用固定液注射到不见血液流出。速度一般每 15～20 天 20～30 mL 液体。

(3)细胞涂片的固定方法:可采用浸入法和滴加法。用浸入法时,可将新鲜而湿润的涂片直接浸入固定液内,如可能,应每个病例单独固定,以免交叉污染。涂片较多而同时固定时,应注意玻片的放置,防止互相摩擦而脱落。还应注意编号防止混淆。用滴加法时,将固定液滴在平放的玻片上,待自然挥发干燥后即可染色。一般用浸入法固定效果较好,但应注意每次用后,都应过滤,防止脱落于固定液的细胞黏附到其他涂片上。

(4)微波固定法:微波固定的组织具有核膜清晰、染色质均匀、组织结构收缩小的优点,目前已用于病理诊断。但应用时应严格控制温度,否则会影响组织固定的质量。由于各器官的组织结构差别很大,因此固定的时间和温度也各不相同。对于尸检组织和活检组织等也有一定差别,应在实践中进一步摸索。

(三)固定液

用于固定组织的化学物质称为固定液或固定剂,一般由单一化学物质组成者称为固定剂或单纯固定液。由多种化学物质混合组成者称为混合固定液或复合固定液。常用的单纯固定液和混合固定液介绍如下。

1.单纯固定液

(1)甲醛:是一种约有40%重量溶于水的气体,易挥发。市售的为40%的甲醛水溶液,也称为福尔马林。此液久存自行分解,形成白色沉淀为副醛(三聚甲醛或多聚甲醛),可过滤后使用滤液。这种溶液中有甲酸产生,使溶液呈酸性,影响细胞核的染色,因此储存时间长的甲醛应放入少量碳酸镁或碳酸钠,或用大理石中和。在40%甲醛中加入甲醇可阻止聚合作用。一般作为固定剂使用的10%的甲醛,是用水和40%甲醛(9:1)混合而成,实际上是4%甲醛。40%的甲醛主要由甲醛的聚合形式构成,10%的甲醛主要由单体形式构成。聚合形式严重影响固定效果,因此不应使用新鲜非缓冲甲醛作为固定剂。用作固定剂之前,应先用pH 7.2的磷酸盐缓冲液配制,或在溶液中加入醋酸钙,使溶液呈中性或弱碱性。可显著增加对铁离子的检出速度并且可完全避免甲醛色素的形成。不能保存组织内的尿酸盐类结晶,对铁质和其他色素不利。

甲醛水溶液渗透能力强,固定均匀,组织收缩小,但经乙醇脱水后收缩较大。甲醛为非沉淀性固定剂,不能使清蛋白和核蛋白沉淀。甲醛通过使蛋白质分子发生交联血产生固定作用。甲醛能与蛋白质中许多氨基酸反应,如赖氨酸、精氨酸、组氨酸、半胱氨酸、色氨酸等。并能保存脂类和类脂体,但必须用冷冻切片法。也可固定高尔基体、线粒体,是糖的保护剂。其价格较低,可用于固定和保存大标本。

根据组织块大小掌握固定时间,一般小块组织仅需数小时。温度高时(如夏季),固定时间可适当缩短。对于细胞涂片的固定,固定时间一般15分钟即可。胸腔积液、腹水和尿液涂片不含黏液,固定时间可短些。含黏液较多的标本(如食管、胃、痰液和阴道涂片等),固定时间可适当延长。长时间固定的标本,甲醛氧化产生的蚁酸在组织中与血红蛋白结合形成棕色的甲醛色素。在制片前应注意充分流水冲洗,否则可能影响染色效果。组织中的甲醛色素,可用以下方法去除：①Schridde 法，用 75％乙醇 200 mL，加浓氨水 1 mL。石蜡切片脱蜡后在该溶液处理 30 分钟，用流水冲洗后染色。若色素仍存在，延长处理时间即可解决。该法对组织无损害。②Verocay 法，用 80％乙醇 100 mL 和 1％氢氧化钾 1 mL 配成溶液，切片脱蜡后在其中处理 10 分钟，再用流水冲洗两次，每次 5 分钟。而后用 80％乙醇浸洗后，即可染色。

（2）重铬酸钾：为橘红色结晶，具有毒性，常用其 1％～3％水溶液作为固定剂。未酸化的重铬酸钾不能使蛋白质沉淀，但可以使蛋白质变为不溶性，保持其生活时的状态，此时染色体可被保存，但线粒体破坏。因此，应根据研究目的选择酸化或未酸化的重铬酸钾。重铬酸钾的穿透速度快，用重铬酸钾固定的组织几乎完全不收缩，但经乙醇脱水后明显收缩。经重铬酸钾固定的组织，酸性染料着色良好，但碱性染料的着色较差。而且，不能与还原剂如乙醇等混合，与甲醛混合时也不能长久稳定。固定的组织需经流水冲洗 12 小时左右，可根据情况适当延长。组织经重铬酸钾固定后用流水冲洗12～24 小时，或用亚硫酸盐进行洗涤。重铬酸钾常用于混合固定液，如 Zenker UL8L Maximov 液和 Regaud 液等。

（3）苦味酸：为黄色结晶体，是一种强酸，易燃易爆。一般应配成饱和溶液储藏。常用其饱和溶液作为固定剂。苦味酸能沉淀一切蛋白质，穿透慢，组织收缩明显，但组织无明显硬化。对脂肪和类脂无固定作用，用乙醇溶解可固定糖类。固定后的组织经乙醇脱水即可，也可用 50％或 70％的乙醇浸洗。苦味酸可软化火棉胶，因此用苦味酸或其混合固定液固定的组织不宜用火棉胶包埋。苦味酸可使皮肤软化，因此皮肤组织用苦味酸或其混合固定液固定时，易制作完整的切片。用含苦味酸固定液固定组织时，时间不宜超过 24 小时，固定后的组织应尽快放入 70％乙醇，并在乙醇中滴加少量饱和碳酸锂水溶液或浓氨水，有助于除去苦味酸固定产生的黄色。

（4）升汞纯晶：为针状结晶。一般用其 5％～7％饱和水溶液作为固定剂。单独应用组织收缩显著；因此常与醋酸和铬盐配成混合固定液使用。升汞的穿透能力低，只宜固定薄片组织。对蛋白质有沉淀作用，可固定蛋白质，但对类脂和糖类无固定作用。用升汞的饱和水溶液固定时，应在临用时加 5％冰醋酸。固定 2～3 mm 的组织需 6～18 小时，流水冲洗 24 小时后，保存于 80％乙醇中。用含升汞的固定液固定的组织易产生汞盐沉淀，在切片脱蜡后，应浸入0.5％碘酒（用 70％乙醇配制）脱汞，而后用 0.5％硫代硫酸钠水溶液脱碘，流水彻底冲洗，再用蒸馏水洗后，进行染色。

(5)醋酸:纯醋酸为带有刺激性气味的无色液体,低于 15 ℃时为冰醋酸。醋酸可以各种比例与水或乙醇混合。常用其 0.3%～5%溶液作为固定液,醋酸不能沉淀清蛋白、球蛋白,但能沉淀核蛋白。5%的醋酸 pH 为 2～8,可抑制细菌和酶的活性,可防止合溶;醋酸的穿透力强;不能保存糖,也不能固定脂肪和类脂,固定线粒体和高尔基复合体时不要用高浓度的醋酸。醋酸可较好地保存染色体的结构,因此固定染色体的固定液多含有醋酸。可把未分裂细胞核的染色质沉淀为块状体,清楚地显示细胞核。缺点是组织膨胀较明显,尤其对于胶原纤维和纤维蛋白。一般很少单独使用。

(6)铬酸:为三氧化铬的水溶液。用于固定的浓度为 0.5%～1%。铬酸为强氧化剂,不能与乙醇甲醛等混合,否则会还原为氧化铬失去固定作用。铬酸能沉淀蛋白质,核蛋白固定良好。对脂肪无固定作用,但对线粒体和高尔基复合体有固定作用。对组织的穿透能力弱,一般组织需固定 12～24 小时。固定的组织有收缩作用。而且,铬酸固定的组织宜避光保存,以防蛋白质溶解。铬酸的沉淀作用强,一般常与混合固定液应用。经铬酸固定的组织必须彻底流水冲洗(≥24 小时),否则影响染色效果。

(7)锇酸:可获得更佳效果。特别适用于线粒体和内质网的固定。有时经锇酸固定的标本需进行脱色处理:切片经脱蜡入水后,先用新鲜配制的 0.25%的高锰酸钾水溶液浸泡 5 分钟,此时切片呈深褐色,经自来水洗后立即浸入草酸-亚硫酸氢钾水溶液(1%草酸和 1%亚硫酸氢钾水溶液分别存放,用时等量混合)5 分钟,流水冲洗 20 分钟。也可再用 2%过氧化氢处理 30 分钟,流水冲洗后染色效果更好。电镜标本常用 1%高锰酸钾脱碘,锇酸固定的组织对碱性染料的亲和力强,细胞核的染色效果好,但减弱细胞质的染色效果,因此常配成混合固定液应用。用锇酸固定或用含锇酸的混合固定液固定的组织,固定后应用流水冲洗 12～24 小时,否则会影响染色效果。

(8)丙酮:为易挥发易燃的五色液体。可与水、醇、氯仿和醚等混合。可使蛋白质沉淀,渗透力强,对核的固定差。广泛用于酶组织化学方法中各种酶的固定(如磷酸酶、脂酶和氧化酶等)。作用基本与乙醇相同,但对糖原无固定作用。

(9)三氯醋酸:为无色易潮解的结晶体,水溶液为强酸性,易溶于醇和醚。应密封于冷处保存。作用与醋酸相似,常在混合固定液应用,可使蛋白质沉淀。是 Susa 液的主要成分。同时它也是一种良好的脱钙剂。

(10)乙醇:为无色液体,可与水无限相溶。有固定兼脱水作用,固定速度较慢,易使组织变脆。乙醇是一种还原剂,易氧化为乙醛和醋酸,不能与强氧化剂如铬酸、重铬酸钾和锇酸等混合。用于固定的浓度为 80%～95%。用于糖原的固定，如肝组织、阿米巴原虫和尤文瘤的糖原染色。对纤维蛋白和弹性纤维等固定效果好，其渗透力弱，能沉淀清蛋白、球蛋白和核蛋白。但核蛋白经沉淀后，能溶于水，不利于染色体的固定。用无水乙醇固定时，其穿透速度快，可固定糖原，但取材宜薄。但渗透能力差，使组织收缩，易挥发和吸收空气中的水分，在使用时应盖好容器。可加入一些无水硫酸铜粉末吸去其中水分。高浓度乙醇固定的组织硬化显著，时间过长组织变脆，收缩明显。用 70%乙醇可较长时间保存组织。50%以上乙醇可溶解脂肪和类脂体，并可溶解血红蛋白，对其他色素也有破坏，因此有上述物质需要固定时，不能用乙醇固定。乙醇一般不作常规固定剂，用乙醇固定时，常先用 30%乙醇固定数小时，再换 95%乙醇继续固定。

2.混合固定液

(1)B-5 固定液：即醋酸钠-升汞-甲醛固定液。多用于固定淋巴组织。用该固定液固定的组织，在染色前应进行脱汞处理。固定液配方：无水醋酸钠 1.25 g，升汞 6 g，甲醛 10 mL(用时加入)，蒸馏水 90 mL。如不用甲醛，则称为 B-4 固定液。

(2)Bouin 液：是一种常规用于外科活检标本固定的良好固定液。用于固定大多数器官和组织，适用于结缔组织染色，尤其是三色染色时更为理想。固定效果好，组织细胞结构完整。细胞核着色鲜明，但细胞质着色较差。对脂肪的固定效果好，尤其适用于含脂肪的淋巴结，乳腺组织和脂肪瘤标本的固定。固定液偏酸，pH 为 3～3.5，对抗原有一定损害，使组织收缩，不适宜于标本的长期保存。有一定毒性，应避免吸入或与皮肤接触。固定时间为 12～24 小时。固定后组织被染成黄色，需用 70%～80%乙醇洗涤。在乙醇中加入饱和碳酸锂水溶液有助于清除组织块的黄色。固定液配方：饱和苦味酸水溶液：甲醛水溶液：冰醋酸为 15：5：1。也可用乙醇混合配制。配方为 80%乙醇 150 mL、甲醛水溶液60 mL、冰醋酸 15 mL、结晶苦味酸 1 g。此液用前配制，比经典 Bouin 液渗透力强，固定时间约 24 小时，固定后可直接转入 95%乙醇。

(3)Carnoy 液：固定胞质和细胞核，对于染色体固定佳，显示 DNA 和 RNA效果好。也常用于糖原和尼氏体的固定。糖原储积病的标本可用此固定位固定。但不能保存脂类，不适用于脂肪染色。该液有防止乙醇的硬化和收缩作用，增加渗透力，外膜致密不易渗透的组织可用其固定。该液固定速度快，3 mm 厚的组织块 1 小时内即可固定，大块材料最好不超过 4 小时。固定液配方：冰醋酸10 mL，氯仿 30 mL，无水乙醇 60 mL。

（4）Mtlller液：此液作用缓慢，固定均匀，组织收缩小，多用于媒染和硬化神经组织，固定时间可很长（数天到数周）。固定过程中，需常更换新鲜液体。固定后流水冲洗，乙醇脱水。固定液配方：重铬酸钾2～2.5 g，硫酸钠1.0 g，蒸馏水100 mL。

（5）Orth液：为常用的常规固定液，对胚胎组织、神经组织和脂肪组织固定均可。该液渗透力强，组织收缩小。但固定液应在临用时配制，在暗处固定，固定24小时左右。固定液变为黑色时即不能再用。固定后流水冲洗12～24小时，可存于70%乙醇中。固定液配方：重铬酸钾2.5 g，硫酸钠1.0 g，蒸馏水100 mL，37%～40%甲醛10 mL（用时加入）。

（6）PFG液：适用于多种肽类抗原的固定，多用于免疫电镜研究。对细胞抗原性和结构的保存较好。固定液配方为对苯鲲20 g、多聚甲醛15 g、25%戊二醛40 mL、0.1 mol/L二甲胂酸钠缓冲液1 000 mL。配制方法：用适量二甲胂酸钠缓冲液溶解对苯醌和多聚甲醛，然后加入戊二醛，最后用二甲胂酸钠缓冲液补足1 000 mL。

（7）PLP液和PLPD液：PLP液即过碘酸盐-赖氨酸-多聚甲醛固定液（periodate-lysine paraformaldehyde fixative）。适用于富含糖类组织的固定。对细胞结构和抗原性保存好。固定液中的过碘酸可氧化糖类形成醛基，而后与赖氨酸的二价氨基结合形成交联，从而使糖类固定。因为抗原多为糖蛋白，固定了糖类，也使抗原得以原位固定。固定时间6～18小时。固定液配方：①储存液A-pH 7.4的0.1 mol/L赖氨酸-0.5 mol/LNa$_2$HPO$_4$液。赖氨酸盐酸盐（DL-IysinehydroeMoride，相对分子质量182.24道尔顿）1.827 g，溶于50 mL蒸馏水中，即为0.2 mol/L的赖氨酸盐酸盐溶液；而后加入Na$_2$HPO$_4$至0.1 mol/L，将pH调至7.4，用0.1 mol/L的PB补足100 mL，使赖氨酸浓度也为0.1 mol/L，4 ℃冰箱保存。②储存液B-8%多聚甲醛液。多聚甲醛8 g，蒸馏水100 mL。过滤后4 ℃冰箱保存。临用时，取3份A液和1份B液混合后，加入结晶过碘酸钠，使过碘酸钠终浓度为2%，此时pH为6.2。据认为较好的配比为0.01 mol/L的过碘酸盐、0.075 mol/L的赖氨酸、2%的多聚甲醛和0.037 mol/L的磷酸缓冲液。PLPD液的配方：pTp液25 mL，2.5%的重铬酸钾25 mL。4 ℃冰箱固定36～54小时。

（8）Rossman液：对糖原固定好。固定12～24小时，用95%乙醇洗。固定液配方：无水乙醇苦味酸饱和液90 mL、甲醛10 mL。

（9）Zenker液：为形态学研究常用的固定液。可用于固定多种组织，使细胞核和细胞质染色较清晰,常用于三色染色。对免疫球蛋白染色最好。用于一些肿瘤标本(如横纹肌肉瘤和恶性畸胎瘤)的固定效果好。对于病毒包涵体(如Negri小体)的固定效果也较好。但对于含血量较多的标本,如充血的脾脏和肺梗死等标本则不合适。固定时间12～36小时,加热可加快固定作用。固定后流水冲洗12小时,在70%乙醇脱水时加入碘(配成0.5%碘酒)脱汞。固定液配方:储存液由重铬酸钾2.5 g,升汞5 g,蒸馏水100 mL组成,用时加入冰醋酸5 mL。配制该液体时,可将重铬酸钾和升汞一起加入蒸馏水中,加温40～50 ℃溶解,冷却过滤后存于棕色瓶内。用时取此液95 mL,加入冰醋酸5 mL即可。此液在醋酸加入后可与重铬酸钾作用产生铬酸。铬酸、醋酸和升汞均为染色质的沉淀剂,且铬酸可防止升汞对组织的过度硬化,醋酸可减少铬酸对组织的收缩作用,并可增加固定液的穿透速度。此固定液不能用金属容器盛放,组织固定后,也不要用金属镊夹取。进行磷钨酸-苏木精染色的组织应用该固定液固定。此液中的冰醋酸用甲醛代替即为Helly液。在Zenker储存液中加入10 mL甲醛水溶液。即变成Maximow液。

(10)4%多聚甲醛-0.1 mol/L磷酸缓冲液(pH 7.3):该固定液适用于光镜免疫组织化学方法。动物先用此液进行灌注固定,取材后,再用该液浸泡固定2～24小时。该液也可用于组织标本较长时间的保存。固定液配方:40 g多聚甲醛,溶于1 000 mL 0.1 mol/L的PB液,加热60 ℃,边搅拌、边加温至透明即可(一般滴加少量1 mol/L的NaOH)。

(11)4%多聚甲醛-磷酸二钠/氢氧化钠液:该固定液适用于光镜和电镜免疫组织化学方法。用于免疫电镜标本时,应加入新鲜配制的戊二醛,使其终浓度为0.5%～1%。此固定液性质温和,可长期保存组织。固定液配方:甲液——多聚甲醛4.0 g,蒸馏水400 mL;乙液——$NaH_2PO_4 \cdot 2H_2O$ 16.88 g,蒸馏水300 mL;丙液——NaOH 3.86 g,蒸馏水200 mL。先将甲液中多聚甲醛完全溶解,乙液倒入丙液混合后倒入甲液,用1 mol/L NaOH或1 mol/L HCl将pH调至7.2～7.4。补充蒸馏水至1 000 mL,充分混合后,4 ℃保存。

(12)甲醛-钙液:特别适用于固定脂肪组织和组织化学染色。固定液配方:甲醛10 mL,无水氯化钙1 g,蒸馏水90 mL。

(13)乙醇-甲醛液:此液有脱水作用,固定后可直接放入95%乙醇脱水。对皮肤组织中肥大细胞的固定好。配方:95%乙醇或无水乙醇90 mL,40%甲醛10 mL。

(14)乙醚-乙醇液:固定液渗透性强,固定效果好,用于细胞涂片等固定。固定液配方:95%乙醇 49.5 mL,乙醚 49.5 mL,冰醋酸 1 mL。

(15)中性缓冲甲醛液:为免疫组织化学最常用的固定液,对组织穿透性好,组织收缩小。对大多数抗原物质保存较好,对细胞膜的通透性有影响,可能使某些大分子抗原失去活性。固定时间以24小时以内为宜。固定液配方:40%甲醛 10 mL,0.01 mol/L pH 为 7.4 的 PBS 90 mL。

(16)中性甲醛液:是最常用的固定液之一,固定效果好。固定液配方:40%甲醛 120 mL,蒸馏水 880 mL,磷酸二氢钠($NaH_2PO_4 \cdot H_2O$)4 g,磷酸氢二钠(Na_2HPO_4)13 g,pH7.0。10%的甲醛中含饱和碳酸钙也称中性甲醛。

(四)组织固定后的洗涤

1.用水配制的固定液固定的组织洗涤法

常用的固定液为 10%的甲醛水溶液,可用流水冲洗。冲洗的时间与标本的种类、组织块大小和固定时间长短有关。尸检组织和犬动物组织,一般冲洗24小时,小动物组织冲洗 2~10 小时。新鲜标本固定时间短,冲洗时间也相应缩短;反之,固定时间长的标本,冲洗时间也应延长。冲洗时,组织放在广口瓶中,瓶口用纱布罩好并扎紧,防止组织块漏出。用一根适当的管子,一端接自来水龙头,一端插入瓶底,开启水龙头,使水缓缓流出即可。对于过小的组织、穿刺组织和小动物组织,多次换水浸泡即可,可不用流水冲洗。

2.用含乙醇固定液固定的组织洗涤法

用乙醇或含乙醇的固定液固定的组织一般不可冲洗。如冲洗,要用乙醇冲洗,乙醇浓度与固定液中乙醇浓度近似。

3.特殊固定液固定的组织洗涤法

(1)重铬酸钾:流水冲洗 12~24 小时,或用亚硫酸钠溶液冲洗,也可用 1%的氨水溶液洗涤。

(2)铬酸固定液:用流水冲洗 12~24 小时,应注意洗涤干净,否则影响染色。

(3)苦味酸:用 50%或 70%的乙醇浸洗。可脱去苦味酸的黄色。洗涤时,乙醇中可加入少量饱和碳酸锂水溶液,直至乙醇不变色即可。

(4)氯化汞:含氯化汞固定液固定的组织,常形成一种菱形结晶(氯化亚汞)或不规则的物质(金属汞),使组织变脆或造成染色不良。组织经流水冲洗,而后用 70%或 80%的乙醇洗涤,再加入少许 70%乙醇配制的 0.5%的碘酒溶液,待棕色消失后继续冲洗,直至脱汞乙醇无色。最后用 5%的硫代硫酸钠溶液除去碘。切片经脱蜡至 70%的乙醇时,入 70%乙醇配制的 1%的碘酒 10 分钟,而后用 5%硫代硫酸钠水溶液去碘即可。

第二节 组织切片技术

不同的切片制备方法,其切片方法也有较大差别,组织切片法包括石蜡切片法、冷冻切片法、火棉胶切片法、石蜡包埋半薄切片法、树脂包埋半薄切片法和大组织石蜡切片法等。常用的切片工具包括组织切片机、切片刀和自动磨刀仪器等。以下分别加以叙述。

一、石蜡切片法

组织经石蜡包埋后制成的蜡块,用切片机制成切片的过程称为石蜡切片法。为现在病理诊断常用的制作切片方法。在切片前应先切去标本周围过多的石蜡(此过程称为"修块"),但也不能留得太少,否则易造成组织破坏,连续切片时分片困难。一般切 $4\sim6~\mu m$ 的切片,特殊情况可切 $1\sim2~\mu m$。要观察病变的连续性可制作连续切片。除此之外,石蜡包埋的组织块便于长期保存,因此石蜡切片法仍是目前各种切片制作方法中最常用、最普遍的一种方法。

(一)切片前的准备

(1)固定后的标本经脱水、透明、浸蜡和包埋后,制成蜡块。高质量的蜡块和锋利的切片刀是保证切片质量的关键环节。检查切片刀是否锋利,简便的方法是用头发在刀锋上碰一下。如一碰即断,说明刀锋锋利。用显微镜观察可确定刀口是否平整,有无缺口。

(2)准备充足的经过处理的清洁载玻片和恒温烤片装置,用大中号优质狼毫毛笔和铅笔(用于在载玻片的粗糙端写号)书写,如用普通载玻片,可用碳素墨水和蛋白甘油按 3:1 体积混合后书写。

(二)切片制作过程

(1)预先修好的组织块先在冰箱中冷却,而后装在切片机固定装置上。将切片刀装在刀架上,刀刃与蜡块表面呈 5°夹角。将蜡块固定,调整蜡块与刀至合适位置,并移动刀架或蜡块固定装置,使蜡块与刀刃接触。

(2)切片多使用轮转式切片机,使用时左手执毛笔,右手旋转切片机转轮。先修出标本,直到组织全部暴露于切面为止,但小标本注意不要修得太多,以免无法切出满意的用于诊断的切片,大标本应注意切全。切出蜡片后,用毛笔轻轻托起,而后用齿科镊夹起,正面向上放入展片箱(展片温度根据使用的石蜡熔点进行调整,一般低于石蜡熔点,10～12 ℃),待切片展平后,即可进行分片和捞片。切片经30％的乙醇初展后,再用载玻片捞起放入展片箱展片更易展平。为减少切片刀与组织块在切片过程中产生的热量,使石蜡保持合适的硬度,切片时可经常用冰块冷却切片刀和组织块,尤其在夏季高温季节更为必要。

(3)轮转式切片机切取组织,是由下向上切,为得到完整的切片,防止组织出现刀纹裂缝,应将组织硬脆难切的部分放在上端(如皮肤组织,应将表皮部分向上。而胃肠等组织,应将浆膜面朝上)。

(4)捞片时注意位置,要留出贴标签的空间,并注意整齐美观。捞起切片后,立即写上编号。

(5)切片捞起后,在空气中略微干燥后即可烤片。一般在60 ℃左右烤箱内烤30分钟即可,也可用烤片器烤片。血凝块和皮肤组织应及时烤片。但对脑组织(人体较大组织)待完全晾干后,才能进行烤片。否则,可能产生气泡影响染色。

(三)切片的注意事项

1.组织的取材和固定

取材时,组织块的大小厚薄应适当,过大、过厚的组织,固定液不易渗透,易引起固定不良。过小、过薄的组织,在固定和脱水的过程中易变硬或产生弯曲扭转,同样影响切片质量。陈旧、腐败和干枯的组织不宜制作切片。用陈腐组织制成的切片往往核浆共染,染色模糊,组织结构不清,无法进行观察。固定不及时和固定不当的组织,染色时常出现核质着色较浅,轮廓不清,出现不同程度的片状发白区。组织固定时,固定液的量应充足,至少要在4倍以上,同时注意组织块不要与容器贴壁。至于组织固定的时间,根据具体情况加以掌握。

2.组织脱水、透明和浸蜡

组织脱水用的各级乙醇,应保证相应浓度,以便组织脱水彻底。但无水乙醇中,组织块放置时间不宜过长,否则组织过硬,切片困难。遇到此情况,可将组织浸在香柏油中软化,用二甲苯洗去香柏油后,再重新浸蜡和包埋。脱水乙醇,尤其是无水乙醇中混有水分,则组织脱水不干净。经二甲苯时,组织也无法透明,呈现浑浊。此时,应将组织在新的乙醇中重新脱水。二甲苯透明也应充分,否则不利于石蜡的浸透。但组织在二甲苯内的时间应严格掌握,时间过长组织易碎,也无法切出好的切片。时间不足,则石蜡不易浸透。浸蜡的温度也不宜过高,时间长短也应加以控制。总之,组织脱水、透明和浸蜡对于切片质量都有一定影响,组织脱水、透明和浸蜡过度,组织块变硬变脆,因此对于小块组织或小动物标本应注意时间。但若时间不够,组织块硬化不够,也不利于切片和染色,对诊断带来困难。因此应注意各具体环节的操作,并注意保证各种试剂的质量。

3.切片

组织块固定不牢时,切片上常形成横皱纹。切片刀要求锋利且无缺口,切片自行卷起多由切片刀不锋利所致,切片刀有缺口时,易造成切片断裂破碎和不完整。骨组织切片时,用重型较好。全钢刀或单面钨刀也适合石蜡或火棉胶包埋的骨组织。

4.切片刀和切片机

切片刀放置的倾角以 20°～30°为好。倾角过大切片上卷,不能连在一起。过小则切片皱起。应注意维护切片机,防止因螺丝松动产生震动,切片时会造成切片厚薄不均。遇硬化过度的肝、脑、脾等组织时,应轻轻切削,防止组织由于震动产生空洞现象。

5.特殊要求切片的制作

石蜡切片虽然有很多优点,但制片过程中要经过乙醇和二甲苯等有机溶剂处理,因此很易造成组织内抗原性的丧失,在用于免疫组化染色时影响结果的准确性。因而,有人采用冷冻干燥包埋法,即将新鲜组织低温速冻,利用冷冻干燥机在真空和低温条件下除去组织内的水分,然后用甲醛蒸汽固定干燥后的组织,而后在进行浸蜡、包埋和切片。此法可保存组织内的可溶性物质,防止蛋白质变性和酶的失活,减少抗原的丢失。用于免疫荧光标记、免疫酶标记和放射自显影。

二、冷冻切片法

冷冻切片在组织学技术中应用广泛,对临床手术患者的术中快速病理诊断尤其具有重要意义。另外,因冷冻切片制作时不经各级乙醇的脱水及二甲苯的透明等过程,因此对脂肪和类脂的保存较好,在进行脂肪染色和神经组织髓鞘的染色常用。

(一)直接冷冻切片法

冷冻切片多用于新鲜组织和用甲醛固定的组织和低温冰箱冷藏的组织块等。组织块不经任何包埋剂而直接放在制冷台上冷却后进行切片。

1.恒冷箱切片

将组织块在恒冷箱的切片机上切片。恒冷箱切片机的种类较多,可根据实际情况加以选用。一般调节温度为－25 ℃左右。箱内温度下降后,打开观察窗,将组织固着器放置到速冻台上,先放少量 OCT 或羧甲基纤维素,待冻结后将组织块放上,并在其周围加适量包埋剂,将组织块包埋。组织冻结后将组织固着器装到切片机上,调整组织的切面与刀刃平行并贴近刀刃,将厚度调至适当位置后,关闭观察窗。初步修出组织切面后放下防卷板,开始切片。切出切片用载玻片贴附后,进行吹干或固定。这种切片用于科研和教学的连续切片,效果较好。在切片前,应预先启动进行预冷,同时准备多个冷却头,用于多块组织切片。

2.半导体制冷冷冻切片法

组织块放置在半导体制冷台上,加少许蒸馏水,调好切片的厚度。接通循环流水后,再接通电源,而且在使用的全过程中流水不能中断,关闭电路后才能停水。还应注意电源正负极不能接反,用整流电源控制温度。冷冻组织周围的水不宜过多,用手检查组织块的硬度,当可切成厚薄一致的切片时,即可切片。切片用毛笔展平后,立即用载玻片贴附,待切片刚要融化时,即刻入固定液内固定1分钟。已固定的组织切片,收集于清水中。根据目的进行染色。暂时不染色的切片,用载玻片敷贴。

3.甲醇制冷器制冷箱

甲醇制冷器制冷箱为附有带导管的制冷台和制冷刀的甲醇循环装置。其冷却速度较快,属开放式,做一般常规冷冻切片用。

4.二氧化碳冷冻法

将组织块放在冷冻切片机的冷冻台上,加 OCT 少许。打开冷冻台的二氧化碳开关,二氧化碳气体喷出,待组织出现冷霜时,关闭二氧化碳,即可切片。组织冷冻过硬易碎,若冷冻不够,组织块硬度不足,切片呈粥糜状,无法成片,应用间歇冷却法继续冷却。硬度一般在刚开始解冻时最适合,应迅速切片。

(二)冷冻切片粘片法

1.蛋白甘油粘片法

冷冻切片粘片法基本按石蜡切片的粘片处理,但烤片温度不宜超过 40 ℃。烤干后立即取出,温度过高,时间过长,则切片易碎。烤干后用 70％乙醇和自来水略洗后即可染色。

2.Lillie 明胶粘片法

切片放入 1％明胶水溶液数分钟,捞到载玻片上,倾去多余液体。用 5％甲醛水溶液固定 5 分钟,水洗 10 分钟,即可染色。

3.乙醇明胶粘片法

切片浸于0.1%或0.75%明胶溶液（用40%乙醇配制）数分钟，用载玻片捞起后，室温干燥，入氯仿1分钟，经95%和75%乙醇洗去氯仿，再经蒸馏水洗后即可染色。

三、火棉胶切片法

（一）切片方法

火棉胶切片使用滑动式切片机。切片前应检查切片机情况，保证刀片锋利，无缺口，胶块硬度也应合适。切片刀与滑行轨道的角度以20°～40°为宜，组织较硬者，角度要小。清除角（刀刃与胶块平面的夹角）为4°～6°，切片时，用右手推刀，左手用毛笔蘸70%或80%乙醇，随时湿润胶块和切片刀。切片时，右手来回推拉切片机的滑动部分（有刀架滑动和标本台滑动两种）进行切片，用力尽量均匀，不要中途停顿，速度过慢可能造成锯齿不平，过猛易引起切片碎裂。当修块到组织块切面全部露出时，即可正式切片。一般切片厚度为10 μm。切连续切片时，切好的胶片应先放在70%或80%的乙醇中，而不立即贴在载玻片上。同时做好号码标记（书写液配方：丙酮：乙醚：浓墨汁=5：5：3）。余下的胶块也应保存在80%乙醇中。

（二）切片的注意事项

火棉胶切片是采用湿切的方法，与石蜡切片法不同。用火棉胶包埋的组织块，在切片前后均应保存在70%乙醇中，防止火棉胶继续挥发，影响硬度。切片时也应随时用70%或80%乙醇涂在火棉胶组织块和切片刀上，保持一定的湿度和硬度。在支持器上固定火棉胶组织块的方法是用乙醚先溶解组织块的底部，而后用8%的液体火棉胶粘贴组织块。

（三）火棉胶切片粘片法

1.蛋白甘油粘片法

切片放在涂有薄层蛋白甘油的载玻片上，用滤纸吸干，加几滴丁香油，放置数分钟，用滤纸沾去丁香油，经95%乙醇和蒸馏水冲洗，即可染色。

2.明胶粘片法

明胶4 g，溶于20 mL冰醋酸，在65～70 ℃水浴内加温溶化。加70%乙醇70 mL和5%铬矾水溶液1～2 mL。将以上混合液滴在载玻片上，干燥后即形成一层明胶膜，遇水后明胶膜溶化产生一定黏性，将切片贴附。

3.火棉胶粘片法

将切片从 70％乙醇移到载玻片,展平后,滤纸吸干,在切片上薄涂一层0.5％火棉胶溶液,蒸馏水洗后染色。

四、大组织石蜡切片法

制备大组织块可观察完整的组织病变情况,以及保持结构上的连续性。有时在病理诊断上有重要的意义。因为有些病变用肉眼无法分辨正常组织和病变组织的界限,尤其像甲状腺组织肿瘤,观察有无包膜浸润或包膜是否完整,如不用大组织块,则必须将一完整肿瘤的断面分成若干小组织块,如果包埋不当或切面不正,则无法全面观察病变组织的分布情况而影响诊断。因此,制备大组织石蜡切片很有必要。制备方法简介如下。

(一)取材

组织取材厚度为 0.3～0.5 cm,也可为 0.5～0.8 cm。

(二)冲洗

对陈旧性标本应用自来水冲洗 24～48 小时,而后用蒸馏水充分洗涤,再用乙醇氨水溶液浸泡组织10 小时。

(三)脱水、透明和浸蜡

不同厚度的组织块。相应的时间不同。

(四)包埋

用 52～54 ℃石蜡包埋,包埋时注意放平整,否则切片不易切完整。

(五)切片

为减少大块组织块切片困难,可考虑采用以下方法:①用较软的石蜡包埋,适当减小蜡块硬度。②切片前不用冰箱预冷。③切片刀尽量锋利,蜡块略倾斜。

(六)展片和烤片

切片切出后,用毛笔轻轻移到纸上,放入冷蒸馏水中,等片刻后用大载玻片捞到 20 ℃温水中,而后再入 40～50 ℃温水。完全展平后,捞片,晾干后烤片5 分钟。

(七)染色

HE 染色时,切片脱蜡后,为防脱片,可用 5％火棉胶薄层覆盖,用 85％乙醇和水洗硬化。Harris 苏木精液染 3～5 分钟,盐酸乙醇适度分化,胞质用伊红乙醇饱和溶液。用中性树胶封片。根据需要,也可做特殊染色和免疫组化染色。

五、石蜡包埋半薄切片法

切片与常规方法相同,但切片刀要锋利,最好用一次性切片刀。气温高时,可将蜡块和切片刀冷却后切片。

六、树脂包埋半薄切片法

切片时用钢锉修整聚合块,露出组织。普通切片机用硬质钨钢刀,切厚为 $1\sim2\ \mu m$ 的切片。在常温水中展平后,贴附于载玻片,充分烤干后即可按需要染色。

七、振动切片

用振动切 4 片机,可把新鲜组织(不固定,不冷冻)切成厚为 $20\sim100\ \mu m$ 的切片。可用漂染法在反应板进行免疫组化染色,而后在立体显微镜下检出免疫反应阳性部位。经修整组织,进行后固定,再按电镜样本制备、脱水、包埋、超薄切片和染色观察。可较好地保存组织内脂溶性物质和细胞膜抗原,用于显示神经系统抗原分布。这种切片法尤其适用于免疫电镜观察。

八、塑料切片

塑料包埋组织的切片方法与常规切片方法相同。可同时进行光镜和电镜检测,定位准确。塑料包埋切片厚度可达 $0.5\sim2\ \mu m$(半薄切片)。塑料切片主要用于免疫电镜的超薄切片前定位。包埋前染色的标本,切半薄切片后不需染色,直接在相差显微镜下观察。免疫反应部位成黑点状,定位后进一步做超薄切片,这样可明显提高免疫电镜阳性检出率。

九、碳蜡切片

按石蜡切片法切片,但操作时注意碳蜡块尽量不要接触水和冰块,储存应密封干燥冷藏。该方法的缺点是夏季室温高时,切片困难,连续切片不如石蜡切片容易。但碳蜡吸水性较强,也不易长期保存。

十、超薄切片

用于电镜标本的制备。

第三节 免疫组织化学技术

在生物学、组织学、胚胎学和病理学曾广泛使用组织化学技术,该技术是通过分解置换、氧化和还原等化学变化,经呈色反应显示组织细胞内化学成分。1941 年 Coons 首创荧光标记抗体,开创了免疫组织化学的新技术。它是利用免疫学中的抗原抗体反应,借助可见的标记物,对相应抗原或抗体进行定位、定性和定量检测的一种免疫检测方法。

常用的免疫组织化学方法有荧光免疫和酶免疫组化技术、金标免疫组织化学技术和免疫电镜。在免疫组织化学检查中,现在仍以免疫荧光标记法和免疫酶标记法的应用最为广泛。

一、酶免疫组织化学技术

酶免疫组织化学技术(enzyme immunohistochemistry technique,EIHCT)是利用酶标记已知抗体(或抗原),然后与组织标本中相应抗原(或抗体)在一定条件下相互结合形成带酶分子的复合物,酶遇到底物时,能催化底物水解,或氧化或还原,产生有色的不溶性产物,出现显色反应,在显微镜下进行细胞与组织表面或内部某种抗原成分的定位观察分析。

(一)组织切片的处理

待检组织要尽可能新鲜,经速冻储存于 $-70\ ℃$ 冰箱内,绝大多数待检物的抗原性可保持数年不变。检查时取组织用恒温冷冻切片机切成 $4\ \mu m$ 厚的薄片,用铝箔包裹切片放 $-20\ ℃$ 冰箱可保存约 1 个月。

酶免疫染色的标本必须固定,其目的是防止切片上的细胞脱落,去除干扰抗原抗体结合的类脂。另外,标本一经固定,可保证在染色和反复清洗切片过程中抗原不致释放,从而可获得良好的染色,固定的标本又便于保存。

(二)直接法(一步法)

1.原理

在处理过的组织切片上,直接加酶标记抗体,再用底物二氨基苯胺(diamirlobenzidine,DAB)和 H_2O_2 进行显色,置普通光学显微镜下观察。

本法简便、快速、特异性强,非特异性背景反应低,结果可靠,可精确定位抗原,切片可较长期保存。

2.操作

(1)冷冻切片贴附后,吹干固定。冷丙酮固定 5 分钟,95％乙醇固定 10 分钟,PBS 洗涤 3 次后,用二甲苯脱 2 次蜡,用无水乙醇洗涤 2 次。

(2)用新配制的 3％ H_2O_2 处理切片 10 分钟,以封闭内源性过氧化酶。再经无水乙醇处理。

(3)用 0.1 mol/L PBS 充分洗涤 2 次,每次 20 分钟。

(4)滴加最适浓度的 HRP 标记抗体,室温下湿盒内反应 60 分钟。

(5)用 PBS 洗涤 3 次,边洗边振荡,每次 5 分钟。

(6)用 0.05 mol/L Tris-HCl 缓冲液(pH 7.6)洗涤 5 分钟。

(7)用新配制的 DAB 反应液(3,3-二氨基联苯胺,内含 0.005％ H_2O_2)于室温下,与组织切片反应 5～30 分钟。显微镜下观察染色情况。

(8)先用 Tris-HCl 缓冲液,后用自来水冲洗。

(9)必要时可用 Mayer 苏木精复染细胞核。

(10)脱水、透明和封固,抗原阳性部位有棕黑色沉淀。

(三)间接法(二步法)

1.原理

在直接法的基础上,为了增加敏感性和实用性而在酶标抗体与组织内抗原之间增加抗体反应层次。即先用未标记的特异性抗体与标本中相应抗原反应,再用酶标记的抗特异性抗体与之反应,形成抗原-抗体-酶标抗体复合物,加底物显色。该方法的敏感性比直接法高。

2.操作

切片及其处理同直接法的操作(1)～(3)步。

(1)滴加 1∶10(3％)的产生Ⅱ抗的正常动物血清,置温湿盒中反应 10 分钟,然后倾去多余血清。此步为减少非特异性背景。

(2)滴加特异性Ⅰ抗,室温下于湿盒内反应 30～60 分钟或 4 ℃过夜。

(3)用 PBS 充分冲洗 3 次。

(4)滴加 HRP 标记的Ⅱ抗,温湿盒内反应 30～60 分钟。

(5)先用 PBS,再用 Tris-HCl 缓冲液各冲洗 10 分钟。

(6)用新配制的 DAB 染色 5～30 分钟。

(7)用 Tris-HCl 缓冲液,自来水冲洗。

(8)用苏木精或甲基绿复染。

(9)脱水,透明,封固和镜检。

(四)过氧化物酶-抗过氧化物酶法

过氧化物酶-抗过氧化物酶(peroxidase anti-peroxidase,PAP)法是 1970 年 Sternherger 首先报道,其基本原理是先用足量的过氧化物酶与抗过氧化物酶结合,制成由 3 个酶分子和两个抗酶抗体分子组成的环形复合物,即 PAP,其相对分子质量为 432 000,直径 20.5 μm,结构非常稳定,在染色冲洗过程中酶分子不会脱落。PAP 中不存在游离的免疫球蛋白,不易产生非特异性染色,因而特异性、敏感性和重复性良好,可用于抗原损失较多的石蜡包埋组织的免疫组织化学检测。

(五)ABC 法

1.原理

亲和素-生物素-酶复合物法(ABC 法)的基本原理是,特异性的Ⅰ抗体与细胞或组织抗原结合后,再通过生物素标记的桥抗体,即Ⅱ抗体与Ⅰ抗体结合将生物素带到抗原部位,生物素与 HRP 标记的亲和素可自行结合,于是形成酶-生物素-亲和素复合物,通过酶反应显示抗原。此法不仅非特异性着色少,背景清晰,对比效果佳,而且是目前最敏感的免疫组化方法,有广阔的应用前景。

2.操作

大体步骤如下。

(1)切片及其处理同免疫酶染色法。若是石蜡切片,应当用胰蛋白酶消化,消除甲醛固定所致的掩盖作用,减少背景反应。

(2)用 PBS 洗 3 次,每次 5 分钟。

(3)滴加 1∶10 正常羊血清,温湿盒内放置 10 分钟,倾去多余血清液。

(4)滴加适当稀释的Ⅰ抗,温湿盒内反应 1 小时或 4 ℃过夜。

(5)用 PBS 洗 3 次。

(6)滴加生物素标记的Ⅱ抗(如羊抗兔 Ig 抗体),于湿盒内 37 ℃下保温30 分钟。

(7)用 PBS 洗 3 次,每次 5 分钟。

(8)滴加亲和素-过氧化物酶复合物,湿盒内 37 ℃下保温 1 小时。

(9)依次用 PBS 和 0.05 mol/L Tris-HCl 缓冲液(pH 7.6)洗 10 分钟。

(10)用含 0.03%～0.05%H_2O_2 的 DAB 液显色,室温下 5～10 分钟。光镜

监测显色。

(11)依次用 Tris-HCl 缓冲液和水冲洗。

(12)用 2%甲基绿或苏木精复染。

(13)脱水、透明、封片和观察。

二、荧光免疫组织化学技术

(一)原理

荧光免疫组织化学技术是采用荧光素标记已知抗体(或抗原)作为探针,检测组织与细胞标本中的靶抗原(或抗体)。在此法中,以荧光素为标记物,当标记抗体与其相应抗原反应时,就将荧光带到抗原的部位。在荧光显微镜下观察荧光斑点。

常用的标记用荧光素有异硫氰酸(FITC)和罗丹明 B200(RB200)。前者的最大激发光 $\lambda=495$ nm,最大发射荧光 $\lambda=525(490\sim619)$ nm,黄绿色;RB200 的最大激发光 $\lambda=560$ nm,最大发射荧光 $\lambda=595(540\sim660)$ nm,橙红色。FITC 和 RB200 常用以标记 Ig。

(二)分类

荧光免疫组织化学技术也分直接法和间接法。

1.直接法

将荧光素(或其他标记物)标在第 1 抗体(Ⅰ抗)上,然后用标记的Ⅰ抗直接显示相应的抗原,其优点是特异性高、快速和简便,缺点是灵敏性差、费抗体和需标记每一种抗体。

2.间接法

用荧光素(或其他标记物)标记第 2 抗体(Ⅱ抗),Ⅰ抗与抗原相结合后,借此与Ⅱ抗与Ⅰ抗结合,显示抗原。直接法多用以检测 IgG、IgA、IgM 和补体 C_3 和 C_4;间接法灵敏度高,省抗体,一种标记抗体可显示多种抗原,但非特异性高。多用于检测自身抗体,检测某些细菌与寄生虫抗体。

(三)操作

1.荧光素标记抗体直接显示 B 细胞表面 Ig(SIg)

(1)取静脉抗凝血经 Ficoll 液离心分离。

(2)淋巴细胞洗净悬浮于含 5%小牛血清的 PBS 或 Hanks 液中,浓度 $(2\sim3)\times10^6$/mL。

(3)FITC-抗人 Ig 抗体(若测鼠 SIg 时用 FITC-抗鼠 Ig 抗体),3 000 转/分,离心 30 分钟,除去聚合的 Ig。

(4)取 0.1 mL 细胞悬液,加稀释适度的 0.1 mL FITC-抗人 Ig 抗体,37 ℃下湿盒中静置30分钟。

(5)用预温为 37 ℃的含 5％血清的 0.01 mol/L PBS(pH 7.4)洗 2 次,洗去游离的荧光素标记抗体。

(6)荧光显微镜观察。将细胞悬液滴于载片上盖片,用蓝紫激发滤片(或紫外滤片),510 nm 隔阻滤片,SIg 阳性细胞发黄绿荧光。荧光定位于 B 细胞表面,呈环状、斑块或帽状分布。

(7)计数时先计视野中带荧光的 B 细胞,再在普通光源下计淋巴细胞总数,求 200～500 个淋巴细胞中 B 细胞数。正常人外周血中 SIg 阳性细胞占12％～30％。

2.免疫荧光间接法染组织特异抗原

(1)组织经冷冻切片 2～4 μm,并黏附于载玻片上。

(2)将标本干燥,丙酮固定 5～10 分钟,95％乙醇固定 10～30 分钟,勿用戊二醛固定,因其有自发荧光。

(3)用 0.01 mol/L PBS 洗 3 次,每次 5 分钟。

(4)滴加Ⅰ抗,置湿盒中 37 ℃下保温 30 分钟或 4 ℃下过夜。

(5)用 0.01 mol/L PBS 洗 3 次,每次 5 分钟,边洗边振荡。

(6)滴加荧光标记的Ⅱ抗,置湿盒中 37 ℃下保温 30 分钟。

(7)洗净,封片待检。

(8)荧光显微镜下观察。

若标本切片上不加Ⅰ抗或加同种动物的正常血清,滴加荧光标记的Ⅱ抗,则荧光观察为阴性。

三、免疫金(银)组化技术

1971 年,Faulk 和 Taylor 最先将胶体金技术应用于免疫组化研究,1974 年 Romano 等用胶体金标记第 2 抗体,建立了间接免疫胶体金染色法,1981 年 Das-cller 建立了用银显影液增强光学显微镜下金颗粒可见性的方法,以后亲和素金银染色法及固相金银染色法也相继建立。

免疫胶体金制备简便,能与多种蛋白稳定结合,即可用于光学显微镜,又可用于电子显微镜。在用于前者时,染色操作简单,显色底物没有致癌性,染色结果可长期保存,是迄今最灵敏的免疫组化方法;用于电子显微镜时,由于金颗粒的电子密度高,使电镜的分辨率提高,有益于超微结构的观察。另外,免疫胶体金技术,还可通过用不同粒径的胶体金颗粒进行双重和多重标记。这种技术适用于各种生物分子在细胞表面和细胞内的定位分布,也适于检测体液中的抗原或抗体。而且,这种技术不需要复杂仪器设备,试剂已国产化,便于推广应用。

(一)原理

以不同的方法和实验条件,将氯金酸($HAuCl_4$)制成粒径不同的胶体金,再与抗原或抗体结合。这种结合可能是因为金颗粒表面带负电荷,蛋白质分子表面带正电荷,由静电吸引造成的。胶体金标记的抗原或抗体,可用于免疫组化检测与之相应的抗体或抗原,也可以在金标记抗体染色后,进一步用银显影液处理,金粒子还原银粒子生成银颗粒,在光学显微镜检查时,阳性部位呈现金属银的黑褐色,在电镜检查时,标记抗体的金颗粒沉着于相应抗原处。免疫胶体金还可用于免疫凝集试验,当胶体金标记的抗体与相应抗原相遇发生凝集时,胶体金颗粒越聚越大,引起散射光变化,产生肉眼可见的颜色变化,用分光光度计可进行定量测定。

(二)操作

1.胶体金制备

(1)维生素 C 还原法:将 20 mL 三蒸水、1 mL 0.1 mol/L K_2CO_3 和 1 mL 1‰氯金酸水溶液,在冰水浴上混合,并立即加入 1 mL 7.0 g/L 的维生素 C,充分摇动至呈紫红色,再加三蒸水至100 mL,煮沸至显红色即可。此法制得的胶体金粒径为 10～15 nm。

(2)枸橼酸三钠还原法:将 125 mL 三蒸水煮沸,加 7.5 mL 1‰的枸橼酸三钠后再煮 5 分钟,立即加入 1.25 mL 1‰的氯金酸,在 100 ℃水浴上反应 15 分钟,放冷备用。此法可制备 8～10 nm 的胶体金。

(3)枸橼酸钠-鞣酸还原法:往 100 mL 三蒸水中加入 1 mL 1‰的氯金酸,煮沸,加入 1.25 mL 枸橼酸钠-鞣酸液(2 mL 1‰枸橼酸钠+0.45 mL 1‰的鞣酸),继续煮沸 15 分钟即可。所得胶体金粒5～6 nm。

(4)枸橼酸三钠法:100 mL 0.01‰氯金酸煮沸,边搅拌边加入 0.7 mL 1‰的枸橼酸三钠溶液,在2分钟内金黄色的氯金酸变为紫红色,接着再煮 15 分钟,冷却后用蒸馏水恢复到原体积。此法由于反应条件不同,虽与枸橼酸三钠还原法均为枸橼酸三钠还原,但所得胶粒直径为 60～70 nm。在可见光区的最高吸收峰在 535 nm,A 1 cm 535＝1.12。胶体金的粒径随加入的枸橼酸三钠的量而变化,加入量越大粒径越小。

为了获得大小均匀的胶体金颗粒,在按上述方法制备之后,可用蔗糖密度梯度离心法再分级。在制备胶体金过程中,应注意所用容器的清洁、水的纯度、pH和温度。

一般而言,5～15 nm 粒径的胶体金可用于免疫组化实验,20 mm 以上者适用于免疫凝集试验。

2.免疫胶体金制备

(1)抗体蛋白的预处理:用超速离心的方法除去低温贮存过程中可能形成的聚合物,并对0.05 mol/L NaCl 液(pH 为 7.0)透析,去除磷酸根或硼酸根。

(2)胶体金的预处理:根据标记蛋白的不同,调制胶体金的 pH,使之接近或略高于欲标记蛋白质的等电点。抗血清 IgG 标记 pH 为 9.0,单抗 IgG 的 pH 为8.2,亲和层析纯的抗体结合时 pH 7.6,而 SPA 纯化抗体的 pH 为 5.9～6.2。

(3)确定胶体金与蛋白的合适比例:可将欲标记蛋白质配成一系列不同的浓度,各取 0.1 mL 加到1 mL胶体中,对照管只有胶体金不含蛋白。5 分钟后,向各管各加 0.1 mL 10％NaCl 溶液,混匀后室温静置 2 小时,不稳定的胶体金将发生聚沉。加入 0.1 mL 1％的 PEG(相对分子质量为20 000)终止凝聚。此时溶液由红色变蓝色或无色。以保持红色不变的最低的蛋白量的 110％～120％,为稳定1 mL胶体金的实际蛋白用量。

(4)胶体金与蛋白质的结合:在搅拌条件下,往处理过的胶体金溶液中,加入预处理过的蛋白质,足量后再搅拌5～10 分钟。加入 50 g/L 的 BSA 使其终浓度达到 10 g/L。亦可用终浓度为0.5 g/L的 PEG 代替 BSA。

(5)纯化:可用超速离心或凝胶过滤法纯化。离心速度一般在 10 000～100 000 g下离心30～60 分钟,沉淀悬浮于含 0.2～0.5 mg/mL PEG 的缓冲液中,洗涤,最终将浓度调整为 A 1 cm 540＝1.5 左右,加 0.5 mg/mL NaN₃ 防腐,4 ℃保存。

(6)凝胶过滤:可用丙烯葡聚糖 S-400 柱,用含 0.1％BAS 的 0.02 mol/L Tris缓冲液(pH 8.2)洗脱。

(7)保存:保存缓冲液的离子浓度不能过高,加 BAS 或 PEG 有利于胶体金的稳定,低浓度下保存更稳定。4 ℃下加 NaN₃ 防腐可贮存数月,若加少量甘油－70 ℃下储存时间更长。

第四节 免疫电镜技术

免疫电镜技术是将免疫化学技术与电镜技术相结合,在超微结构水平研究和观察抗原、抗体结合定位的一种方法学。它主要分为两大类:一类是免疫凝集电镜技术,即采用抗原抗体凝集反应后,再经负染色直接在电镜下观察;另一类则是免疫电镜定位技术。该项技术是利用带有特殊标记的抗体与相应抗原相结合,在电子显微镜下观察,由于标记物形成一定的电子密度而指示出相应抗原所在的部位。免疫电镜的应用使得抗原和抗体定位的研究进入到亚细胞的水平。

用于电镜观察的标记物有 3 类:一类是电子密度致密的标记物,如铁蛋白、辣根过氧化物酶(HRP)等。另一类则是放射性同位素,如^{125}I、^{35}S、^{32}P、^{14}C、^{3}H 等。第 3 类则是有独特形状的标记物,如血蓝蛋白、噬菌体等。要求标记物具有特定的形状、不影响抗原抗体复合物的特性与形状。目前用于免疫电镜的标记物主要是铁蛋白和 HRP。两者各有其优点,铁蛋白电子密度致密。观察时反差大,优于酶标记,但铁蛋白相对分子质量大(460 000),穿透能力差,所以适于细胞表面抗原的定位,另外铁蛋白的标记过程比较复杂。HRP 相对分子质量小(40 000),穿透力强,有利于标记抗体进入细胞内,适于细胞内的抗原定位。

一、影响免疫电镜效果的因素

(一)固定

固定是免疫电镜较关键的一步,免疫电镜中的固定与一般超薄切片中的固定的不同之处在于既要保存细胞的超微结构,又要考虑到抗原的失活性问题。

1.固定剂的要求

不损害细胞内抗原的活性;固定速度快、效果好;相对分子质量小,易于渗透;固定后,不引起交联,造成空间的阻碍,影响标记抗体进入抗原位。

常用的固定液有:4%聚甲醛;1.5%～2%戊二醛;1%多聚甲醛＋1%戊二醛;4%多聚甲醛＋0.5%苦味酸＋0.25%戊二醛;96%乙醇＋1%醋酸。不论采用哪种固定液,使用前必须用已知效价的抗原做一系列预实验。如固定剂的种类、浓度、温度、pH 及固定时间等。然后作出预处理的效价,作为失活参考以再选择最适条件。

2.影响固定的因素

固定剂的种类;固定剂的浓度,浓度过大,对抗原的活性有影响,浓度过小,固定效果差;固定剂的 pH;固定剂的温度,一般采用 2~4 ℃冷固定,这样能降低细胞的自溶作用和水分的抽提;固定时间与温度有关,温度高,固定快;也与缓冲系的离子强度有关,离子强度大,渗透压大,穿透力强,固定也快。不同的固定剂,或同一固定剂的不同浓度所需的固定时间也不一致;也与被固定的细胞类型有关。

(二)非特异性吸附

非特异性吸附与酶标抗体、抗血清的稀释度、染色时间、温度及介质等有关,其中最主要的是抗血清及标记抗体的稀释。一般认为高效价抗血清或标记抗体稀释到低蛋白浓度,用于标记染色可获得最理想的结果。因为低蛋白浓度有利于降低非特异性吸附。实际应用的蛋白浓度大致在0.50~2 mg/mL。工作效价一般在 1∶20~1∶400,在实际工作中,将标记抗体或抗血清稀释到1∶100以上则可获得理想的阳性结果,而非特异性吸附必然降得很低。

工作浓度的选择是将标记抗体或抗血清作 1∶2,1∶4,1∶8,…,1∶256 的稀释,观察已知阳性标本的标记染色,取其阳性沉积物明显,而非特异性吸附最低的稀释度作为工作浓度。

(三)标记染色法

标记染色法分为直接染色法与间接染色法两种。前者的特点是特异性较高,敏感性低,标记抗体只能用于检测一种抗原。后者敏感性较强,一种标记抗体可用于多种抗原的检测。缺点是特异性较差。

二、免疫染色

免疫染色的方法有包埋前染色、包埋后染色和超薄切片染色。

(一)包埋前染色

可先用振动切片机切得厚切片,进行免疫染色,在解剖镜下将免疫反应阳性部位检出,再按常规电镜方法处理,进行锇酸后固定、脱水、包埋、制片。包埋前染色的组织,以中层较为理想。表层结构往往不完整,深层因抗体不能透入,免疫反应较弱或无反应。应先制作半薄切片,以帮助定位阳性部位。PAP 染色的材料,可在相差显微镜下对半薄切片进行不染色观察,免疫反应部位呈黑点状。经 HE 或甲苯胺蓝染色后,阳性部位呈棕黄色。

该法的优点是切片染色前不经过锇酸后固定、脱水、树脂包埋等,抗原保存好,免疫反应效果好。另外,可以在反应阳性部位定位超薄切片,提高了电镜的检出率。特别适合于含抗原量较少的组织。但经过一系列的免疫染色步骤,常造成一定的超微结构损伤。

(二)包埋后染色

组织标本经过固定、脱水、树脂包埋、切片后,再进行免疫组化染色。由于是用贴在载网上的超薄切片进行免疫染色,又称为载网染色。载网应该选用镍网或金网代替铜网,以避免其与化学物质起反应,在免疫组化染色的过程中,应保持网面湿润,避免因干燥影响抗原活性。但是否应用锇酸还存在争议。

该法的优点是超微结构保存较好,阳性结果有高度的可重复性,可以在同一张切片上进行多重免疫染色。但抗原活性在电镜制样过程中可能减弱或丧失;环氧树脂中的环氧基,在聚合过程中可能与组织成分发生反应而改变抗原性质;包埋在环氧树脂中的组织不易进行免疫反应等。现普遍使用在进行免疫染色前,用 H_2O_2 液蚀刻数分钟,去除锇酸和增强树脂的穿透性。但 H_2O_2 对细微结构有损伤,能使反应部位产生空洞。

(三)超薄切片染色

据 Tokuyasu 建立的方法,将组织放入 2.3 mol/L 蔗糖中,用液氮速冻,在冷冻超薄切片机上切片,切片厚度可略厚于常规树脂切片。该种切片不经过固定、脱水、包埋等程序,直接进行免疫染色,抗原性保存较好,兼有前两种方法的优点。

三、常用免疫电镜技术

(一)酶免疫电镜技术

1.原理

免疫酶细胞化学技术是以酶作为抗原抗体反应的标记物,在不改变抗原抗体的免疫反应及不影响酶活性的条件下,与相应的酶底物作用,形成不溶性的反应产物。光镜下观察,要求反应的终末产物是不溶性的有色物质,电镜观察则要求终末产物有较高的电子密度。辣根过氧化物酶(HRP)具有稳定性强和反应特异性高等优点,是目前应用最多的酶标记物。包括酶标记抗体法、非标记抗体酶法和非标记的过氧化物酶-抗过氧化物酶技术。酶免疫电镜技术是利用酶的高效率的催化作用对其底物的反应形成不同的电子密度,借助于电子显微镜观察,证明酶的存在,从而对抗原进行定位。

2.材料与试剂

(1)PBS液。NaCl 8.5 g,Na₂HPO₄ 0.85 g,KH₂PO₄ 0.54 g,加水至1 000 mL。

(2)DAB溶液。取 5 mg DAB(3,3 二氨基联苯胺)加入 10 mL Tris-HCl 缓冲液(0.05 mmol/L,pH 为 7.6),加 1%H₂O₂ 0.5~1 mL。配制时,避光进行,现用现配。在显色完成冲洗过程中,要保持流水冲洗,防止非特异性物质积于标本上。

(3)戊二醛固定液。

3.操作方法

(1)制备酶标抗体。

(2)取材:将培养细胞或悬浮细胞用 0.1 mol/L PBS 液冲洗,离心沉淀后,立即转入固定液(2%甲醛液或2%戊二醛液均可)pH 为 7.2,4 ℃固定 5~30 分钟(依抗原性质所定)。如病料为组织块,则取适当大小,先固定 1 小时,然后取出,以锋利的双面刀片切成 50~100 μm 的薄组织再固定 1~2 小时。

(3)漂洗:以 PBS 液漂洗过夜,换液 3~4 次。

(4)血清孵育:25 ℃,1 小时或 4 ℃过夜,孵育的标本放置于加盖的瓷盘内,底层垫数层纱布。防止抗血清干燥凝固,不易洗脱,造成非特异性吸附。

(5)PBS 冲洗 3~4 次,每次 10 分钟。

(6)2.5%戊二醛再固定 15~30 分钟。

(7)PBS 液冲洗 3~4 次,每次 10 分钟。

(8)酶标记抗体孵育。用适当稀释的酶标抗体(211 作浓度)于 25 ℃湿盒内孵育 1 小时或4 ℃过夜。

(9)PBS 液冲洗 3~4 次,每次 10 分钟或 4 ℃漂洗过夜。

(10)酶显色处理。将漂洗后的标本浸入 DAB-H₂O₂ 底物溶液中,20 ℃,10~30 分钟。显色强弱与戊二醛的固定有关。若显色弱则可减少甚至取消戊二醛的固定时间。

(11)常规包埋、切片、电镜观察。在经过脱水包埋确定抗原性不致引起失活的前提下可在包埋切片后做标记染色,切片厚度一般在 2~4 μm,切片后染色不存在通透困难的问题。无论在标记染色后切片还是在切片后标记染色,最好在光镜下定位选择后,再做电镜定位包埋,这样目的性强,可减少工作量。

4.结果判定

在已知阳性、阴性样品成立的前提下,凡出现棕色颗粒,即指示抗原抗体的存在,同时可观察到病毒颗粒的存在,判为阳性(+),否则判为阴性(-)。

(二)铁蛋白免疫电镜技术

1.原理

铁蛋白是一种含铁(约 23%)的蛋白质,相对分子质量为 460×10^3,直径为 $10 \sim 12 \mu m$。免疫铁蛋白技术是以铁蛋白标记抗体形成一种双分子复合物,其既保留抗体的免疫活性,又具有很高的电子密度,便于电镜观察。用铁蛋白抗体与待检抗原作用,通过电镜检查,观察到铁蛋白抗体所在的位置,即抗原所在。铁蛋白来自很多动物,以肝、脾含量较高,其中马脾脏含量最高。

2.操作方法

(1)铁蛋白的纯化:①配制 2% 硫酸铵液,并以 1 mol/L 的 NaOH 或 HCl 调 pH 为 5.85,取 1 g 铁蛋白溶于 100 mL 的 2% 硫酸铵液中。②加入 20% 硫酸镉,使最终浓度为 5%,混匀,4 ℃过夜。③1 500 g 离心(4 ℃)2 小时,去上清。仍加 2% 硫酸铵至 100 mL,混匀,离心,去除不纯沉渣。④于上清液中重新加入 20% 硫酸镉,重复步骤②,离心,去上清。⑤检查沉渣,置显微镜下检查,应具有典型的黄褐色结晶,结晶为六角形,如结晶不典型,应继续重复以上步骤。⑥以少量的蒸馏水溶解,再加 50% 饱和硫酸铵溶液,使之沉淀,离心,去上清。⑦重复步骤⑥一次。⑧以少量蒸馏水溶解,常规透析 24 小时后,以 0.05 mol/L pH 为 7.5 的 PBS 透析 24 小时。⑨100 000 r/min 离心2 小时,去除无色上清液(约 3/4 总量),置冰箱内4 ℃过夜。⑩用微孔滤膜(孔径 0.45 μm)过滤,使铁蛋白含量为 $65 \sim 75$ mg/mL,分装,冰箱内4 ℃保存,不要冻干保存,以免铁蛋白结构遭破坏。

(2)铁蛋白-抗体交联法:一般用低相对分子质量的双功能试剂把两者连接起来,常用的双功能试剂有双异氰酸镉二甲苯(Metaxylene dlisocyante,XC);甲苯 2,4-二异氰酸盐(TC);邻茴香胺(BDD);戊二醛等。一般认为戊二醛作为连接剂效果较好,对抗体活性影响小,标记抗体产量高。

3.铁蛋白-抗体结合物处理标本

(1)将标本以 5% 甲醛 pH 为 7.2(4 ℃)的 PBS 液固定 40~60 分钟。

(2)用冷的 PBS 液洗涤,离心。

(3)如是组织块,则在立体显微镜下切成较小块,放入试管中,加入铁蛋白-抗体结合物置室温 20 分钟,不时振荡。

(4)以冷 PBS 液洗涤 3 次,离心。

(5)沉淀以 2.5% 戊二醛固定 20 分钟,以 PBS 洗涤。

(6)再以锇酸固定,脱水包埋。也可以先超薄切片,再进行铁蛋白-抗体结合物染色。操作如下:①将培养细胞以 1‰甲醛 PBS 液固定(4 ℃)。②PBS 液洗涤离心。③以 0.5 mL,30‰牛血清蛋白 PBS 液悬浮置入胶透析膜袋中,再将袋置于吸水剂粉末上,待牛血清蛋白成胶状物时,将透析袋移至 2‰戊二醛 PBS 液(pH 为 7.5)中固定3 小时。④取出,切成小块,以 PBS 液洗涤。⑤置干燥器中以硅胶干燥。⑥包埋、切片,在水上收集切片置于经 4‰牛血清蛋白 PBS 液处理的备有胶膜的载网上。牛血清蛋白的处理在于减少铁蛋白结合物非特异性吸附于载网上。⑦滴1 滴铁蛋白-抗体结合物于载网上。⑧5 分钟后,浮网于 PBS 液面,标本面向下,以除去多余的结合物。⑨晾干后,滴 1 滴醋酸双氧铀或氢氧化铅以复染。⑩水洗、晾干、电镜观察。

4.结果判定

在已知对照样品成立的前提下,凡是出现黑色的铁分子颗粒即表示抗原的存在,判定阳性(+),否则判为阴性(一)。

(三)免疫电镜胶体金标记法

金标法是 Faulk 和 Taylor(1971)提出的,并首先用于免疫电镜。它是利用胶体金在碱性环境中带有负电的性质,使其与抗体相吸附,从而将抗体标记。免疫电镜胶体金标记法已被应用于生物学的各个方面,20 世纪 80 年代以来有取代免疫电镜 PAP 技术的趋势。胶体金标记抗体技术在电镜水平应用有许多优点:手续不如 PAP 法烦琐,不需用 H_2O_2 等损伤微细结构的处理步骤,对微细结构的影响较少。金颗粒具有很高的电子密度,在电镜下金颗粒清晰可辨,易于与其他免疫产物相区别。金标法还可以和 PAP 法相结合进行双重或多重染色的定位。利用不同直径的金颗粒标记不同的抗体,是研究突触小泡内神经递质共存的有力工具。抗原抗体反应部位结合金颗粒数量的多少可进行粗略的免疫细胞化学定量研究。金标抗体还可加入培养液中,对培养细胞内抗原进行标记定位。由于金具有强烈的激发电子的能力,可以用于透射电镜的超薄切片观察及扫描电镜对细胞表面的抗原、受体的标记定位观察。金标液无毒性,对人体无损伤。

1.电镜水平的免疫金染色法

应用于电镜水平的免疫法,可分为包埋前染色和包埋后染色,由于包埋前染色对细胞膜的穿透性差,一般只用于细胞表面的抗原标记,如需穿透细胞膜,则需辅以冻融法或加入 Triton X-100、皂素等活性剂,但会破坏细胞超微结构,现较普遍采用包埋后染色。

(1)包埋后染色。①超薄切片厚为 50~70 nm,载于 200~300 目的镍网上。

②置 1% H_2O_2 内 10 分钟~1 小时(据树脂的硬度和切片的厚度而定),除去锇酸和增进树脂穿透性。如切片很薄或于低温包埋时,此步可省略。操作时,滴入 1% H_2O_2 液 1 滴于蜡板上,将载网有切片面浮于液滴上。对中枢神经系统切片,有主张以 1% 过碘酸钾(KIO$_4$)代替 H_2O_2 的。③双蒸馏水洗 3 次,每次 10 分钟,第 1,2 次浮于液滴上冲洗,第 3 次以盛双蒸馏水的注射器沿镍网面冲洗,水流应有适当压力,但不宜过强,用滤纸在镍网边缘将水吸干。④浮于正常羊血清(1:50~1:100)滴上,室温 30~60 分钟,以饱和固定剂中的游离醛基占据非特异性结合部位。PBS 漂洗 3 分钟。⑤滤纸吸干,滴上第一抗体血清,先室温预孵育 1 小时,再于 4 ℃孵育 24~36 小时。PBS 漂洗 3 次,每次 3 分钟。⑥pH 为 8.2 的 PBS(内含 1% 的牛血清蛋白)中,5 分钟。⑦胶体金标记抗体液(1:30~1:100),淡红色为适宜稀释液,室温孵育 10 分钟~1 小时。双蒸馏水洗 3 次,每次 3 分钟。如作双重染色,则应将镍网翻过来,用另一类抗体血清,重复上述步骤②~⑦。⑧5% 醋酸铀(双蒸馏水配制)染 5 分钟,双蒸馏水冲洗。⑨枸橼酸铀(或醋酸铅)染色 5 分钟,双蒸馏水冲洗。⑩电镜观察。

(2)包埋前染色。①组织经过适当固定,为增强细胞穿透性,可在固定液中加入皂角素(Saponin),使其浓度为 0.01%,经含皂角素的固定剂处理 5~8 分钟后,应用 0.01 mol/L PBS(pH 为 7.4)冲洗 12 小时左右,中间换洗 3~4 次。②切片贴于涂有明胶的载玻片上,细胞可制成混悬液,用离心法操作或制成涂片。0.05 mol/L PBS(pH 为 7.4)洗 3 分钟。③室温下,以 1:5 正常羊血清处理切片 30 分钟,以阻断非特异性吸附。④4 ℃下,第一抗体孵育 20 小时,后室温 2 小时或过夜。0.05 mol/L TBS(pH 为 7.4)洗 3 次,每次 3 分钟。⑤0.02 mol/L TBS(pH 为 8.2)洗 3 次,每次 3 分钟,为与胶体金结合作准备。⑥再次阻断非特异性吸附。⑦以金标记的第二抗体(工作浓度 1:40 左右)在室温下孵育 1 小时。0.05 mol/L TBS pH 为 8.2 洗 3 分钟。然后再用 0.05 mol/L pH 为 7.4 的 TBS 洗 3 次,每次 3 分钟。⑧1% 锇酸(0.1 mol/L PBS 溶液)1 小时。双蒸馏水洗 15 分钟。⑨系列乙醇或丙酮脱水,包埋,超薄切片。⑩枸橼酸铅对照染色。

理想的免疫金染色切片,背景应清洁,无残留的金或其他无机盐颗粒,金粒集中在抗原、抗体反应部位。要获得理想的免疫金染色切片,需注意的因素很多,其中主要的如:抗体血清的高度特异性和亲和力;被检组织应有较高浓度的抗原;冲洗液的清洁度,冲洗的彻底程度以及整个过程中应用的各种器皿的清洁度等;所有溶液最好用微孔过滤器过滤,滤膜孔径 0.2~0.45 μm,所有器皿应清洁和专用。整个操作过程应在湿盒内进行,以使载网保持湿润。

2.胶体金标记蛋白 A 技术(protein A-gold technique,PAg 法)

该法具有灵敏度高、方法简便和背景染色淡等优点。PAg 复合物制备方法简便,作为第二抗体,无种属特异性,可以避免不同种属动物要制备不同的特异性免疫球蛋白。PAg 复合物与包埋剂和细胞成分都极少发生非特异性的交互作用,蛋白 A 和金粒间非共价的结合特性既不影响蛋白 A 的活性,又能保持高度的稳定性,PAg 复合物分子小,易于穿透组织。

(1)蛋白 A-金(PAg)复合物的制备:①制备胶体金液。②准备待标记蛋白质和金溶液。注意用0.2 mol/L K$_2$CO$_3$ 将金溶液调 pH 至 5.9~6.2。③确定胶体金与蛋白 A 的结合用量比例。取一系列盛有 0.1 mL 胶体金液的小玻璃管,分别加入不同量的蛋白 A,5 分钟后,再各加0.25 mL 10%的 NaCl。如加入的蛋白 A 浓度不够,不能稳住金粒,在电解质 NaCl 的影响下,金粒聚合沉淀,溶液由红变蓝。选择能防止溶液由红变蓝的最低浓度的蛋白 A 的量作为两者的结合比例。以枸橼酸钠法制成的胶体金每毫升约需要 5 μg 蛋白 A 来结合,方能保证其稳定性。④胶体金与蛋白 A 的结合和纯化。依上法测得所需的比例超过10%,即每 30 mL 胶体金中加入 2 mg 蛋白 A,5 分钟后,加入0.3 mL 聚乙二醇(PEG)作为稳定剂,以 15 000 r/min 离心 45 分钟(不同方法制备的金离心速度不同),略带红色的松散的复合物沉淀即为 PAg 复合物。小心弃去上清液,加入 PBS 冲洗,松散的 PAg 复合物置于 PBS 溶液中,按 0.2 mg/mL 的比例加入 PEG 作为稳定剂,保存于硅化的玻璃器皿中备用。PAg 复合物的原液在 4 ℃可保存达一年之久。

(2)电镜水平的 PAg 染色法:PAg 法在电镜技术的应用原则是二步标记法,可用于包埋前和包埋后染色。

它与一般胶体金免疫染色的主要区别在于:用 1%卵清蛋白-PBS(pH 为7.4)或 1%卵清蛋白-0.05 mol/L Tris 缓冲液(pH 为 7.4)来封闭非特异性的结合部位,而不是采用羊或其他动物的正常抗血清,因为 PAg 复合物能够与正常血清组中的 Ig 结合,从而给出假阳性结果;在应用第一抗血清孵育和 PBS 冲洗后作第二抗血清即 PAg 复合物孵育前的准备时,应用的 PBS 或 TBS 的 pH 应变更为 7.4。

可采用下列步骤进行包埋后染色:①载有超薄切片的镍网或金网浮于 1%卵清蛋白-PBS 液滴上,室温约 5 分钟。②载网不冲洗,直接移至第一抗血清液滴上,在室温孵育 2 小时或 4 ℃ 18~24 小时。③PBS 冲洗 2 次,每次 3 分钟。④将 PAg 原液稀释 10~20 倍,载网浮于该液滴上,室温孵育 1 小时。⑤PBS 冲洗 2 次,每次 5 分钟。⑥5‰醋酸铀水溶液染色,水洗。⑦枸橼酸铅染色。⑧电镜观察。

3.免疫电镜金-银法染色技术

免疫金银细胞化学技术应用于电镜水平,一般用于包埋前染色。其主要操作步骤如下:①组织固定,振动切片机切片 $10\sim30~\mu m$。②入 3‰正常羊血清,含 0.1‰Triton X-100 的 PBS 孵育 30 分钟,以封闭非特异性结合部位。③1‰硼氢化钠的 PBS 孵育 30 分钟。④一抗 37 ℃,2 小时。PBS 含 0.1‰BSA(pH 为 7.4)冲洗 3 次,每次 3 分钟。再用 PBS 含 0.1‰BSA(pH 为 8.2)冲洗 3 次,每次 3 分钟。⑤入 $10\sim15$ nm 金标羊抗兔抗血清,工作浓度约 1:10,37 ℃孵育 45 分钟。⑥硝酸银液物理显影。⑦在解剖镜下取免疫反应阳性部位,入 1‰锇酸后固定 20 分钟,常规脱水,树脂包埋。⑧超薄切片机切 0.1 μm 左右半薄切片,定位阳性反应部位,然后制作超薄切片。如用暗视野显微镜观察,金银粒呈金黄色闪光颗粒,即使微量金银也可定位。⑨铀-铅电镜染色,电镜观察。

免疫金银法敏感度高,金银颗粒电子密度高,反差强;应用包埋前染色可先定位阳性反应部位再作电镜超薄切片,获得阳性反应概率高,特别适用于含微量抗原的部位,如突触等。其不足是需经暗室显影,手续较繁杂,包埋前免疫染色易增加非特异性染色。另外,由于单个金粒周围结合的银粒不是固定的,受多种因素影响。因此,电镜免疫金粒染色法的金粒银粒计算不适于做半定量观察,误差较大。

(四)扫描免疫电镜技术

扫描免疫电镜技术可为研究细胞或组织表面的三维结构与抗原组成的关系提供可能性。

应用于扫描电镜的标记物应在扫描电镜可分辨的范围内,并能对细胞或组织抗原有较好的定位能力。在选择标记物时应根据研究目的而定,如标记细胞体积较大,可用体积大的标记物,如鉴别阳性(标记细胞)与阴性(未标记细胞),而要定位受体等则需选用较小的,易于辨认的标记物。

常用的标记物为颗粒性标记物。依其特性可分为:蛋白类(如血蓝蛋白、铁蛋白等);病原体类(如烟草花叶病毒、南方菜豆花叶病毒、噬菌体 T_4、大肠埃希菌 f_2、噬菌体等);金属颗粒胶体金;免疫金银标记技术和同位素放射性自显影的银颗粒等。

其中,以金属类颗粒标记物应用最为广泛。最常用的是胶体金,胶体金商品的直径在 $3\sim150$ nm,扫描免疫电镜常用的金颗粒直径在 $30\sim60$ nm 为宜。由于金本身系重金属,有较强的发射二次电子的作用,故不需喷镀金属膜,这是胶体金应用于扫描免疫电镜的标记优于其他标记物之处。免疫金银染色能加强细胞或组织表面金属颗粒聚集的密度。金、银粒在电镜显示为电子密度高,外形清晰的颗粒,易于识别和定位。病原体标记物主要利用其特殊的外形和结构以达到标记定位的目的,如噬菌体 T_4 形似星形的球拍,头部直径大约 100 nm,呈六角形星状,尾长约 100 nm,由颈部与头部相接;烟草花叶病毒为 15 nm×30 nm 的杆状病毒,而南方菜豆花叶病毒是直径 25 nm 的圆形颗粒,这些病原体的典型外形很易于辨认。铁蛋白由于含有致密的铁离子核心具有较高的电子密度,从而达到标记定位的目的。血蓝蛋白是从海螺类软体动物中提取的多分子聚合物,其外形为 35 nm×50 nm 的柱状体,多应用于病毒研究,但也有利用血蓝蛋白与过氧化物等的糖蛋白部分可与凝集素相结合的特性,进行细胞膜受体的定位。

扫描免疫电镜的具体操作步骤如下。

1.标本处理

(1)细胞悬液:用 10 mL PBS 内含 1 mg/mL 牛血清蛋白(PBS-BSA)悬浮细胞,离心 250 g,2 次,每次 5 分钟。加入 PBS-BSA 至 $10^5 \sim 10^6$ 细胞/mL,振摇成单细胞悬液。BSA 能减低生物标本的非特异性吸附,但注意浓度应适宜,过高会减弱特异性反应。

(2)细胞附着于固体支持物:由于固定与免疫标记的孵育过程会引起细胞凝集,妨碍细胞表面的暴露,而且反复的离心与悬浮会导致细胞表面形态的改变。因此,通常将悬液中的细胞黏附于过滤膜或涂有带正电荷聚合物的盖玻片上,在黏附之前可依(1)法清洗标本,以除去细胞表面的附着物。固体支持物可用涂有多聚-L-赖氨酸薄膜的载玻片或直径 13 nm,孔径 0.22 μm 或 0.45 μm 的过滤膜。将细胞悬液(如细胞数少可事先离心,取沉淀细胞)滴于滤膜或载玻片上,由于多聚赖氨酸的黏附性,在固定及免疫标记过程中细胞不至于脱落。但注意勿使细胞干燥。

(3)组织切片与固体组织:组织切片如为石蜡包埋应预先脱蜡,由二甲苯经梯度乙醇至水。组织切片与固体组织(勿过大)均应以 PBS-BSA 冲洗,并保持湿润避免干燥。

2.固定

(1)固定前用 PBS-BSA 冲洗 3 次,每次 5 分钟。

(2)选择加入适合的固定剂;可为 4% 多聚甲醛加 0.1%～0.5% 戊二醛(pH

为 7.4 的磷酸盐缓冲液配制)。室温固定 10～60 分钟,或 4 ℃下 30～120 分钟。

(3)PBS-BSA 冲洗 3 次,每次 5 分钟。

(4)除去残留的自由醛基,选以下任一方法:0.5 mg 硼氢化钠/1 mL PBS 10 分钟(新鲜配制);或者 0.05～0.2 mol/L 甘氨酸或赖氨酸-HCl/PBS 30～60 分钟;或者 0.1～0.5 mol/L 氯化钠/PBS 30～60 分钟;或者 PBS-BSA 冲洗 3 次,每次 5 分钟。

(五)冷冻蚀刻免疫电镜技术

从 20 世纪 70 年代初期开始,冷冻蚀刻免疫电镜技术已开始在应用,但由于免疫标记必须在冷冻蚀刻步骤以前进行,所以仅能标记细胞外表面。20 世纪 80 年代开始建立了断裂-标记细胞化学方法,将细胞膜劈开后,中央的两侧断面以及各种细胞器的膜的各个表面及细胞质与核质都能被标记,为此技术的广泛应用创造了条件。应用此法还可对抗原与受体分子进行定量统计。

1.冷冻蚀刻表面标记免疫电镜技术

(1)新鲜或固定的细胞进行直接法或间接法免疫标记。

(2)PBS(pH 为 7.5)冲洗 2 次,每次 3 分钟,加入 1 mmol/L $MgCl_2$ 蒸馏水洗 3 次,每次 3 分钟,离心沉积细胞。

(3)将细胞团置于小纸板上,入液氮冷却的氟利昂中,取出入冷冻蚀刻仪中进行断裂操作,再于－100 ℃蚀刻 1 分钟。

(4)制作断裂面复型。

(5)再次氯酸钠清洗复型,蒸馏水洗后进行观察。

本法的标记物只出现在细胞外表面上。

2.断裂-标记免疫电镜技术

先进行冷冻断裂,再做免疫标记,从而可以对断裂开的各种膜结构及细胞质断面进行标记。

(1)临界点干燥法:①固定,1.0%～2.5%戊二醛 PBS 液 1～2 小时(4 ℃),PBS 冲洗 3 次,每次 3 分钟。如为细胞悬液,可加入 30%BSA 后加入 1%戊二醛,使 BSA 凝胶化,将凝胶切成 2 mm 左右的小块,用 30%的甘油-PBS 浸透后置于用液氮冷却的氟利昂中冷却。②冷冻断裂,将冷冻的凝胶小块放在盛有液氮的培养皿中,培养皿放置于二氧化碳-液氮槽中,用预冷的解剖刀切割凝胶小块进行冷冻断裂。③解冻,置碎块于 30%甘油-1%戊二醛磷酸缓冲液中解冻。④置换甘油,放入 1 mmol/L 氨基乙酰甘氨酸磷酸液去甘油,PBS 冲洗 2 次,每次 3 分钟。⑤免疫标记。⑥1%锇酸,室温固定 30 分钟。⑦系列梯度乙醇脱水,临界点干燥,喷镀铂-碳膜,次氯酸钠清洗复型,蒸馏水洗,捞于有Formvar膜铜网上透射电镜观察。

(2)超薄切片法。步骤:①~⑤同临界点干燥法。⑥1%锇酸,室温固定2小时,系列乙醇或丙酮脱水,常规电镜包埋。⑦半薄切片,光镜定位合适的断裂部位,再切超薄切片,铅-铀染色,透射电镜观察。断裂标记法目前应用较多的是植物凝集素-胶体金免疫标记技术,常用的如刀豆球蛋白(ConA)-胶体金免疫标记技术,ConA能与细胞膜中的甘露糖结合,有助于糖蛋白在超微结构水平的定位。为保证实验结果的准确性,每组实验在免疫标记阶段应设立对照组。

第四章

肿瘤的综合治疗

第一节　恶性肿瘤的治疗现状

根据 WHO 近年的统计,20 世纪末全世界每年新发病的恶性肿瘤患者在700 万左右。在很多发达国家中占居民死亡原因的 25％ 左右,居第 1 位或第2 位;在发展中国家中则占死亡原因的10％～12.5％,也居前列。我国每年发病者数约为 170 万。癌症正在超过心脑血管疾病成为死因的第 1 位,它是一个全球性问题,是严重威胁人类健康和生命的多发病、常见病。为此,癌症的防治与研究正成为全世界科学家日益关注的课题。

由于对恶性肿瘤的实质的认识所限,对它的防治也走过了许多曲折的路。近 20 多年来,随着研究工作的深入,对肿瘤病因、发病过程、生物学行为和免疫学特征等方面的认识有了相当提高,在防治上也进入了一个新的时代。对恶性肿瘤的综合治疗也正是在这些基础上,在临床上所采取的必要措施。

一、目前治疗肿瘤的主要手段及其各自特点

对于肿瘤的治疗,目前有 3 种肯定的方法:外科手术、放射治疗(简称放疗)和化学治疗(简称化疗),还有一种实验性方法即免疫治疗或称为生物疗法。

手术从历史上看是第一种根治肿瘤的方法,对于某些局限性肿瘤,有时单用手术方法即可治愈。但是,对于很多患者单靠手术治疗并不能防止肿瘤复发和远处转移。有些患者即使用了"超根治术",也不能取得根治性疗效。手术疗法的主要限制或失败的原因,一是局部扩散,二是潜在的远处转移。如果手术并发放疗或化疗,对很多肿瘤即使姑息性手术,也能取得较好疗效。

放疗已有 100 年的发展历史。起初它只是一种姑息性手段,但随着经验的

积累、新的放射源和放疗设备的使用,加之近年来适形调强放疗技术的应用,目前已能根治多种肿瘤,并明显减低了某些不良反应。放疗主要适用于区域性敏感肿瘤。其局限性一是剂量限制性毒性,二是放射抗拒(原发和继发),三是潜在的远处转移。要提高放疗效果,在大多数情况下,需要与其他手段的合理搭配。

化疗则是相对年轻的学科,其发展历史较短,目前单独应用在多数肿瘤尚处于姑息性治疗水平。但对于某些肿瘤如绒毛膜上皮癌、急性淋巴细胞性白血病、睾丸肿瘤和恶性淋巴瘤等,化疗已取得了相当高的治愈率。化疗正在从姑息性治疗向根治水平过渡。化疗主要适用于晚期或转移性肿瘤及潜在转移。其主要限制或失败的原因包括:①缺乏理想的选择性,从而导致全身性毒性。②免疫抑制。③一级动力学,即只能消灭一定比例的肿瘤,疗效与细胞总数有关。④疗效与肿瘤的生长比例相关。⑤有些部位(如颅内)药物不能进入。⑥抗药性(原发或继发)。

生物治疗是近几十年逐步发展起来的,目前正处于更新过程。根据对肿瘤免疫学认识,新一代的生物反应调节剂(BRM)已在临床应用,其作用属于 0 级动力学,即一定的免疫活性细胞或抗体可以消灭一定比例的瘤细胞。与常用的化疗药物作用不同,它们多属于一级动力学,即仅能杀灭一定比例的瘤细胞。现有的生物疗法只能在残存肿瘤细胞数量很少的条件下发挥作用,因此多作为辅助手段使用。随着基因工程的发展,目前已有可能提供高纯度的各种细胞因子,特别是干扰素、白细胞介素和集落刺激因子,为肿瘤治疗开拓了新途径。

二、肿瘤综合治疗的概念

我国著名肿瘤学家孙燕教授,总结分析了目前国内外治疗肿瘤的现状,继承并发展了前人的经验和思想,给肿瘤综合治疗赋予了新的概念,即根据患者的机体状况、肿瘤的病理类型、侵犯范围(病期)和发展趋向,合理地、有计划地综合应用现有的治疗手段,以期较大幅度地提高治愈率,并改善患者的生活质量。上述概念重视患者机体与疾病两个方面,并且不排斥任何有效方法,而且其目的明确,即"提高治愈率"和"改善患者的生活质量",这对临床实践有重要的指导意义。尤其是近年来,新药物、新设备、新方法、新手段的合理应用,在提高生存率的基础上提高生活质量,这体现了时代的要求与社会的进步与发展,是肿瘤学界不容忽视的问题。对于相对早期病例,通过综合治疗可以提高患者的治愈率和生活质量,最好的例子是乳腺癌和骨肉瘤。对于中晚期患者,通过综合治疗也有相当部分也可治愈,而更重要的是延长生存期和改善生活质量。重视姑息和支持治疗也是当前受到广泛重视的一个方面。

当然,并不是所有的患者都需要综合治疗,有些播散趋向很低的肿瘤(如皮肤癌)在局限期单一治疗(包括手术、放射甚至局部用药)即可达到治愈,并无必需再加其他治疗手段。另一种情况就是各科医师谁先接诊患者,就首选自己熟悉的治疗方法,待失败后再转其他学科,这是十分落后的情况,更不属于综合治疗。这里强调的综合治疗就是要事先多商量讨论,充分估计患者最大的危险是局部复发还是远处播散,辨证论治,最大限度地合理安排,给患者带来最大的好处。

第二节　综合治疗的原则和计划

我国在肿瘤综合治疗方面在近 40 年来进行积极的研究与探索,成功地治疗了大量患者,取得了宝贵丰富的经验,并制订出了有利于提高患者生存率、治愈率和能改善患者生存质量的一套综合治疗原则和计划,也受到国外包括发达国家同行的广泛认同和赞誉。

一、综合治疗的目的要明确

回顾恶性肿瘤治疗失败的原因主要有:一是局部治疗不彻底,或在不成功的治疗后局部复发;二是远处转移;三是机体免疫功能低下。

目前肿瘤临床治疗已进入综合治疗的时代。综合治疗的目的,是使原来不能手术的患者得以接受手术治疗,减少复发、控制转移、提高治愈率;或者能更好地防止致残,减少痛苦,改善生存质量,延长生存期和有利于康复。

二、治疗手段的安排顺序要符合肿瘤细胞生物学规律

近年来,对于肿瘤细胞生物学,特别是增殖动力学的认识有了相当提高,这为合理的综合治疗提供了理论依据。肿瘤细胞的生长增殖并非直线增长,而是其有一定的阶段性。肿瘤在细胞增殖较快的时候不应进行手术,在倍增时间较长的时候进行手术效果最佳。经手术切除主要肿瘤后,由于负反馈作用,一些残存、处于休止期(G0)的细胞进入增殖周期,此时给予化疗,效果最好。而经过一定时间的放疗之后,血管闭塞、纤维细胞增生,血运减少,此时若再做药物治疗,药物常不能进入肿瘤所在区域。因此为了加强疗效,最好在放疗之前或放疗之

中并发应用化疗。射线和某些药物能抑制机体的免疫功能,在机体免疫功能低下时,免疫治疗的效果差。所以,免疫治疗或生物治疗一般不宜与化疗或放疗同时进行。最好是在手术、放疗或化疗之后,经过短期休息,当免疫功能有一定恢复之后才开始。但也不能过晚,因为肿瘤细胞增殖速度超过免疫杀伤能力时,免疫效果也不好。

临床实践证明,对有些肿瘤单用局部治疗是不够的。例如,对于小腿上一个不大的骨肉瘤,虽及时做了下肢截肢术,但大多数患者在半年到 1 年内死于肺转移。有的乳腺癌患者,肿块可能不大,及时做了根治术或扩大根治术,但随后会出现播散。目前已认识到这是由于在术前已有了微小转移灶的缘故,而通过合理的辅助化疗,在这些微小转移灶细胞数量不大的时候加以消灭,已经取得了很大成功。应用大剂量氨甲蝶呤加长春新碱、环磷酰胺、多柔比星已经使骨肉瘤早期患者的生存率提高到 $70\%\sim80\%$。Link 给予辅助化疗的骨肉瘤患者 2 年无病生存率为 66%,而单纯手术组为 17%($P<0.001$);Eilber 的结果则分别为 55% 和 22%($P<0.01$)。不仅术后化疗对有些常见肿瘤有益,当前术前化疗(称为新辅助化疗,neo-adjuvant chemotherapy)也受到相当重视。术前化疗可以使我们了解到化疗的疗效,有助于术后选择合适的药物。在有效的放、化疗之后,如能再做手术(即所谓的辅助手术,adjuvant surgery)将残余病灶切除,可以将对放化疗抗拒的某些癌细胞消除,提高治愈率。不但如此,通过对切除标本的深入检查,对肿瘤生物学本质也可有进一步认识。例如,已发现肺的小细胞癌,治疗后有时残存鳞癌,说明原来就是混合癌。睾丸肿瘤也是如此,对化疗、放疗敏感的成分常常被消灭了,而不敏感的成分残留,如不手术将可能成为复发转移的根源。

三、要有计划地、合理地安排

全面分析和正确处理肿瘤临床上的局部与整体的关系,充分认识到各种治疗手段的适应证和限制,具体分析各个阶段中的主要矛盾,是制订合理的综合治疗的重要前提。对于某些肿瘤局部控制相对地具有重要地位,而另一些则必须加强全身措施,才能达到根治的目的。例如,我们曾分析一些常见的肿瘤的局部致死率:中枢神经系统肿瘤和卵巢癌为 90%,皮肤癌和肝癌为 80%,食管部、颈部癌、宫体癌和前列腺癌为 60%,其次是胃癌、大肠癌、头颈癌、乳腺癌、肺癌、恶性淋巴瘤等。在肺癌的几种病理类型中,鳞癌治疗失败的重要原因以局部为主,小细胞癌则以远处播散为主,而腺癌和大细胞则两者兼有。上述因素对治疗方法的选择都有关系。

四、重视调动和保护机体的抗病能力

20世纪60年代初期,随着外科技术的提高,新放射源的应用和有效抗肿瘤药物的增多,国外曾有一段时间热衷于广泛切除、超根治术、大剂量照射和冲击化疗,但疗效并不理想,常常给患者带来严重的并发症和后遗症,甚至成为残废。70年代以来,许多肿瘤学家又转向比较保守的手术和综合治疗,能较好保存劳动力。进入90年代以来,特别是20世纪末,随着适形调强放疗技术的应用、新的化疗及止吐、支持治疗措施的开展,对患者在提高疗效的同时又很好地保护机体,使生活质量的改善有了保证的可能。例如,对于早期乳腺癌改良的手术配合放疗或化疗,甚至采用区段或象限手术加适当大范围的放疗及化疗,对患者上臂活动能力无影响,甚至可以保存乳腺良好的外形,这时患者的心理及生活质量无疑是一个良好的保障。上颌窦癌在动脉插管化疗的同时做放疗,以后做较小的局部手术治疗,5年生存率达70%,不但提高了生存率,而且避免了上颌骨广泛切除术造成的缺陷;睾丸精原细胞瘤在睾丸精索高位切除术后并用放疗或N-氮甲治疗,治愈率都超过90%,从而避免了腹部手术;肢体的软组织肉瘤,局部切除加大剂量放疗和多程化疗可以不做截肢。说明综合治疗对于保护劳动力具有较大的优越性。

第三节　综合治疗的常用模式

一、术后放化疗或加其他治疗

这是一种较传统且较常用的综合治疗方式。即对于比较局限的肿瘤先手术,以后根据手术的情况加用放化疗。乳腺癌就是成功的例子,对于有淋巴结转移的患者,术后行预防性照射(如锁骨上和内乳区;必要时照射腋窝及胸壁,同时辅助化疗)。即使没有淋巴结转移的 T_1、T_2 患者,如果有播散趋向(如年轻、发展快、低分化、淋巴管或血管有瘤栓、癌周细胞反应不佳等),也都应给术后化疗,并酌情给予内分泌治疗,以提高治愈率。正是有了综合治疗,Ⅱ、Ⅲ期乳腺癌的治愈率才有了提高,且术后生活质量也有改善。

二、术前放化疗

术前放化疗即对于局部较晚期或已有区域性转移的患者可先行化疗或放

疗,以后再手术。晚期乳癌近年有人尝试先行化疗,局限以后再手术,术后再酌情放化疗,则可提高治愈率。另一个例子是Ⅲa期非小细胞肺癌术前化疗,已证明可提高切除率和疗效。对于头颈部的一些肿瘤,在术前放疗后可使肿瘤缩小并使手术范围减少,既提高疗效,又改善生活质量。还有一种情况,即有的肺鳞癌患者可伴有肺不张及感染,甚或伴有肺门或(及)纵隔淋巴结增大,这样的患者也可先作放疗使支气管通畅、引流好转、肺炎消散后再手术。这类患者纵隔淋巴结肿大并不意味着转移,因为炎症同样可以引起淋巴结肿大。少数患者在术后根据情况进行纵隔淋巴区域照射及化疗,同样可以治愈。先期化疗受到重视,代表了一定的趋势。例如,对于骨肉瘤多数学者主张先行术前化疗,以后再手术,这样则使治愈率明显提高。

术前放化疗的另一个重要目的是通过化疗及(或)放疗使不能手术者变为可以手术。如卵巢癌和小细胞肺癌,国内外报道说明在化疗后手术能提高治愈率。另外,对于食管癌、上颌窦等癌,术前放疗可以大大提高分期较晚患者手术的切除率。

三、放化疗的联合安排方式

对于不能手术或不宜手术而以放化疗为主治疗模式的恶性肿瘤,一般认为最好先行化疗,或放化疗同时进行。同为放疗后的纤维化引起血管闭塞使化疗药物很难进入,而先化疗则可避免这一问题,且化疗后可使肿瘤缩小,使随后的放疗照射面积可适当缩小,以避免过大照射野带来的放疗并发症而降低生活质量,如肺癌及纵隔淋巴瘤即是很好的例子。若身体情况允许,放化疗同时进行也是一种可以选择的模式,特别是当今已有许多支持治疗的药物及对症处理的新措施,使放化疗同时进行成为可能,且增加了放化疗的协同作用。当然对于身体条件差,不能耐受者则应慎用,否则将适得其反。在有些情况下,如上腔静脉受压、颅内转移和骨转移等这些以局部症状为主的情况,为了尽快缓解病情也可先作放疗。总之,放化疗的先后顺序安排应根据具体病情及病变的部位合理做出安排。

四、生物治疗与其他治疗结合

很多学者都认为目前最重要的是治疗观念上的转变,即不但研究致病原因,也要重视抗病因素。而细胞因子和基因的研究已经显示通过增强或调整机体抗病能力可在一定程度上提高治愈率。比较有说服力的例子已越来越多,基因治疗很多也都是从这方面入手的。但迄今,基因治疗仍处于实验阶段,在临床上还没看到大组病例的明显疗效。对于生物治疗,由于目前除在个别病例外尚无资料证明单用该疗法可以治愈晚期癌症,多为辅助应用,或作为手术、放疗、化疗的一种补充手段,对某些肿瘤如淋巴瘤并发应用干扰素则可明显提高 5 年生存率,扶正类中药辅助放化疗也在一定程度上提高了患者的远期生存率。

　　总之,为解决恶性肿瘤对人类生命健康的危害,一是要预防,二是要早期发现和诊断,三是要进行综合治疗,而后者是目前相当长的一个时期内的重要战略任务,必须引起各方面的充分认识和高度重视,从而较大幅度地提高治愈率,并使患者的生活质量不断改善和提高,为最终攻克癌症这一顽症而不懈努力。

第五章

头颈部肿瘤的综合治疗

第一节 脑 膜 瘤

脑膜瘤主要发生在颅内有脑膜组织覆盖的区域,是由脑膜组织中的蛛网膜细胞形成的轴外病变。无脑膜组织覆盖的器官因胚胎时期残留蛛网膜细胞也可形成脑膜瘤,如头皮、眼眶、鼻窦等部位,在这里不做讨论。脑膜瘤位置多样,脑膜的结构及各种发病部位解剖学特点在这里不做赘述。本章主要介绍脑膜瘤的一些临床常见特点及处置原则。

一、病因

脑膜瘤的病因目前尚不清楚。可能与染色体缺失、癌基因和抑癌基因调控失衡、脑膜损伤、放射线、病毒感染等因素有关,也可能是多种因素共同作用的结果。

(一)基因水平

目前报道脑膜瘤患者基因异常可发生在 1、3、6、7、8、10、12、14、18、19、X 和 Y 等染色体上,但与之关系最为密切的是 22 号染色体,理由是:①部分脑膜瘤患者 22 号染色体为单体型,染色体缺失造成与之相关的抑癌基因缺失;②Ⅱ型神经纤维瘤病和乳腺癌患者可并发脑膜瘤,而这两种病也存在 22 号染色体缺失。此外,*H-ras*、*c-fos*、*cmyc*、*c-erb*、*c-sis* 等一些癌基因也与脑膜瘤的发生相关。

(二)脑膜损伤

脑膜瘤发病可能与脑膜损伤有关,有研究发现部分脑膜瘤患者有外伤病史,发病部位与外伤部位一致;而颅脑手术后患者在手术部位亦有发生脑膜瘤的。

(三)放射线

研究发现接受头部放疗的患者,脑膜瘤的发病率增高,放疗剂量越大,危险性越高。

(四)其他因素

脑膜瘤的发生还可能与病毒感染和性激素、生长因子、细胞因子等受体异常有关,但都缺乏确切证据,有待于进一步研究。

二、发病率

脑膜瘤是颅内发病率最高的良性肿瘤之一,占颅内肿瘤的15%～24%。成年人发病占中枢神经系统肿瘤的近 30%,而儿童及青少年的发病较低,占0.4%～4.6%(Kotecha,2011)。Wiemels 等人做的脑膜瘤流行病学调查显示,女性发病率要略高于男性,并随年龄增长发病率升高(Wiemels,2010)。

近年来,随着 CT、MRI 技术的发展,脑膜瘤的患病率呈逐年增高趋势,全国50 家大型医院 2008 年至 2010 年收治肿瘤118 484 例,脑膜瘤 28 750 例,脑膜瘤占颅内肿瘤平均 24.2%。

三、发病部位

脑膜瘤可发生于颅内任何部位,好发部位靠前的依次是:①矢状窦旁和大脑镰旁(两者起源和临床表现具有相似之处);②大脑凸面;③蝶骨嵴;④嗅沟、鞍结节(两区相近);⑤桥小脑角、小脑幕(两区相近);⑥颅中窝、斜坡(两区相近)。

四、病理

脑膜瘤由脑膜组织发生,大脑表面有 3 层脑膜组织:硬脑膜、蛛网膜、软脑膜。目前认为脑膜瘤主要是由蛛网膜细胞发生,其理由是:①蛛网膜细胞具有修复和演变功能;②细胞演变后形态与脑膜瘤多种亚型细胞形态相似;③蛛网膜颗粒的分步与脑膜瘤的好发部位一致;④蛛网膜颗粒细胞巢结构与脑膜瘤病理相似。

脑膜瘤形态多呈球形或类圆形,在颅底存在骨嵴或硬脑膜游离缘的部位,因其阻隔作用而呈哑铃形,部分脑膜瘤呈扁平状;良性脑膜瘤多有一层包膜,肿瘤借此包膜与脑组织间形成明显界面,呈球形的脑膜瘤一般质地韧,包膜厚,而扁平状或不规则形态的脑膜瘤多质地软而包膜薄;恶性脑膜瘤常无包膜或包膜不完整,呈浸润性生长。肿瘤实质多为灰白色,剖面有旋纹,内部可有钙化、骨化或囊变。周围颅骨可因破坏或反应性骨增生而出现筛状小孔和骨疣。

1993 年 WHO 在 1979 年分类的基础上对脑膜瘤进行了重新分类,2000 年 WHO 根据脑膜瘤侵袭性和复发倾向对分类的亚型进行分组和分级。①颅内有多个不相连的脑膜瘤,同时伴有神经纤维瘤病,称为脑膜瘤病。②颅内有多个不相连的脑膜瘤,不伴有神经纤维瘤病,称为多发脑膜瘤。③脑膜瘤肉眼全切后,在肿瘤原生长部位处又重新出现肿瘤,称为复发脑膜瘤。

五、临床表现

(一)局灶性症状

因脑膜瘤生长缓慢,增大的肿瘤体积因脑组织和脑脊液的代偿作用而不引起明显的颅内压增高,局灶症状常常是脑膜瘤的首发症状,最常见的是癫痫(额、颞叶多见),尤以老年人明显。根据肿瘤部位不同可出现不同的症状,如肢体运动或感觉障碍、精神症状、记忆力和计算力下降、失语、视野缺损、脑神经功能障碍、眩晕、眼震、共济障碍、尿崩、意识障碍等,将在各部位脑膜瘤分论中详细论述。

(二)颅内压增高症

脑膜瘤引起颅内压增高症状常不明显,常有轻微头痛。视盘水肿常见,有时可见视神经萎缩,当肿瘤增长到一定体积,颅内压失代偿时会出现剧烈头痛、恶心、呕吐症状。

六、辅助诊断

(一)头颅 CT

头颅 CT 是筛查和体检中发现脑膜瘤的最常见手段,可显示肿瘤钙化情况,肿瘤邻近骨质变化情况。典型表现:①边界清晰、密度均一的占位病变,多呈类圆形、半圆,也可有分叶状或不规则形改变。②肿瘤多呈等密度或略高密度,少数可低密度,囊变者可密度不均,钙化者局部可伴点、块状高密度影。③增强扫描均匀强化。④部分肿瘤附近颅骨可见增厚、骨疣或缺失。⑤有的伴有瘤周低密度水肿带。

(二)头部 MRI

头部 MRI 可在轴位、冠状位、矢状位清晰显示肿瘤部位,肿瘤与周边邻近神经、血管、脑组织等的关系,特别是肿瘤与硬膜的关系,成为脑膜瘤的主要诊断方法,是手术前不可缺少的诊断资料。脑膜瘤具有诊断意义的 MRI 表现:①边界清晰、密度均一的肿瘤影,T_1 加权像多呈等 T_1 或略长 T_1(低)信号,少数可呈略

短 T_1 信号；T_2 加权像多呈等 T_2 信号或略长 T_2（高）信号，肿瘤可有囊变（长 T_1、长 T_2 信号）或钙化表现（长 T_1、短 T_2 信号）。②多数呈广基底与硬脑膜接触，少数向脑内球状生长者亦可找到与脑膜相连接处，脑室内脑膜瘤与脉络丛相连；肿瘤基底硬脑膜附着处可见脑膜尾征，为其特征性表现。③少数脑膜瘤在瘤周或瘤内形成囊变，囊变部分表现为长 T_1 和长 T_2 表现。④有的脑膜瘤伴有明显的瘤周水肿。

（三）血管成像（DSA、MRA、CTA、MRV）

邻近鞍结节、蝶骨嵴或侧裂、静脉窦、斜坡、枕骨大孔等部位的脑膜瘤应行血管成像。血管成像目的：①观察肿瘤周边动静脉的出入情况，血管受侵袭情况，重要血管术中加以保护，如海绵窦内脑膜瘤观察颈内动脉位置及受累情况，斜坡脑膜瘤观察基底动脉是否被包裹。②观察肿瘤供血动脉，增粗、分支变多而无重要功能的动脉可术前栓塞或在适当时机结扎，如颈外动脉供血术前栓塞，脑膜中动脉供血在开骨窗时电闭。③观察静脉窦受侵袭情况及阻塞程度，静脉窦完全阻塞可术中切除，如矢状窦旁脑膜瘤矢状窦闭塞术中切除。众多方法中因 MRA、MRV 为无创检查应用逐渐增多。CTA 能够很好地显示颅底脑膜瘤与颅底骨质、血管的关系。DSA 有多个成像期，是观察肿瘤血管细微形态的有力手段，在毛细血管期可见肿瘤染色，静脉期仍可见，称迟发染色；因其有创和价格昂贵在脑膜瘤的辅助诊断中应用较少，需要术前栓塞的病例更适合做 DSA。各种血管成像的特点不再一一介绍。

（四）头部 X 线片

目前已基本不用于脑膜瘤的辅助诊断，可看到一些间接征象：肿瘤钙化可见高密度影，局部骨质破坏或增生改变，板障静脉增粗等。

七、治疗

脑膜瘤的有效治疗方法包括手术治疗和立体定向放射外科治疗，目前以手术治疗为主。

（一）手术治疗

大多数脑膜瘤属于良性肿瘤，通过手术切除可以达到治愈，肿瘤全切是防止术后复发的关键，因此任何部位的脑膜瘤在不引起不可逆性功能障碍和致命性损伤的前提下都应该力争全切肿瘤。下列情况出现其中一条应行手术治疗：①肿瘤有明显的占位效应，引起局灶性神经功能缺失、脑室受压移位、梗阻性脑积水；②肿瘤引起颅内高压症状、刺激症状如癫痫、局部改变如瘤周水肿；③肿瘤直径＞3 cm，且两次检查对比肿瘤有增长趋势；④肿瘤邻近重要结构，肿瘤生长导致手术难度大大增加或不能行放射外科治疗的区域，如大脑凸面、矢旁、镰旁、海绵窦旁、鞍结节、嗅沟、桥小脑角、蝶骨嵴。脑膜瘤手术没有绝对的适应证和禁忌证，其他情况应根据患者年龄、患者全身状态、肿瘤大小、肿瘤部位综合考虑是否需要手术治疗。肿瘤较小而无症状者建议定期复查，长期随访。

在这里浅谈一些手术体会供参考：①在条件允许的情况下先处理瘤蒂或颈外系统供血动脉是减少术中出血的有效方法；②肿瘤包裹神经、有功能血管或操作空间较小时分块切除扩大空间是保护神经血管的有效途径；③保护肿瘤周边粘连而未进入肿瘤的动静脉，邻近动静脉可在设计手术切口和入路时避开；④术中不要刻意寻找在影像学上观察到的肿瘤周边的血管和神经，减少对脑组织的牵拉和损伤；⑤静脉窦旁的脑膜瘤先处理窦周肿瘤，再处理窦内肿瘤，切开静脉窦前要做好止血和静脉窦修补或重建的准备，完全闭塞的静脉窦可切除，但有时术前静脉成像显示无血流通过不代表完全闭塞，术中试行夹闭是有效观察手段，同时要防止气体栓塞；⑥前颅底和岩骨嵴附近的脑膜瘤，处理硬膜及颅骨后要防止脑脊液鼻漏和耳漏；⑦全切肿瘤、处理受侵硬膜和颅骨是防止复发的关键，但斜坡、蝶骨嵴内侧等深在复杂区域的脑膜瘤适当残留有助于提高患者术后生活质量。

Simpson 在 1957 年提出对脑膜瘤切除程度的评估分类法得到国际公认，G_1：彻底切除-全切肿瘤，并切除附着硬膜及受侵颅骨；G_2：全切除-全切肿瘤，但与其附着的硬膜仅做电灼；G_3：肉眼全切除-全切肿瘤，但肿瘤附着的硬脑膜及受侵颅骨未作处理；G_4：次全或部分切除-肿瘤未全切，有残留；G_5：开颅减压-肿瘤仅作减压或活检。

(二)立体定向放射外科治疗

治疗方法包括 γ 刀、χ 刀和粒子刀，其优点是无手术创伤、无感染、低并发症。χ 刀照射准确性略差；粒子刀具有高度精准性且正常组织副损伤微小，治疗病灶体积可＞3 cm 等优点，但价格昂贵使其应用较少；一般 γ 刀因高度准确性（误差＜0.2 mm），操作简单而得到广泛应用，在此简单介绍 γ 刀对脑膜瘤的治疗。γ 刀一般治疗＜3 cm 的脑膜瘤，适用于位于颅底及重要结构附近的脑膜瘤，术后残存或早期复发者，年高体弱不适合手术者。γ 刀治疗肿瘤生长控制率（肿瘤停止生长或缩小）在 90％左右，γ 刀治疗后脑水肿的发生率较高，尤其是大脑凸面脑膜瘤，所以大脑凸面脑膜瘤及已经有瘤周水肿的脑膜瘤建议手术治疗；有一定的副损伤距离,例如肿瘤上表面与视交叉的距离必须>3 mm;治疗效果有潜伏期,需半年至数年后才能观察到肿瘤缩小。

(三)其他治疗方法

其他治疗方法包括栓塞治疗、放疗和药物治疗,这些方法均为辅助治疗手段。术前应用栓塞治疗或放疗减少肿瘤血供,有利于术中操作增加手术安全性,栓塞常用物理性栓塞,放疗也用于偏恶性的脑膜瘤术后辅助治疗。药物治疗包括溴隐亭、枸橼酸他莫昔芬、米非司酮等,应用较少,在此不做介绍。

八、不同部位脑膜瘤

(一)矢状窦旁和大脑镰旁脑膜瘤

矢状窦旁脑膜瘤是指脑膜瘤的基底部主要位于矢状窦外侧壁或一部分基底部覆盖矢状窦;前者主要是起源于矢状窦壁的脑膜组织,而后者可能起源于大脑镰或者大脑凸面,随着肿瘤不断增长基底部蔓延覆盖矢状窦,当矢状窦受累后肿瘤的临床表现、处理方法和预后与前者相似,所以归为一类。矢状窦旁脑膜瘤瘤体多位于矢状窦一侧,早期多位于矢状窦外,后期长入矢状窦可造成矢状窦部分或完全阻塞,晚期肿瘤浸透矢状窦,从对侧矢状窦壁长出,形成矢状窦双侧脑膜瘤。Krause-Merrem 按照肿瘤生长过程将矢状窦旁脑膜瘤分为 6 型。Ⅰ型:肿瘤仅附着于矢状窦的侧壁;Ⅱ型:肿瘤侵犯上矢状窦的外侧角;Ⅲ型:肿瘤向窦腔内生长,同侧窦壁全层受侵;Ⅳ型:上矢状窦部分闭塞,肿瘤侵及上矢状窦顶;Ⅴ型,上矢状窦完全闭塞,肿瘤侵及对侧窦壁内侧;Ⅵ型:上矢状窦完全闭塞,肿瘤侵袭对侧窦壁全层,生长至对侧。大脑镰旁脑膜瘤起始于大脑镰,基底部附着于大脑镰而肿瘤突向脑实质内,矢状窦旁和大脑镰旁脑膜瘤占脑膜瘤的23%~31%。

1.临床表现

颅高压症状包括头痛、视力减退。局灶症状前中后各异:①肿瘤位于矢状窦或大脑镰前1/3,局灶症状以额叶症状为主,包括癫痫、痴呆、淡漠、欣快、记忆力减退、计算力下降,癫痫常常是主要和首发症状;②肿瘤位于矢状窦或大脑镰中1/3,局灶症状以癫痫、对侧肢体运动障碍和(或)感觉障碍为主,病变位于大脑纵裂内因累及中央旁小叶症状以下肢为重,凸面受压出现上肢症状,最后是面部;③肿瘤位于矢状窦或大脑镰后 1/3,常缺乏局灶神经缺损表现,可引起对侧视野缺损。

2.影像学要点

影像学要点:①矢状窦旁脑膜瘤侵袭颅骨时,CT 骨窗位或 X 线可见邻近肿瘤的颅骨受侵袭破坏,MRI 可判断肿瘤是否穿透颅骨长至皮下;②MRI 可显示肿瘤的基底部位,确定肿瘤是矢旁还是镰旁,判断肿瘤与矢状窦或大脑镰的关系,矢状位分辨前、中、后 1/3 关系;③MRI 冠状位可辨肿瘤是单侧或双侧生长,有助于合理设计切口;④MRI 水平位常可见中 1/3 位置肿瘤前后粗大血管,对术中操作有重要提示作用;⑤动脉成像(DSA、MRA 或 CTA)了解肿瘤供血动脉,矢状窦前、中 1/3 肿瘤供血多主要来源于大脑前动脉,脑膜中动脉也可供血,如脑膜中动脉供血丰富,可术前栓塞,后 1/3 肿瘤供血主要是大脑后动脉;⑥静脉成像(DSA 或 MRV)观察矢状窦是否阻塞变细或中断,回流静脉与肿瘤的关系及移位情况。

3.手术治疗

矢状窦旁或大脑镰旁脑膜瘤以手术切除为主,手术应考虑如下情况:①肿瘤是单侧还是双侧生长,单侧生长手术切口达中线,上侧生长手术切口过中线;②开骨窗时注意保护矢状窦,矢状窦表面出血以吸收性明胶海绵压迫止血为主,单侧开骨窗要贴近矢状窦,有利于打开纵裂;③中 1/3 部位手术时要根据动脉成像及 MRI 判断回流静脉与肿瘤的位置关系,合理设计入路,尽可能避开回流静脉或给予保护,避免术后偏瘫;④前 1/3 部位手术可做矢状窦结扎,中后 1/3 部位手术如果术前或术中证实矢状窦已经闭塞,可做矢状窦切除,但是要保护周围代偿回流静脉,如果证实未完全闭塞,窦内可不做切除,或切开窦壁刮除同时做窦壁修补或矢状窦再建成形术;⑤如切开矢状窦应预防气体栓塞或瘤细胞栓塞;⑥做到 Simpson 1 级切除是防止复发的关键,在条件允许的情况下尽可能切除受侵的矢状窦或大脑镰。

(二)大脑凸面脑膜瘤

大脑凸面脑膜瘤的发生率较高,占颅内脑膜瘤的 18%～27.7%,大多数凸面脑膜瘤呈半球形,基底位于硬脑膜而球面突向脑实质;有的肿瘤瘤蒂窄小,而大部分被脑组织覆盖深埋于脑实质内,这类肿瘤血供主要来源与脑表面血管,整体切除困难;部分肿瘤可至颅骨反应性增生,手术时应一并处理颅骨,恶性度高的脑膜瘤可侵袭穿透颅骨长至皮下,这类脑膜瘤术中尽可能不要使用自体血回输,避免种植转移。

1.临床表现

症状依部位不同而各异,包括癫痫、精神症状、运动障碍、感觉障碍、视野缺损、失语、头痛、呕吐、视盘水肿、视神经萎缩等。

2.影像学要点

凸面脑膜瘤的影像学表现没有特殊之处,较易诊断。阅片时:①注意脑膜瘤基底宽度与肿瘤最大直径间的关系,有利于手术切口的设计;②注意增强 MRI 上脑膜尾征,个别病例脑膜尾征呈小的串珠样改变,术中应尽可能全切避免复发;③动脉成像(DSA、MRA、CTA)可观察肿瘤的血供,有时肿瘤以颈外系统供血为主。

3.手术治疗

大脑凸面脑膜瘤治疗原则是彻底切除脑膜瘤及其附着的硬膜,处理受侵的颅骨,手术治疗相对简单,术中可用神经导航系统辅助设计皮、骨瓣,减少开颅面积,功能区脑膜瘤注意保护周边引流静脉,尽可能从蛛网膜层分离肿瘤。

(三)蝶骨嵴脑膜瘤

起源于蝶骨大、小翼表面脑膜,内自前床突,外达翼点范围内的脑膜瘤称为蝶骨嵴脑膜瘤。蝶骨嵴脑膜瘤占颅内脑膜瘤 10.6%～23%,发病率仅次于矢状窦＋大脑镰旁、大脑凸面脑膜瘤。Cushing 将蝶骨嵴球形脑膜瘤按肿瘤与脑膜的黏着部位不同分为 3 型,被广泛采用和接受:蝶骨嵴内部(内 1/3),称床突型;蝶骨嵴中部(中 1/3),称小翼型;蝶骨嵴外部(外 1/3),称大翼型。Al-Meft 进一步将床突型脑膜瘤细分为 3 种。Ⅰ型:肿瘤起源于前床突下方;Ⅱ型:肿瘤起源于前床突上方或侧方;Ⅲ型:起源于视神经管。临床上各种分型常混合存在,无法细分。

1.临床表现

蝶骨嵴附近结构复杂,有垂体、视神经、颈内动脉、动眼神经、滑车神经、展神经、三叉神经、大脑中动脉及其分支等,蝶骨嵴脑膜瘤因其起源部位和生长方向不同,其临床表现多样。①蝶骨嵴内侧(床突型):视力下降,肿瘤压迫视神经或造成颅高压引起,肿瘤生长较大时,因慢性颅高压可出现 Foster-Kennedy 综合征,表现为同侧视神经萎缩,对侧视盘水肿;突眼、眼睑肿胀,原因有两种,一种是肿瘤引起蝶骨嵴或蝶骨翼骨质增生,造成眶内容积变小,一种是肿瘤压迫海绵窦,两者均可引起静脉回流受阻,这种突眼一般无疼痛、无波动;上睑下垂、眼球固定、瞳孔散大、角膜反射消失、眼神经分布区感觉障碍等症状形成眶上裂综合征或海绵窦综合征,主要是由于肿瘤累及第Ⅲ、Ⅳ、Ⅴ、Ⅵ对脑神经;精神症状(额叶受累)、嗅觉丧失(嗅神经受累)、垂体功能低下(垂体受累)、对侧肢体偏瘫(大脑脚受累)等。②蝶骨嵴中部(小翼型)。颅高压症状:头痛、恶心、呕吐、视力下降;额叶症状:记忆力、计算力下降,精神症状,失语,运动障碍等。③蝶骨嵴外部(大翼型):癫痫、头痛、颅骨局部隆起、精神症状、运动障碍等;肿瘤生长至蝶骨嵴中内部时,可引起相应的中内部症状。

2.影像学要点

影像学要点:①CT 或 MRI 可见肿瘤位于前颅中窝交界、蝶骨嵴所在位置处。②MRI 可观察肿瘤与垂体、颈内动脉、大脑中动脉、海绵窦、侧裂的关系,是否有主要血管在肿瘤内穿行,是重要术前参考资料。③动脉成像可显示肿瘤的供血动脉及与肿瘤的毗邻关系,特别是颅底 CTA 可显示肿瘤、颅骨、动脉三者的毗邻关系;内侧型多与颈内动脉和大脑中动脉粘连或包裹,颈内动脉虹吸部拉直后移,有时可见大脑前动脉向对侧移位;外侧型多与大脑中动脉及其分支粘连或包裹,大脑中动脉弧形走向消失,陡峭抬高,颈外系统的脑膜中动脉是外侧型主要供血动脉,血供丰富者可术前栓塞。

3.手术治疗

蝶骨嵴脑膜瘤常选用翼点入路或扩大翼点入路,也可选用经额下或颞下入路。术中一些经验包括:①蝶骨嵴脑膜瘤应尽可能全切,但有神经、血供粘连包裹,特别是内侧型脑膜瘤,不要刻意全切,避免术后出现严重并发症,残存肿瘤可术后放疗。②蝶骨嵴脑膜瘤颈外动脉系统供血丰富,使邻近肿瘤的颞肌和颅骨血供增多,在开颅时易出血,应快速、沉稳止血;皮瓣形成过程中可解扎颞浅动脉,翻开骨瓣后可缝扎脑膜中动脉,减少外侧型脑膜瘤出血。③蝶骨嵴脑膜瘤一般血供丰富,手术难度大;球形脑膜瘤一般质韧,不易切除,但电凝肿瘤易止血,且与脑组织易分辨;不规则形态的脑膜瘤,质地软,不易止血,邻近侧裂不易与脑组织分辨,应注意保护侧裂内血管。④靠近内侧的脑膜瘤尽可能分块切除,可扩大操作空间,保护颈内动脉和视神经,靠近外侧的肿瘤先处理肿瘤基底部,减少肿瘤血供,肿瘤体积小、质地韧、与脑组织间有蛛网膜分界是整体切除的有利条件。

(四)嗅沟脑膜瘤

嗅沟脑膜瘤基底位于嗅沟及附近筛板至鞍结节之间的硬脑膜,文献报道发病率不尽相同,报道占颅内脑膜瘤的百分比范围为8%~18%,可单侧生长也可双侧生长,哪种生长占多数,统计结果各异,肿瘤供血主要来自眼动脉的分支筛前和筛后动脉。

1.临床表现

临床表现:①嗅觉障碍,最常见且具有诊断价值,主要是由于肿瘤生长将嗅球抬高或推向外侧,嗅神经被拉断造成嗅觉障碍,可发生单侧或双侧障碍,单侧障碍常因不影响患者主观感受而被忽略。②视力障碍,视神经受压或颅高压造成视盘水肿、视神经萎缩都可引起视力障碍。③颅高压症状,头痛、恶心、呕吐,部分患者嗜睡。④额叶症状,精神症状、癫痫、记忆力下降等。

2.影像学要点

影像学要点:①CT 或 MRI 可见肿瘤位于前颅底中线一侧或双侧,单靠 CT 难与颅前窝底脑膜瘤鉴别。②MRI 可观察颅底骨质变化和肿瘤与大脑前动脉的关系。③动脉成像(DSA、CTA、MRA)可见大脑前动脉向后移位,A2 段抬高。

3.手术治疗

手术治疗:①一般采用单侧或双侧额下入路或翼点入路。②双侧额下入路,结扎并切断矢状窦和大脑镰。③分离肿瘤周边蛛网膜,减少对视神经的牵拉,尽可能多地保留嗅神经。④双侧嗅沟脑膜瘤时,术中争取至少保留一侧嗅神经,避免术后双侧嗅觉丧失。⑤至肿瘤后方要注意保护视神经、视丘下部和大脑前动脉,特别是肿瘤巨大时要注意减少对视丘下部的牵拉和损伤,以免造成术后昏迷、内分泌功能不足和生物节律紊乱。⑥处理筛孔处防止脑脊液鼻漏,如肿瘤侵袭严重,可用肌肉、生物胶、人工硬脑膜等修补。

(五)鞍结节脑膜瘤

鞍结节脑膜瘤起源于鞍结节脑膜,临床上的鞍结节脑膜瘤还包括鞍膈、前床突、蝶骨平台脑膜瘤。鞍结节脑膜瘤占颅内脑膜瘤的 5%～10%。

1.临床表现

临床表现:①视力减退、视野缺损,因视神经受压可出现单眼或双眼颞侧偏盲,随着肿瘤的增长逐渐加重至视力完全丧失。②头痛,以额部、颞部为主。③尿崩、无力、闭经、性欲减退,垂体受压出现内分泌功能障碍症状。④眼球运动障碍(第Ⅲ、Ⅳ、Ⅵ对脑神经受累)、脑积水(第三脑室)、嗜睡(下丘脑)、精神症状(额叶)、运动障碍(后期累及内囊、大脑脚、脑干)等。

2.影像学要点

影像学要点:①CT、MRI 可见鞍上区肿瘤影像,视交叉被抬高,颈内动脉可毗邻粘连或被包裹。②动脉成像可见双侧大脑前动脉上抬、后移,呈拱门形改变。③肿瘤向上方生长突入第三脑室,向下方生长进入鞍内,肿瘤也可长入视神经管内。

3.手术治疗

一般采用翼点入路、扩大翼点入路或单侧额下入路,也可采用双侧,操作与嗅沟脑膜瘤相似。①注意保护肿瘤两侧的颈内动脉、后交通动脉,注意保护后方的视交叉、终板、大脑前动脉和前交通动脉,注意保护前方的视神经。②该区动脉分支较多,注意保护过路的穿通动脉,特别是贴附于肿瘤表面蛛网膜内的穿支,这些血管多供应下丘脑、视神经、视交叉等结构,损伤容易造成严重并发症。③切除肿瘤时尽可能先行基底部切断,有利于减少出血。④可在视交叉间隙、视神经和颈内动脉间隙、颈内动脉与小脑幕游离缘间隙内对肿瘤不同的角度电凝使之缩小或分块切除,减少对周边组织的牵拉。

第二节　神经胶质细胞瘤

一、概述

神经胶质细胞瘤简称胶质瘤,是发生于神经上皮组织的肿瘤。在颅内各种肿瘤中胶质瘤发病率最高,约占 50%,在胶质瘤中星形细胞瘤发病率居第 1 位,多形性胶质母细胞瘤次之。

二、临床表现

(一)病程

长短不一,一般病程自出现症状至就诊时间多为数周至数月,少数可达数年,取决于肿瘤的病理类型、性质及肿瘤发生的部位等。恶性度高,发生在功能区或后颅窝的肿瘤病程短,良性肿瘤或位于所谓静区的肿瘤病程都较长,肿瘤如有出血或囊肿形成时病程进展加快。

(二)颅内压增高征

头痛、呕吐、复视、视力下降、癫痫发作等。

(三)局部症状

由于肿瘤压迫、浸润,破坏局部脑组织而产生相应的症状,且进行性加重。

三、诊断要点

(一)症状及体征

根据病史,颅压增高及颅脑局灶性症状。

(二)辅助检查

(1)颅脑 CT 扫描,尤其是增强扫描,可以较准确地显示肿瘤所在部位、形状、范围、脑正常组织反应情况及脑室受压情况。

(2)磁共振对脑瘤的诊断较 CT 更准确,可发现 CT 所不能显示的微小肿瘤。

(3)正电子发射断层扫描(positron emission tomography,PET),不仅可以得到与 CT 相似的图像,还能观察到肿瘤代谢情况,有助于良、恶性肿瘤的鉴别。

(4)脑脊液检查,颅内压显著增高者行腰椎穿刺有促进脑疝的危险,应该慎用,一般仅用于需与炎症或出血鉴别时,或有蛛网膜下腔种植性转移的高危病例。

四、治疗方案及原则

(一)手术

脑胶质瘤应以手术治疗为主,其原则是在保存神经功能的前提下尽可能多地切除肿瘤。部分患者需行减压手术,如去骨板减压或脑脊液分流术。

(二)放疗

放疗是治疗神经系统肿瘤的重要组成部分。

1.术后放疗

脑胶质瘤绝大多数为浸润性生长,与正常脑组织无明显边界,再加上颅脑的特殊功能与结构,致使手术无法彻底切除肿瘤,为了提高肿瘤局部控制率,放疗成为脑瘤术后的重要治疗手段。术后放疗开始时间以术后 2～4 周为宜。但是如有术后并发症,如感染、活动性出血、神经损伤,颅压增高等,均需得到一定控制后再开始放疗。

(1)低度恶性脑胶质细胞瘤:一般认为星形细胞瘤、少突胶质瘤、少突星形细胞瘤为低度恶性肿瘤,但有浸润生长的生物行为,应选择性做术后放疗。小脑星形细胞瘤、Ⅰ级的大脑半球星形细胞瘤手术切除干净、无临床症状患者,可不作术后放疗只需密切追随。肿瘤未能全切者均需做术后放疗。放疗原则为局部照射,靶区范围以术前脑 CT 或 MRI 所显示肿瘤区适当外放。有条件者可采用三维适形放疗技术。复发或有转移者可配合化疗。

(2)高度恶性脑胶质细胞瘤:通常指间变性星形细胞瘤、胶质母细胞瘤、恶性少突胶质瘤、恶性少突星形细胞瘤和多形性胶质母细胞瘤。所有患者均需做术后放疗。靶区范围:局部扩大野,即术前 CT 或 MRI 所显示肿瘤边缘适当外放。

常规分割,部分病例可作立体定向放疗。多发病灶者可先行全脑放疗。

2.单纯放疗

神经胶质瘤原则上不采用单纯根治性放疗。对个别不能耐受手术,有手术禁忌证的恶性胶质瘤的病例可给予单纯放疗,但疗效差。条件允许者最好有组织学诊断(立体定向活检)。追加剂量可采用缩野技术或三维适形放疗、立体定向放疗或组织间照射。

(三)其他治疗

如有颅压增高,电解质紊乱或癫痫发作,应予对症处理。注意急性放射反应的治疗与护理。

(四)化疗

恶性脑胶质瘤(间变性星形细胞瘤、多形性胶质母细胞瘤)患者术后或放疗后可考虑化疗。

(五)随诊

除注意一般临床检查外,要注意观察及鉴别放疗的晚期反应与肿瘤复发,定期复查脑 CT 或 MRI。

第三节　鼻腔和鼻窦恶性肿瘤

一、概述

原发于鼻腔及鼻窦的恶性肿瘤是头颈部较常见的恶性肿瘤之一。它们的临床表现相似,早期症状一般无特异性,酷似炎症,较晚期的病变则不易分辨其原发部位,因此两者的发病情况难以确切统计。本病发病多见 40 岁以上、70 岁以下的年龄组,男性多于女性。鼻窦恶性肿瘤绝大多数发生在上颌窦,占鼻窦癌的60%～90%,其次发生在鼻腔、筛窦、额窦、蝶窦。病理分型是以分化好的鳞癌为多见,少数为未分化癌、低分化癌、腺样囊腺癌、腺癌、恶性淋巴瘤、黑色素瘤、浆细胞瘤等。鼻腔与上颌窦的恶性肿瘤对放疗往往不敏感,又因两者所在的解剖部位特殊,邻近有重要器官,使本部位的肿瘤难以广泛切除,故目前多以综合治疗为主。

二、诊断要点

(一)临床表现

(1)鼻塞:鼻塞是鼻腔肿瘤常见的症状,往往是单侧,晚期可出现双侧。多数鼻塞是上颌窦肿瘤压迫鼻腔侧壁所致,少数是肿瘤组织穿透鼻腔侧壁侵入鼻腔而引起。

(2)脓血涕:由肿瘤的浸润产生组织坏死及感染而引起,或因上颌窦肿瘤合并上颌窦炎而引起。

(3)疼痛:鼻腔肿瘤常有鼻痛、头痛、眼球痛等症状,这些症状在肿瘤侵犯筛窦时更为明显。上颌窦肿瘤大多由肿瘤压迫上牙槽神经而引起,也可因上颌窦的阻塞性炎症引起。

(4)耳鸣及听力下降:鼻腔和上颌窦肿瘤侵犯鼻咽部可出现此症状。

(5)面麻:鼻腔及上颌窦肿瘤侵犯三叉神经所致。

(6)突眼:晚期时可侵入眶内、眶后、颅内,使眼球移位。

(7)面部肿胀:累及面前软组织而肿胀。

(8)张口困难:浸润翼腭窝、翼板、翼内外肌时,可产生张口困难。

(9)牙痛:上颌窦下部肿瘤,可使上牙松动或脱落。

(10)流泪:鼻泪管受累时,会产生流泪。

(11)颈部肿块:鼻腔和上颌窦肿瘤较少见,晚期可以出现颈部淋巴结转移。

(二)影像学检查

凡40岁以上有原因不明的单侧鼻塞、鼻出血或血性涕、牙痛、面部肿块等均应怀疑本病。放射诊断对本病的诊断和分期非常重要;CT对早期骨皮质受肿瘤溶蚀显示较清楚;MRI可以较清楚看出肿瘤轮廓,并能区分出积液、炎症、肿瘤,也能看出脑神经孔和管的受累情况,还可以显示矢状面和冠状面。

(三)活组织病理检查

(1)经鼻腔或龈颊沟取病变组织。

(2)针吸细胞或肿瘤组织检查,在犬齿窝处行上颌窦穿刺,吸出组织内容物,行细胞学检查或病理学检查。

(3)必要时,可经龈唇沟切开上颌窦前壁,取病变组织活检。

三、病理及分期

(一)病理

以中度分化的鳞状细胞癌为多,此外较少发生恶性涎腺型肿瘤、纤维肉瘤、骨肉瘤、恶性淋巴瘤等。

(二)TNM 分期

美国癌症联合会对上颌窦和筛窦癌 TNM 分期(2002 年)如下。

1.T(上颌窦)

T_1:肿瘤局限在窦黏膜,骨质无侵蚀或破坏。

T_2:肿瘤浸润后壁,引起骨侵蚀和破坏,侵及硬腭和(或)中鼻道亦属此情况。

T_3:肿瘤侵及下列任何部位:窦后壁骨、皮下组织、颊皮肤、眶底或眶内壁、颞下窝、翼板、筛窦。

T_4:肿瘤侵及眶内容和(或)眼底、筛板、颅底、鼻咽、蝶窦、前组筛窦。

2.T(筛窦)

T_1:肿瘤局限在筛窦内,未破坏筛骨。

T_2:肿瘤超出筛窦达鼻腔。

T_3:肿瘤侵犯眶前和(或)上颌窦。

T_4:肿瘤侵犯至颅内、眼眶包括眶底、蝶窦和(或)前组筛窦和(或)鼻背皮肤。

3.N(区域淋巴结)

N_0:无淋巴结转移。

N_1:同侧淋巴结转移,最大径≤3 cm。

N_{2a}:同侧单个淋巴结转移,3 cm<最大径<6 cm。

N_{2b}:同侧多个淋巴结转移,最大径均<6 cm。

N_{2c}:双侧或对侧淋巴结转移,但其中最大径<6 cm。

N_3:转移淋巴结>6 cm。

4.M(远处转移)

M_0:无远处转移。

M_1:远处转移。

5.分期

Ⅰ期:$T_1N_0M_0$。

Ⅱ期:$T_2 N_0 M_0$。

Ⅲ期:$T_3 N_0 M_0$ 或 $T_{1\sim3} N_1 M_0$。

Ⅳ$_A$期:T_4,$N_{0\sim1} M_0$。

Ⅳ$_B$期:任何 T,$N_{2\sim3}$,M_0。

Ⅳ$_C$期:任何 T,任何 N,M_1。

四、预后

较少发生转移,在严重破坏窦外组织时可发生转移。主要是淋巴道转移,转移率在 15%～27%,以颌下淋巴结最多。晚期可发生肺及全身转移,但极少。

五、治疗

(一)治疗原则

鼻腔、鼻窦恶性肿瘤的治疗通常为放疗加外科手术综合治疗。术前放疗的剂量控制在 60 Gy 左右。外科手术范围视肿瘤累及范围而定,采用鼻侧切开,上颌骨切除,颅颌联合切除,如侵及眼眶,则需包括眶内容物剜除术。

(二)分期治疗方案

(1)单发生在额窦、蝶窦的恶性肿瘤,临床上极为少见,主要以放疗为主。

(2)恶性黑色素瘤、肉瘤,因对射线不敏感,则应先行外科手术治疗,术后给予辅助化疗。

(3)恶性淋巴瘤用化疗加放疗,无须外科治疗。

(三)治疗方法及选择

常做颈部处理,下列情况应重视颈部处理:肿瘤复发、肿瘤细胞分化差、肿瘤浸润到毛细淋巴管丰富的区域(如鼻咽、口咽、口腔)。对颈淋巴结转移的患者,通常要行颈清扫和放疗。仅对原发灶放疗,颈淋巴结手术在放疗后处理。原发灶通过手术处理,颈淋巴结清扫应同时进行,并予术后放疗。化疗方案见头颈部总论化疗部分。

第四节　口　腔　癌

口腔癌是头颈部较常见的恶性肿瘤之一。据国内有关资料统计,口腔癌占全身恶性肿瘤的1.9%～3.5%;占头颈部恶性肿瘤的 4.7%～20.3%,仅次于鼻咽癌,居头颈部恶性肿瘤的第 2 位,在亚洲的印度与巴基斯坦等国则高达 40%～50%。美国 1985 年统计资料,口腔癌占全身恶性肿瘤的 3.2%。上海市肿瘤研究所流行病学研究室资料,1987 年上海市市区居民口腔癌占全身恶性肿瘤的0.57%,占头颈部恶性肿瘤的 21.9%,居第 3 位。

口腔癌以男性多见,1950 年美国口腔癌男女之比约 6:1,近年来下降为2:1,可能与现今美国妇女吸烟人数增加有关。上海第一医学院附属肿瘤医院 1968—1975 年放疗 368 例舌活动部鳞癌,年龄31～60岁占76.9%,男女之比为 1.4:1。

口腔癌病例中,以舌活动部癌最常见,其次为颊黏膜癌。

一、解剖分区

口腔癌主要指发生在口腔黏膜上的上皮癌。因部位不同而分别称为舌癌、颊黏膜癌、牙龈癌、口底癌和硬腭癌。为了诊断、治疗和对比疗效,应先明确这些部位的黏膜解剖分区。

(一)舌黏膜

舌分舌体与舌根,以"Λ"字形界沟为分界。紧贴界沟前方排列着轮廓乳头,于张口、用力伸舌时可见,7～9 个。界沟前方为舌体,占全舌的 2/3,为舌的活动部,分舌尖、舌缘、舌背和舌腹。舌体黏膜从舌背经舌缘绕至舌腹向中央收缩成环形,与口底黏膜相连。界沟后方为舌根,占全舌的 1/3,属口咽部,在此黏膜上发生的舌根癌属口咽癌的一种。

(二)颊黏膜

颊黏膜包括覆盖口腔前庭颊部和唇部的黏膜以及磨牙后三角区的黏膜。上下唇自然闭合时两唇相接触后缘之后的口腔前庭部分属颊黏膜,此后缘之前外露唇黏膜称唇红,为皮肤与颊黏膜的移行部。发生在唇红上的癌肿称唇癌。唇红缘外皮肤上发生的癌肿则称皮肤癌。颊黏膜内侧经呈马蹄铁形的上下口腔前庭沟与上下牙龈相连接。颊黏膜的内后界是翼突下颌缝,此是连接上、下牙槽突后缘的一个明显凸出的皱褶,是口腔与口咽的侧面分界线。磨牙后三角区黏膜是指覆盖在下颌骨升支前缘的黏膜,从下颌骨第 3 磨牙后方向上延伸至上颌结节。左右两侧与上牙弓第 2 前白齿相对的颊黏膜处各有一个小的乳头样突起,为腮腺导管的开口,从此导管内长出的肿瘤属腮腺导管的肿瘤,不属颊黏膜癌。

(三)牙龈

牙龈指覆盖于上、下牙槽嵴及牙颈的口腔黏膜,其游离缘呈锯齿状指向牙冠。牙龈无黏膜下层,与牙槽骨膜紧密相连,坚韧而不能移动。借此可与有黏膜下组织而略可移动的口底硬腭及颊黏膜分清界限。下牙龈的后界止于第3臼齿与磨牙后三角区的相连接处。

(四)硬腭黏膜

硬腭的骨质部分是由上颌骨的腭突与腭骨的水平部合成。覆盖于上述部分的口腔黏膜即属硬腭黏膜。其外缘及前缘为上牙槽突,后界为腭骨水平部的后缘,是硬腭与软腭的分界线,亦是口腔与口咽的分界。发生在软腭上的癌肿就划归于口咽癌中。

(五)口底黏膜

口底黏膜呈新月形覆盖于口底肌肉上,其外环与下牙龈相接,内环与舌腹面黏膜相连。其后缘连结属口咽部的前咽柱的基部。口底正中有舌系带将口底黏膜分成左右两半。舌系带两侧各有一小黏膜隆起,为颌下腺导管在口底的开口处。

二、病因

口腔癌的病因至今尚不明确,可能与下列因素有关。

(一)长期嗜好烟、酒

口腔癌患者大多有长期吸烟、饮酒史,而不吸烟又不饮酒者口腔癌少见。印度 Trivandrum 癌肿中心 1982 年治疗 234 例颊黏膜癌,其中 98% 有嚼烟叶及烟块史。世界上某些地区,如斯里兰卡、印度、缅甸、马来西亚等地的居民,有嚼槟榔或"那斯"的习惯。咀嚼槟榔等混合物能引起口腔黏膜上皮基底细胞分裂活动增加,使口腔癌发病率上升。美国 Keller 资料显示吸烟不饮酒或酗酒不吸烟者口腔癌发病率分别是既不吸烟也不饮酒者的 2.43 倍和 2.33 倍,而有烟、酒嗜好者的发病率是不吸烟也不饮酒者的 15.5 倍。酒本身并未证明有致癌性,但有促癌作用。酒精可能作为致癌物的溶剂,促进致癌物进入口腔黏膜。

(二)口腔卫生差

口腔卫生习惯差,为细菌或霉菌在口腔内滋生、繁殖创造了条件,从而有利于亚硝胺及其前体的形成。加之口腔炎,一些细胞处于增生状态,对致癌物更敏感,如此种种原因都可能促进口腔癌发生。

(三)异物长期刺激

牙齿残根或锐利的牙尖、不合适的假牙长期刺激口腔黏膜,产生慢性溃疡乃至癌变。

(四)营养不良

有人认为与缺乏维生素 A 有关,因为维生素 A 有维持上皮正常结构和机能的作用,维生素 A 缺乏可引起口腔黏膜上皮增厚、角化过度而与口腔癌的发生有关。人口统计学研究显示摄入维生素 A 低的国家口腔癌发病率高。维生素 C 缺乏尚无资料证明与口腔癌有关。也有认为与微量元素摄入不足有关,如食物含铁量低。总蛋白和动物蛋白摄取量不足可能与口腔癌有关。锌是动物组织生长不可缺少的元素,锌缺乏可能导致黏膜上皮损伤,为口腔癌的发生创造了有利条件。

(五)黏膜白斑与红斑

口腔黏膜白斑和增生性红斑常是一种癌前期病变。Silverman 等报道257 例口腔黏膜白斑病,平均追踪 7.2 年,45 例经活检证实为鳞癌(17.5%),比以往报道的 0.13%～6%高。因此不论口腔黏膜白斑病病程多长及其良性表现,均需长期随访,以便早期发现癌变。据国内口腔黏膜白斑防治科研协作组 1980 年普查报道,中国人白斑患病率为 10.47%。虽白斑癌变者甚少为3%～5%,但舌是白斑的好发部位,白斑癌变的舌癌在舌癌中可占 1.6%～23%。Silverman 等还指出癌前变除黏膜白斑病外,增生性红斑更危险,其恶变几乎达白斑患者的4 倍。有学者认为红斑实际上已是早期癌,其红色是肿瘤血管生成及机体对肿瘤发生免疫反应的结果。Kramer 等报道舌和口底白斑患者,平均随访 4.3 年,癌变占 15%,且红白斑癌变比白斑的高 5 倍。对红白斑病变取活检应尽可能从红斑区取材,此区阳性率较高。

三、临床表现

除皮肤癌外,与其他部位的癌瘤相比,口腔癌应更易早期发现,但事实并非如此。以口腔癌中最常见的舌癌为例,根据近年来国内一些较多病例的报道来看,Ⅰ期患者仅占10.9%～25.4%。

口腔癌中 90%以上为鳞形细胞癌,其次为来源于小唾腺的腺癌。颊、硬腭和口底黏膜下小唾液腺分布较多,这些部位的腺癌所占比例亦稍高。黑素瘤、肉瘤和淋巴瘤也可少见于口腔,转移性癌亦少见。在此主要讨论口腔鳞形细胞癌。

(一)舌癌

除舌尖腹面黏膜下有少数腺体聚集外,其他舌体黏膜下无腺体,因此舌体癌中95％以上为鳞形细胞癌,而唾液腺来源的腺癌少见。舌根则不同,其黏膜下分布着腺体,因此舌根癌中唾腺癌的比例可高达30％以上。舌根黏膜有许多结节状淋巴组织,称舌扁桃体,属咽淋巴环一部分,故发生淋巴瘤亦不少见。

舌癌可见于各年龄组。20岁以下少见,最小的可见于4岁。在我国,舌癌发病的中位年龄在50岁以前,比欧美的偏早。男性患舌癌比女性多,男女之比为(1.2～1.8)∶1。

大多数舌癌是从正常黏膜上发生,一开始就是癌,少数是从良性病变转变而成,如从白斑转变而成。

舌癌早期多数症状不明显,患者以舌部肿块、溃疡伴疼痛不适来就诊时,病灶直径往往已超过1 cm,若再拖延未接受外科或放疗,则肿块将持续增大,向深部和四周扩展。舌体癌向舌根侵犯时,患者常申诉病灶同侧的放射性耳痛。舌体癌从黏膜层侵犯舌内肌后还可侵入舌外肌引起相应的舌运动受限。若全舌受侵则引起舌固定、流涎、进食困难、语言不清。肿瘤可因缺血、缺氧引起坏死、溃疡与继发感染,从而伴发出血、恶臭。局部病变继续发展还可侵犯翼内肌、颌下腺及下颌骨等,此时治疗将十分困难。舌体癌患者多以舌部原发病变来就诊,颈部转移灶为其并发症状,但舌根癌患者则可先以其颈部肿块为主诉而就诊。

(二)颊黏膜癌

颊黏膜下腺体丰富,但分布不均。若以第1白齿前缘为界将颊部分成前后两半,则前半颊黏膜下的腺体分布稀疏,而后半颊黏膜下,特别是白后三角颊黏膜下有丰富密集的腺体,甚至在颊肌及颊肌浅面亦有腺体。因此颊黏膜癌中的腺源性上皮癌所占比例比舌体癌高,腺癌可占颊部恶性肿瘤的19％。

不同国家及不同地区颊黏膜鳞癌发病情况也不同。在欧美占口腔癌的第5位,约占10％;在我国北方及西南则各占口腔癌的第3位及第2位。

国内资料,颊鳞癌的发病年龄比舌鳞癌约晚10年,但比西方国家早10～20年;男性发病率高于女性,男女之比约2∶1。

(三)牙龈癌

牙龈无黏膜下层,亦无腺体,故牙龈癌几乎均为鳞形细胞癌。在下颌磨牙后区发生的小唾液腺肿瘤往往来自磨牙后区黏膜下腺体,不属于牙龈。发生在牙槽黏膜上的鳞形细胞癌则属于牙龈癌。

牙龈癌发病年龄较舌癌及颊癌晚,中位年龄在50余岁。国外患者年龄更大,60余岁。男性患牙龈癌较女性多。

牙龈癌好发于下牙龈,约为上牙龈癌的 3 倍。牙龈癌初起时无痛,亦无其他不适,仅少数在作牙齿健康检查时或在外伤出血后偶被发现。多数患者是因牙龈痛,次之是溃疡、牙痛、牙松动或其他牙病就诊于牙科医师。检查可发现牙龈处有小溃疡,其边缘有小乳头状突起。若误认为是一般牙病予以拔牙,则将使溃疡不愈,促使癌瘤经牙槽窝向下颌骨深部骨质浸润。颌骨牙槽突的骨膜在起病初期是阻止癌瘤扩散的屏障,因此牙龈癌开始时是向唇颊侧与硬腭或口底侧扩展,其中最多见的是在前磨牙与磨牙区颊侧的肿块。牙龈癌继续扩展时,向外侧则进一步侵犯口腔前庭沟进而侵犯颊与唇;向内侧者,在上牙龈处向腭部侵犯,但越中线至对侧者少见。在下牙龈处则向口底侵犯,侵入翼内肌则引起张口困难。下牙龈癌侵入翼内肌未形成明显的肿块时即可引起张口受限,用泼尼松可改善,从而给人一个炎症的假象。牙龈癌向深部侵犯时在上牙龈处则可侵入上颌窦,产生与上颌窦癌类似的症状和体征;在下牙龈处侵犯下颌骨至下颌管,若侵犯下齿槽神经则引起同侧下唇麻木。若向后发展侵入磨牙后区则会发生与磨牙后区颊黏膜癌类似的症状和体征。

(四)硬腭癌

腭中线及腭黏膜外缘区无黏膜下层,黏膜与硬腭骨膜紧密相连,而腭中线两侧有黏膜下层。以两侧第 1 磨牙相连线为界,腭前部含脂肪,后部含丰富的腺体,故硬腭癌中除鳞形细胞癌外,还有较高比例的唾液腺来源的癌肿。如北京医学院口腔医院 1962－1986 年收治的硬腭癌中鳞形细胞癌仅 47 例,而1962－1979 年收治的硬腭唾液腺癌则有 55 例。

硬腭鳞癌发病年龄与牙龈癌相似,但比舌及颊癌稍晚;中位年龄在 50 岁以后,比国外的年轻。腭唾液腺癌的发病年龄与口腔他处小唾液腺的癌肿相仿,比鳞癌早 5～10 年。患硬腭癌(不管鳞癌还是唾液腺癌)的男性比女性多。

硬腭鳞癌初期无症状,细心的患者可感到黏膜增粗。多数患者在发生肿块增大、溃疡、出血时就诊。硬腭鳞癌常为外突型,在早、中期虽临近骨膜,但一般不侵犯骨质,若任其发展则可穿破硬腭骨质进入上颌窦或鼻腔,其发展如同上颌窦癌或鼻腔癌。硬腭唾液腺癌的初期症状则是黏膜下肿块,如不受损伤,黏膜通常完整。这些患者就诊一般比鳞癌患者迟。其中腺样囊性癌虽生长缓慢但侵袭性强,且喜侵袭神经。位于腭大孔附近的腺样囊性癌可沿翼腭管进入翼腭窝,再沿三叉神经第 2 支经圆孔进入颅底引起上颌神经受侵的症状。进入颅底者可侵入半月神经节引起下颌及眼神经的症状。

当原发灶≤2 cm,仍位于黏膜及黏膜下未侵犯骨膜时,可无颈淋巴结转移;

原发灶增大侵入骨膜时则颈淋巴结的转移率随之增加。因硬腭淋巴回流主要沿齿弓内侧向后行绕至臼齿后再回流,故转移至颈深上淋巴结多于颌下淋巴结。因硬腭位于中央,故当原发灶位于偏后方腺体多的区域时,尤其是接近中线或过中线者,易有两侧颈淋巴结转移,对侧转移部位常在颈深上淋巴结。

(五)口底癌

舌系带止点两侧,下颌切牙后面的前口底黏膜下有许多小唾液腺称切牙腺,两侧口底黏膜下有舌下腺,因此口底除鳞形细胞癌外,还有不少唾液腺来源的癌。

口底鳞癌在西方国家发病率较高,仅次于舌癌,占口腔癌中的第2位。但口底鳞癌在我国少见。北京医科大学口腔医学院报道1962—1986年手术治疗口腔鳞形细胞癌520例中口底鳞癌仅30例,平均每年1～2例。

四、诊断与鉴别诊断

诊断要求得出定位、定性与范围的判断:①原发灶的解剖分区及其组织起源;②原发灶是否为肿瘤。若属肿瘤,为良性还是恶性;③病变局限于原解剖部位,抑已扩散到附近解剖部位,局限于口腔抑已转移至区域淋巴结,是否已有远处转移。

(一)症状与体征

1.疼痛

早期口腔鳞癌一般无痛或仅有感觉异常或轻微触痛,伴发肿块溃疡时始发生较明显的疼痛,但疼痛程度不如炎症剧烈。因此当患者主诉疼痛,特别是牙龈痛或舌痛时应仔细检查疼痛处有无硬结、肿块与溃疡。若疼痛局部有上述体征,应高度怀疑该处有癌症。口腔癌中舌癌与牙龈癌早期主诉疼痛者较多。若疼痛部位与口腔肿块溃疡的部位不符,则需要考虑肿瘤有向其他部位扩散的可能。牙痛可因牙龈癌引起,亦可因颊黏膜癌、硬腭癌、口底癌或舌癌扩展侵犯牙龈或舌神经所致。耳痛、咽痛可以是口咽癌的症状,亦可以是舌体癌侵犯舌根或颊、硬腭、牙龈,或侧口底癌向后侵犯咽侧壁而引起。除这种向临近解剖区浸润引起的疼痛外,有些口腔癌还可以沿神经扩散,主要沿三叉神经各分支扩散引起颌面部疼痛与麻木,如上唇或下唇麻木、疼痛。口腔鳞癌发生这类情况者少见,而硬腭腺样囊性癌则较多见。即硬腭腺样囊性癌沿腭大神经的行程从腭大神经孔沿翼腭管进入翼腭窝到达上颌神经。然后癌组织顺行可侵入眶下神经管引起上唇麻木,有些癌组织甚至还逆行经圆孔侵入半月神经节,然后再沿三叉神经的下颌神经和(或)眼神经分支顺行扩散引起相应的神经症状。

2.斑块

口腔鳞癌位于浅表时可呈浅表浸润的斑块,此时不做活组织检查难与白斑或增生性红斑相鉴别。虽然白斑癌变者很少,但当白斑由均质型变为不均质型,表面出现不平整、颗粒状或溃疡、或斑块变厚出现硬结时,要高度怀疑癌变。吸烟是引起白斑的主要原因,局部刺激如尖牙、牙残根及不良修复体的刺激亦可引起白斑。这些白斑好发于舌缘,口底及颊黏膜后侧。所谓白斑癌变很少是指这些部位的白斑;但若白斑发生在白斑少见区如舌背或白斑发生在无吸烟史或无局部刺激的病例时,则需警惕癌变。口腔黏膜上出现鲜红色、天鹅绒样斑块,在临床及病理上不能诊断为其他疾病时,应高度警惕此种红斑很可能已为早期鳞癌。这种红斑边界清楚,范围固定;即使其表面光滑、不高出黏膜面,但作活检常可显示为原位癌;红斑基底上夹杂白色斑点或边缘不规则、表面稍高起呈桑椹状或颗粒肉芽状的红斑,在病理切片中绝大部分均表现为原位癌或早期浸润癌。黑斑多见于唇部及牙龈黏膜,当出现黑色加深、增厚、结节或溃疡时应考虑恶变。腭部发生黑斑极少见,故一旦腭部出现黑斑应首先考虑恶性黑素瘤。

3.溃疡

口腔鳞癌常发生溃疡,典型的表现为质硬、边缘隆起不规则、基底呈凹凸不平的浸润肿块,溃疡面波及整个肿瘤区。有时需与一般溃疡相区别:①创伤性溃疡:此溃疡常发生于舌侧缘,与溃疡相对应处总有尖牙、牙残根或不规则的牙修复体,说明溃疡是由上述刺激物引起。溃疡质软,基底软无硬结。消除上述刺激物1~2周后溃疡即可自愈。②结核性溃疡:几乎均为继发性,大多为开放性肺结核直接蔓延的结果,常发生于软腭、颊黏膜及舌背,溃疡较癌性溃疡浅,溃疡基底软无浸润硬结,抗结核治疗有效。

4.肿块

口腔鳞癌起源于口腔黏膜上皮,其肿块是由鳞形上皮增殖而成。无论向口腔内溃破形成溃疡或向深部浸润,其形成的肿块均较浅表,其黏膜上总可见到癌组织病变。口腔腺上皮肿瘤起源于口腔黏膜下腺体,主要是小唾液腺,因此这些肿瘤位于黏膜下,位置较口腔鳞癌深,其表面黏膜完整,色泽正常。因肿瘤增大黏膜受压或活检后可引起黏膜破损溃疡,但这些破损溃疡范围局限,且覆盖肿瘤的大部分黏膜仍属正常。此外与鳞癌患者相比较,患唾液腺癌的患者一般稍年轻,病程较长,半数以上病程超过1年,而口腔鳞癌病程半数以上不到半年。肿块位于硬腭黏膜下时更应想到唾液腺肿瘤。硬腭唾液腺肿瘤中良性比恶性多,而硬腭唾液腺癌的发病率接近于硬腭鳞癌。腺上皮肿瘤还可发生于颊、舌根、口底黏膜下,这些部位的唾液腺肿瘤则是恶性多于良性。非上皮来源的各种肉瘤亦可发生于口腔黏膜下,其比例小但种类多,在鉴别诊断时需考虑在内。这些肉瘤发病年龄均较早,初期不向周围浸润,黏膜完整,但生长速度较快,体积较大,直径>5 cm 者多见。其中淋巴肉瘤常呈多发性。

一旦临床确定肿块来自口腔癌即应进一步判断其侵犯范围与深度。凡伴有咽痛、耳痛、鼻塞、鼻出血、张口困难、舌运动受限以及三叉神经支配区域疼痛、麻木等感觉异常时,均应考虑肿瘤可能已侵犯至口咽、上颌窦、鼻腔、舌外肌、咀嚼间隙以及下颌骨,从而结合口腔癌所在部位选用适当的影像学检查来进一步推断。

(二)影像学诊断

放射性核素检查除能提供舌甲状腺、口腔癌骨转移信息外,在诊断口腔癌本身中尚少见应用。超声波检查在口腔癌中亦少见应用。X 线平片及断层摄影在口腔癌侵犯上、下颌骨及鼻腔鼻旁窦时能提供较多有价值的信息,但对口腔癌的定位信息、肿瘤侵犯范围特别是侵犯原发灶周围软组织的情况尚不能满足临床医师诊断与制订治疗计划时的需要。CT 则在相当大的程度上弥补了上述要求,但 CT 不应作为常规的检查手段,应在取得详尽病史、体检及其他检查材料的基础上有选择地应用。

舌的纤维中隔在 CT 上呈现一个低密度的平面,将舌分为两半。它的移位或消失可提示舌肿瘤属良性或恶性;它的消失若再伴有对侧舌肌的变形与消失,则提示舌癌已侵犯对侧,手术者应考虑行全舌切除。

舌内肌位于中央,呈圆球状,无筋膜间隔,肌索呈不规则方向,故在 CT 中呈现密度不均。舌外肌位于舌内肌两侧及底面,其肌索呈一致方向的排列。在舌骨上 CT 轴位片上可见颏舌肌紧贴于脂肪密度的舌中隔两侧,其从下颌骨颏结节向后呈带状排列,止于舌内肌;舌骨舌肌及茎突舌肌则呈弓形位于后部舌内肌两侧。舌癌或口底癌患者有舌运动受限时可作舌骨体到硬腭的轴位 CT 检查,若发现上述舌外肌变形或消失即可进一步证实舌癌侵犯舌外肌的临床判断。

口腔癌患者,特别是病灶位于口腔后部者有张口受限,即张口后上、下门齿间距不到4~5 cm,伴舌、下唇麻木者宜作 CT 检查。CT 可清晰显示出下颌骨、翼内板、翼外板、翼内肌、翼外肌、颞肌、嚼肌及由它们所形成的各种筋膜间隙。这些结构,特别是翼内肌及翼颌间隙的变形消失常是口腔癌向咀嚼间隙侵犯引起张口困难的直接证据。

少数口腔癌可沿神经侵犯,其中以硬腭腺样囊性癌的表现最为突出。硬腭块物虽不大,但已有上唇麻木等上颌神经受侵的症状时,如作 CT 检查可见翼腭窝扩大、脂肪消失,有时还可见到圆孔扩大、翼板根部破坏。若癌肿沿三叉神经各分支顺行,还可见眶下神经管扩大及眶尖部肿瘤。因此遇有口腔癌患者有三叉神经,特别是第 2 支上颌神经症状时,应着重于作翼腭窝及其周围的 CT 检查。有些情况下,筛状结构多的腺样囊性癌在 CT 中可显示出筛状的低密度区。

(三)脱落细胞学检查与活组织检查

脱落细胞学检查适用于病变浅表的无症状的癌前病变或病变范围不清的早期鳞癌,适用于筛选检查。然后对阳性及可疑病例再进一步作活检确诊。对一些癌前病变还可进行脱落细胞学随访。此法患者易于接受。但 60% 的口腔早期鳞癌癌变细胞直接突破基底膜向下浸润而表层上皮正常,脱落细胞学检查常呈阴性结果。

对口腔鳞癌的确诊一般采用钳取或切取活检,因其表面黏膜均已溃破或不正常,且位置浅表。应避开坏死、角化组织,在肿瘤与周围正常组织交界处采取组织,使取得的材料既有肿瘤组织亦有正常组织。钳取器械应锋利,以免组织受挤压变形而影响病理诊断。若组织受压变形,应另行取材。对黏膜完整的黏膜下肿块可采用细针吸取细胞学检查。

虽然上述活组织检查很少引起肿瘤细胞的扩散与转移,但在治疗耽搁过久的病例中仍可见到局部肿瘤生长加速者。因此活检与临床治疗时间的间隔应越短越好。活检应在有条件接受治疗的医院中进行。

(四)临床与病理联系

口腔癌的治疗应在取得病理诊断后进行,但活检诊断与临床或术后石蜡诊断不符者并不罕见,其原因有:①活检取材不当,未取到病变组织。如对上皮表层细胞正常,癌细胞突破基底膜向下方间质浸润的口腔黏膜早期鳞癌,仅作脱落细胞学检查会引起漏诊。又如对疣状鳞癌行活检时取材过浅则可误诊为鳞形细胞乳头状瘤。②填报活检部位不精确。如黏膜下的组织被误报为口腔黏膜组织,使唾液腺来源的黏液表皮样癌被误诊为鳞形细胞癌,因分化差的黏液表皮样癌黏液成分少或活检材料中黏液成分少,镜检时未被注意到。③病理诊断存在着局限性。如对分化差的细胞有时难以区分是癌抑恶性淋巴瘤还是软组织来源的肉瘤。应联系病史、症状、体征及影像学中得到的信息来考虑,才能减少上述不符。其中临床提供特别是手术中所见的肿瘤解剖部位与组织来源(黏膜、黏膜下、淋巴结、纤维、脂肪、肌肉、神经等)极为重要。

五、治疗

(一)放疗

放疗无论是单用或与外科手术综合应用,在口腔癌治疗中均起重要作用。对早期病变采用外照射配合间质插植治疗可获得与手术切除同样的效果,并可保持美容、正常咀嚼、吞咽及发音功能,使患者生存质量提高。对中、晚期病变尤其是出现颈淋巴结转移时,单纯放疗疗效较差。理想的治疗方案选择需经放射科与外科医师互相配合,根据病变的解剖部位、浸润范围、颈淋巴结转移程度以及患者全身情况等制定综合治疗方案。

1.放疗的分论

(1)外放疗:适用于因各种原因不能接受间质或手术综合治疗者,以及治疗后局部复发或病变广泛行姑息治疗者。常规放疗可根据解剖部位,设单侧或双侧野,包括可能潜在的亚病灶区,肿瘤量每 5～6 周 50～55 Gy 后缩野至肉眼病变区,追加剂量达总量每 7～7.5 周 65～70 Gy。但由于口腔各解剖部位与颌骨邻近,杀灭肿瘤细胞所需剂量较高,因此单纯外照射常引起下颌骨坏死。采用 ^{60}Co或 4～6 MV 加速器的 X 线外照射,剂量比普通 X 线治疗机有了提高,但颌骨的受量仍是高剂量区。近年来,根据放射生物学概念,许多放疗家研究了外照射超出每天一次照射的常规方法,采用每天一次以上的分割次数,间隔 4～6 小时,总疗程缩短或不变,而总剂量提高的超分割方式。超分割放射是根据放疗中细胞再修复、再增殖、再分布和再充氧的概念进行的一种非常规放疗方法,希望正常组织细胞能最大程度地修复和增殖,而肿瘤细胞最大程度地被杀灭,使局部控制率提高;但后期反应相当于常规的放疗。较多学者报道采用此法局部控制率提高,而后期组织反应未增加。

(2)术前放疗:目的是控制原发灶或颈淋巴结的亚临床病灶,减少手术时的播散机会,同时使肿瘤体积缩小,使原来不能手术的肿瘤病灶变为可以手术,从而提高了手术切除率,减少了局部复发率。一般适用于 $T_{3～4}N_{0～1}$ 病例,设野方法同单纯外照射,剂量为每 5～6 周 45～50 Gy,放疗结束后 6 周内手术。术前放疗后肿瘤缩小,原肿瘤确切范围不清楚,因此放疗前必须确认肿瘤范围,放疗后手术野仍需包括潜在病变区,以达根治目的。

(3)术后放疗:适用于手术后癌肿残留或病理检查提示切缘有癌组织或切缘离肿瘤组织边缘<0.5 cm 的病例。术后伤口愈合即可进行放疗。如手术为根治

性切除,对可能潜在病变区行预防性放疗,剂量为每 5～6 周 50～55 Gy;如手术为姑息性切除,对肉眼残余病灶可通过缩野技术给病变区加量,使总量达每 7～7.5 周65～70 Gy。

(4)间质放疗:镭针组织间插植治疗在前半个世纪广泛应用于临床,并对舌癌、颊黏膜癌、口底癌等的治疗取得了满意的局部控制效果。随着人工放射性同位素^{192}Ir、^{125}I、^{198}Au 等的出现及后装技术的发展,镭针治疗已为^{192}Ir 后装间质治疗所代替。后装治疗技术解决了医务人员的防护问题,同时使用计算机计算放射源周围的等量线,能清楚显示靶区剂量,使放疗计划得到保证。自 20 世纪70 年代起,国外应用低剂量率^{192}Ir 进行舌、颊黏膜、口底肿瘤的组织间插植治疗,其插植方式大致与镭针插植规则类似,不同的是用^{192}Ir 作为放射源行后装放疗。目前国内所应用的高剂量率^{192}Ir 后装机,具有时间短、剂量高,并有电子计算机绘制等量线分布等优点,已较广泛应用于食管、肺、鼻咽等肿瘤的腔内治疗,但在口腔癌高剂量率间质后装治疗方面的应用尚在探索中。为防止远期并发症的发生,正在研究间质插植治疗的单次剂量,分割次数以及如何与外照射配合治疗等问题。

(5)口腔筒照射:适用于病灶表浅、易于暴露,并能保持照射位置的小病灶,且癌瘤浸润深度小于0.5 cm。作为外照射前或后的一种加量照射技术,采用千伏 X 线或电子束照射,使颌骨受量减少,肿瘤区剂量提高,减少后期并发症。

2.舌癌的放疗

据文献报道,舌癌颈淋巴结转移率达 15%～57%。

(1)原发灶:$T_{1～2}$ 按部位如肿瘤位于舌前 1/3 以手术治疗为主,舌中 1/3 以间质治疗为主。上海医科大学肿瘤医院 123 例 $T_{1～2}N_0$ 舌活动部鳞形细胞癌,原发灶外照射每 2～3 周 20～30 Gy,休息 1～2 周后给予镭针插植治疗,剂量每 6～7 天70～80 Gy。其 5 年局部控制率:T_1 为 92.3%,T_2 为 86.6%。间质治疗前的外照射有利于消除舌癌常伴有的局部炎症,抑制肿瘤外围细胞的生长,减少间质治疗时可能引起的肿瘤播散。肿瘤量主要来自间质治疗。根据生物学概念,肿瘤中心的低氧细胞需较大的剂量才能杀灭,而间质治疗可使肿瘤中心达到足够大的剂量,对周围正常组织损伤较小。

$T_{3～4}$ 根据原发肿瘤侵犯范围决定治疗方案。一是肿瘤限于一侧舌体部,未达中线,可予外照射后检查,如肿瘤缩小满意,可行双平面间质插植。二是肿瘤已过中线,但未侵及邻近解剖结构,如舌根、牙龈、咽柱等,可与外科医师共同商讨制定综合治疗方案。三是肿瘤侵犯舌外肌,引起伸舌困难,或侵及邻近解剖结构,患者全身情况良好,可予姑息性外放射,必要时辅以化疗,可达缓解症状、缩小肿瘤的目的。

(2)颈淋巴结:N₀如原发灶采用放疗,放疗后 3 个月检查原发灶已控制,则行同侧颈淋巴结预防性清除术。如采用单纯手术治疗,则原发灶与颈淋巴结作联合根治术。

3.颊黏膜癌的放疗

早期颊黏膜癌,如部位偏前中部,深部浸润＜0.5 cm,采用间质放疗效果良好。Pernot 等报道748 例颊黏膜癌,对病变较小、无颈淋巴结转移者,采用单纯间质治疗,对病变大于 5 cm 或伴颈淋巴结转移者,采用外照射加间质治疗或单纯外照射。单纯间质治疗组原发灶复发率为 19%,外照射加间质治疗组及单纯外照射组原发灶复发率分别为 35%和 34%,可见间质治疗在早期颊黏膜癌治疗中的地位;而对病变较大、浸润较广泛,尤其伴颈淋巴结转移时,无论是外照射加间质治疗或单纯外照射,疗效均差。

4.牙龈癌的放疗

牙龈癌的治疗与口腔其他部位癌肿不同,因肿瘤与颌骨关系密切,不适合间质治疗。单纯外照射常引起颌骨坏死,故以手术治疗为首选。放疗仅作为手术治疗的一种辅助手段,目的在于术前照射缩小肿瘤,提高手术切除率或术后残留灶给予补充放射,以期提高局部控制率。无手术指征病例外放射仅达姑息治疗目的。

上牙龈癌如侵犯上颌窦,有时难以鉴别肿瘤起源于上颌窦下结构还是上牙龈癌,可按上颌窦癌治疗,设患侧面前野及侧野照射,放射剂量为每 5～5.5 周45～50 Gy,然后休息 3～4 周再手术治疗。如病变已属晚期,则单纯外照射达姑息治疗目的。下牙龈癌以手术治疗为主,必要时可行术前放疗,使肿瘤缩小,以便手术切除。

5.硬腭癌的放疗

对硬腭癌需详细检查鼻腔、上颌窦,以鉴别癌肿是原发还是继发。由于硬腭癌以腺癌居多,鳞癌少见,一般主张硬腭癌以手术治疗为主,但随着放疗设备及照射技术的改进,对早期表浅的硬腭癌可采用近距离放疗。镭模治疗由于工作人员受量大已被放弃。近年来采用 ^{60}Co 或 ^{192}Ir后装治疗,先制作硬腭模型,内有预置塑料管给予后装放射源输入。单纯近距离治疗每次肿瘤量不宜过高,以避免腭骨坏死,一般每次 5～6 Gy。如先行外放射剂量每 4～5 周 40～50 Gy,则补充近距离照射量可减少至 20～25 Gy。

上海医科大学肿瘤医院放疗 99 例硬腭癌,5 年生存率为 46.5％,其中单纯外照射的为 39.3％,外照射加口腔内照射(镭模、口腔筒)的为 68.0％。

6.口底癌的放疗

对口底癌早期病变可采用外照射加间质插植治疗,如病灶已侵及牙龈且紧贴下颌骨或伴颈淋巴结转移,则以外照射与手术综合治疗为好。口底癌单纯外照射可通过颌部相对野或病变侧前野和侧野加楔形滤片照射 45～55 Gy 后,通过颏下野加量照射,使总量达 65～70 Gy,病变区可达高剂量,但下颌骨受量高,易并发下颌骨坏死。因此病变区适合间质插植治疗或手术者,不宜选用单纯外照射。口底癌未累及舌腹面的小病灶,可拔除牙齿后,外照射 45～55 Gy,然后用适当大小的口腔筒进行口底病变区照射,每次 3 Gy,共 5～8 次,使病变区总量达 65～70 Gy。

(二)化疗

头颈部癌多数为鳞癌,对化疗敏感性较低。在头颈部癌治疗中很少单独应用化疗,常与放疗或手术治疗综合应用,以杀灭亚临床癌细胞;或与放疗合用,以增加放射敏感性;也用于头颈部晚期或复发性癌的姑息治疗。临床资料报道,用于头颈部癌的化疗药物主要有甲氨蝶呤、博来霉素、顺铂和氟尿嘧啶。单一用药疗效差,多药联用或与放射、手术配合治疗疗效较好。

Mercier 等报道 53 例头颈部晚期或复发性鳞癌用 DDP 和 5-FU 联合应用,5-FU 采用96 小时连续静脉滴注,46 例完成治疗,其中 26 例为晚期癌(T_4 或伴 N_3),手术或放疗前接受 2～3 个疗程化疗,完全有效4 例,部分有效 12 例,总有效率为 61％;20 例为局部复发或转移性癌,治疗后,1 例完全有效,6 例部分有效,总有效率为 35％,全组完全有效 5 例,至少需要 3 个疗程化疗方达缓解,但无病生存率很低。目前认为 DDP 和 5-FU 联合用药在头颈部癌肿的治疗中有一定疗效,但生存率仍未见提高。

第五节　唾液腺肿瘤

一、概述

唾液腺亦称涎腺,分大小涎腺:大唾液腺包括腮腺、颌下腺、舌下腺;小唾液腺亦称副涎腺,由众多分布于口腔、咽部、鼻腔、鼻窦和支气管等部位黏膜下的腺体组成。这些组织发生的肿瘤统称为涎腺肿瘤,占全身恶性肿瘤的 0.7%～1.6%。其中 80% 位于腮腺,10% 位于颌下腺,1% 在舌下腺,其余分布在小唾液腺。据统计,约 80% 的腮腺肿瘤为良性混合瘤。恶性肿瘤发生率在各部位有所不同,舌下腺最高,约 90% 的肿瘤为恶性,小涎腺约 60%,颌下腺约 45%,腮腺约20%。唾液腺肿瘤的病因尚不十分清楚,已知和放射线有密切关系。也有报道认为与维生素 A 的缺乏、接触化学品的职业及暴露在烟尘中有关。

二、诊断要点

(一)临床表现

大多数腮腺癌患者表现为单一无痛性肿块,位于耳垂下前或后,可以扪及或外观明显,常累及面神经,出现面瘫。一旦出现面瘫或疼痛进行性加重,提示肿瘤恶性。深叶部位肿瘤会产生咽侧壁肿大、张口困难、喉痛、耳部症状、头痛、脑神经麻痹。晚期腮腺癌可出现肿瘤溃疡、外耳道浸润及颈淋巴结转移(发生率约10%)。颌下腺肿瘤表现为下颌下无痛性肿块,晚期病灶可浸润颏舌肌、下颌骨、口腔,累及舌神经和舌下神经。淋巴结转移较腮腺癌多见。小涎腺癌的临床表现根据肿瘤发生部位而有不同。腺样囊性癌发展缓慢,肿瘤可以局限在黏膜下,此时就可以出现肿瘤细胞沿神经索播散到脑神经而引起麻痹,许多患者出现脑神经麻痹症状,做 CT 或 MRI 检查时才发现肿瘤。

(二)影像学检查

(1)腮腺造影观察腮腺导管形态及分布,导管中断、扩张和粗细不均常提示恶性的可能。

(2)超声检查对确定肿块部位、大小、形状、囊性或实性很有帮助。

(3)CT 扫描对腮腺深叶肿瘤更有价值,能明确显示肿瘤部位、大小、扩展范围及与周围结构的关系,对发现小涎腺及骨组织侵犯很有帮助。

(4)MRI 检查软组织分辨率高,可多方向成像,对确定腮腺深叶或咽旁肿瘤优于 CT。

(三)放射性核素检查

用 ^{99m}Tc 扫描,绝大部分涎腺肿瘤(包括良性)呈冷结节,有助于与呈热结节的淋巴瘤和嗜酸颗粒细胞瘤的鉴别。

(四)细胞学及组织学诊断

唾液腺肿瘤一般术前禁做活检,但若肿瘤侵犯周围组织过广或全身原因,不能手术治疗,为放疗或化疗提供病理诊断依据者、腭部或表面有溃疡的小涎腺肿瘤,为设计合理手术需病理确诊者,可考虑活检。

三、预后因素

(1)临床分期为最重要的预后因素。Ⅰ期预后较好,Ⅲ期、Ⅳ期预后较差,Ⅱ期居中。

(2)病理分级为影响预后的重要因素。

(3)治疗规范化也是预后的重要因素。

四、治疗

(一)治疗原则

涎腺肿瘤以手术治疗为主,但由于局部解剖方面的限制,单纯手术治疗效果并不理想。手术配合放疗、化疗,尤其对病期较晚的局部肿瘤可明显提高疗效。

(二)治疗方法及选择

1.涎腺肿瘤的外科手术

(1)治疗方法:手术治疗是涎腺肿瘤主要的治疗方法。恶性程度较高且侵犯面神经、周围肌肉、颌骨时,肿瘤的切除安全缘需有立体概念,既要有广度,又要有深度。

(2)颈淋巴切除术:在涎腺癌治疗中的地位涎腺癌的颈淋巴结转移率较头颈鳞状细胞癌明显为低,而血行转移率则较高。涎腺癌是否做颈淋巴结清扫术决定于组织病理类型和部位。对鳞癌、涎腺导管癌、未分化癌、低分化腺癌做选择性颈清扫术;对来源于舌根部、舌下腺者做选择性颈清扫术。对腺样囊性癌、腺泡细胞癌、高分化黏液表皮样癌出现在多形性腺瘤中,一般不做选择性颈清扫术。对其他原发癌分化差,临床分期为Ⅲ期、Ⅳ期,发现颈部淋巴结肿大并怀疑有转移时,应做治疗性颈清扫术。对腮腺癌多因素分析表明:面神经受侵犯、原发癌病理分级差和呈现淋巴管受累、癌组织超出腺组织外,是预示隐袭性转移的最重要因素,如有这些表现,做选择性颈清扫术是适宜的。

(3)恶性肿瘤面神经的处理:是否切除面神经取决于临床和术中表现而不是病理诊断(腺样囊性癌除外)。

切除面神经的适应证:①术前有面瘫症状者;②术中发现面神经穿入肿瘤者;③面神经与肿瘤紧贴,肿瘤病理类型为腺样囊性癌、鳞癌、涎腺导管癌等恶性程度较高者。

面神经保留适应证：面神经与肿瘤相邻，且能分离而不致肿瘤破裂，恶性程度为中、低度者，面神经可考虑保留，术中用液氮冷冻，术后辅以放疗。面神经修复方法有直接吻合、神经转移、神经移植、血管化神经移植、血管神经肌肉移植。原则上应早期修复。

2.涎腺癌的放疗

放疗在涎腺癌的治疗中占有重要的地位，特别是对那些分化差、恶性程度高的肿瘤，如鳞状细胞癌、未分化癌、涎腺导管癌、低分化腺癌，以及那些难以手术彻底切除的腺样囊性癌、低分化黏液表皮样癌等，都应在手术后及早开始做术后放疗，以提高生存率和降低复发率。

放疗的适应证：①腺样囊性癌；②高度恶性肿瘤；③手术切除不彻底，有瘤组织残留者；④将紧贴肿瘤的面神经分离并保留者；⑤肿瘤范围广，侵犯肌肉、骨质、皮肤者；⑥低度恶性肿瘤贴近面神经者；⑦复发性恶性肿瘤。低度恶性腺癌，临床Ⅰ、Ⅱ期者，术后不必做放疗。一般在术后2～4周内开始放疗，腮腺照射野前界应达咀嚼肌前缘，后界包括乳突，上界为颧弓，下界为舌骨水平。对有神经侵犯者，特别是原发于颌下腺和口腔小涎腺者，照射野应包括颅底，剂量为40～60 Gy，如术后证实切缘阳性，剂量应提高到60～70 Gy。对复发或不能手术的患者，放疗的最佳选择是快中子，也可采用热疗加照射或近距离治疗技术，不能手术的患者可采用超分割方式，剂量65～70 Gy，也能取得良好的局部控制率。

3.化疗

化疗对唾液腺恶性肿瘤晚期或转移癌有姑息疗效，可根据组织类型选择几种药物联合应用。

第六章

胸部肿瘤的综合治疗

第一节 支气管肺癌

原发性支气管肺癌简称肺癌,肿瘤细胞源于支气管黏膜或腺体,常有区域性淋巴结和血行转移,早期常有刺激性咳嗽、痰中带血等呼吸道症状,病情进展速度与细胞的生物特性有关。肺癌为当前世界各地最常见的恶性肿瘤之一,是一种严重威胁人民健康和生命的疾病。半个世纪以来,世界各国肺癌的发病率和病死率都有明显增高的趋势。WHO 2000 年报告:1997 年全世界死于恶性肿瘤的共706.5 万人,占死亡人数的 12.6%,其中肺癌占恶性肿瘤死亡的 19%,居恶性肿瘤死因的第一位。

一、病因

(一)吸烟

已经公认吸烟是肺癌的重要危险因素,1999 年 WHO 年报告,肺癌患者的发病与吸烟密切相关。国内的调查均证明,80%～90%的男性肺癌与吸烟有关,女性 19.3%～40%与吸烟有关。吸烟者的肺癌死亡率比不吸烟者死亡率高。纸烟中含有各种致癌物质,其中苯并芘为致癌的主要物质。被动吸烟也容易引起肺癌。

(二)职业致癌因子

已被确认的致人类肺癌的职业因素包括石棉、无机砷化合物、二氯甲醚、铬及其化合物、镍、氡、芥子气、氯乙烯、煤烟、焦油和石油中的多环芳烃、烟草的加热产物等。

(三)空气污染

空气污染包括室内小环境和室外大环境污染。如室内被动吸烟、燃料燃烧和烹调过程中可能产生的致癌物。城市中汽车废气、工业废气、公路沥青都有致癌物质存在,其中主要是苯并芘。有资料统计,城市肺癌发病率明显高于农村,大城市高于中、小城市。

(四)电离辐射

大剂量电离辐射可引起肺癌,不同射线产生的效应也不同,如在日本广岛原子弹释放的是中子和 α 射线,长崎则仅有 α 射线,前者患肺癌的危险性高于后者。

(五)饮食与营养

动物实验证明,维生素 A 及其衍生物——胡萝卜素能够抑制化学致癌物诱发的肿瘤。一些调查报告认为,摄取食物中维生素 A 含量少或血清维生素 A 含量低时,患肺癌的危险性增高。维生素 A 为抗氧化剂,可直接抑制甲基胆蒽、苯并芘、亚硝胺的致癌作用,并抑制某些致癌物和 DNA 的结合,拮抗促癌物的作用,因此可直接干扰癌变过程。

(六)其他

美国癌症学会将结核列为肺癌的发病因素之一。有结核病者患肺癌的危险性是正常人群的 10 倍。其主要组织学类型是腺癌。近年研究表明,肺癌的发生与某些癌基因的活化及抑癌基因的失活密切相关。已经证明在肺癌中几个癌基因家族中均有异常,包括引起突变的 ras 族、放大基因的 myc 族、c-erb_2 及由野生型变异的抗癌基因 $p53$、$p16$ 和 RB 等。

二、病理与分类

(一)按解剖学部位分类

1.中央型肺癌

发生在段支气管至主支气管的癌肿称为中央型肺癌约占 3/4,以鳞状上皮细胞癌和小细胞未分化癌较多见。

2.周围型肺癌

发生在段支气管以下的癌肿称为周围型肺癌,约占 1/4,以腺癌较为多见。

(二)按组织病理学分类

肺癌的组织病理学分类现分为两大类。

1.非小细胞肺癌（NSCLC）

（1）鳞状上皮细胞癌（简称鳞癌）：包括梭形细胞癌。典型的鳞癌细胞大，呈多形性，胞质丰富，有角化倾向，核畸形，染色深，细胞间桥多见，常呈鳞状上皮样排列。

（2）腺癌：包括腺泡状腺癌、乳头状腺癌、细支气管-肺泡细胞癌、实体癌黏液形成。腺癌呈腺管或乳头状结构，细胞大小比较一致，圆形或椭圆形，胞质丰富，常含有黏液，核大，染色深，常有核仁，核膜比较清楚。

（3）大细胞癌：包括巨细胞癌、透明细胞癌。可发生在肺门附近或肺边缘的支气管。细胞较大，但大小不一，常呈多角形或不规则形，呈实性巢状排列；癌细胞核大，核仁明显，核分裂象常见，胞质丰富，可分巨细胞型和透明细胞型。大细胞癌的转移较小细胞未分化癌晚，手术切除机会较大。

2.小细胞肺癌（SCLC）

包括燕麦细胞型、中间细胞型、复合燕麦细胞型。癌细胞多为类圆形或菱形，胞质少，类似淋巴细胞。燕麦细胞型和中间型可能起源于神经外胚层的Kulchitsky细胞或嗜银细胞。细胞质内含有神经内分泌颗粒，具有内分泌和化学受体功能，能分泌5-羟色胺、儿茶酚胺、组胺、激肽等肽类物质，可引起类癌综合征。

三、临床表现

肺癌的临床表现与其部位、大小、类型、发展阶段、有无并发症或转移有密切关系。有5%～15%的患者于发现肺癌时无症状。主要症状包括以下几方面。

（一）由原发肿瘤引起的症状和体征

1.咳嗽

咳嗽为常见的早期症状，肿瘤在气管内可有刺激性干咳或咳少量黏液痰。细支气管－肺泡细胞癌可有大量黏液痰。

2.咯血

由于癌肿组织的血管丰富，局部组织坏死常引起咯血。以中央型肺癌多见，多为痰中带血或间断血痰，常不易引起患者的重视而延误早期诊断。

3.喘鸣

由于肿瘤引起支气管部分阻塞，约有2%的患者可引起局限性喘鸣。

4.体重下降

消瘦为恶性肿瘤的常见症状之一。肿瘤发展到晚期，由于肿瘤毒素和消耗的原因,并有感染、疼痛所致的食欲减退,可表现为消瘦或恶病质。

5.发热

肿瘤组织坏死可引起发热,多数发热的原因是由于肿瘤引起的继发性肺炎所致,抗生素治疗效果不佳。

(二)肿瘤局部扩展引起的症状和体征

1.胸痛

约有 30%的肿瘤直接侵犯胸膜、肋骨和胸壁,可引起不同程度的胸痛。若肿瘤位于胸膜附近,则产生不规则的钝痛或隐痛,疼痛于呼吸、咳嗽时加重。肋骨、脊柱受侵犯时则有压痛点,而与呼吸、咳嗽无关。

2.呼吸困难

肿瘤压迫大气道,出现呼吸困难。

3.咽下困难

癌肿侵犯或压迫食管,可引起咽下困难。

4.声音嘶哑

癌肿直接压迫或转移致纵隔淋巴结压迫喉返神经(多见左侧),可发生声音嘶哑。

5.上腔静脉阻塞综合征

癌肿侵犯纵隔压迫上腔静脉时,上腔静脉回流受阻,产生头面部、颈部和上肢水肿以及胸前部淤血和静脉曲张,可引起头痛、头昏或眩晕。

6.霍纳综合征

位于肺尖部的肺癌称肺上沟癌(Pancoast 癌),可压迫颈部交感神经,引起病侧眼睑下垂、瞳孔缩小、眼球内陷、同侧额部与胸壁无汗或少汗。

(三)肺外转移引起的症状和体征

1.转移至中枢神经系统

可发生头痛、呕吐、眩晕、复视、共济失调、脑神经麻痹、一侧肢体无力甚至偏瘫等神经系统表现。严重时可出现颅内高压的症状。

2.转移至骨骼

特别是肋骨、脊椎、骨盆时,可有局部疼痛和压痛。

3.转移至肝

可有食欲缺乏、肝区疼痛、肝大、黄疸和腹水等。

4.转移至淋巴结

锁骨上淋巴结是肺癌转移的常见部位,可以毫无症状。多无痛感。淋巴结的大小不一定反映病程的早晚。

(四)癌作用于其他系统引起的肺外表现

包括内分泌、神经肌肉、结缔组织、血液系统和血管的异常改变,又称伴癌综合征。有下列几种表现。

1.肥大性肺性骨关节病

常见于肺癌,也见于局限性胸膜间皮瘤和肺转移癌(胸腺、子宫、前列腺转移)。多侵犯上、下肢长骨远端,发生杵状指(趾)和肥大性骨关节病。前者具有发生快、指端疼痛、甲床周围环绕红晕的特点。两者常同时存在,多见于鳞癌。

2.分泌促性腺激素

引起男性乳房发育,常同时伴有肥大性肺性骨关节病。

3.分泌促肾上腺皮质激素样物

可引起库欣综合征。

4.分泌抗利尿激素

引起稀释性低钠血症,表现为食欲缺乏、恶心、呕吐、乏力、嗜睡、定向障碍等水中毒症状,称抗利尿激素分泌失调综合征(SIADHS)。

5.神经肌肉综合征

包括小脑皮质变性、脊髓小脑变性、周围神经病变、重症肌无力和肌病等。发生原因不明确。这些症状与肿瘤的部位和有无转移无关。可发生于各型肺癌但多见于小细胞未分化癌。

6.高钙血症

肺癌骨转移致骨骼破坏或分泌异生性甲状旁腺样激素,导致血钙升高。多见于鳞癌。高钙血症可引起恶心、嗜睡、烦渴、多尿和精神紊乱等症状。手术切除肺癌后血钙可恢复正常,肿瘤复发又可引起血钙增高。

四、影像学及其他检查

(一)胸部普通 X 线检查

胸部普通 X 线检查是发现肿瘤最重要的方法之一,可通过透视或正侧位 X 线胸片发现肺部阴影。

1.中央型肺癌

多为一侧肺门类圆形阴影,边缘大多毛糙,有时有分叶表现,或为单侧不规则的肺门部肿块,为肺癌本身与转移性肺门或纵隔淋巴结融合而成的表现;也可以与肺不张或阻塞性肺炎并存,形成所谓"S"形的典型 X 线征象。肺不张、阻塞性肺炎、局限性肺气肿均为癌肿完全或部分阻塞支气管所引起的间接征象。

2.周围型肺癌

早期常呈局限性小斑片状阴影,边缘不清,密度较淡,易误诊为炎症或结核。如动态观察,阴影渐增大,密度增高,呈圆形或类圆形,边缘清楚常呈分叶状,有切迹或毛刺,尤其是细毛刺或长短不等的毛刺。如发生癌性空洞,其特点为空洞壁较厚,多偏心,内壁不规则,凹凸不平,也可伴有液平面。

3.细支气管-肺泡细胞癌

有结节型与弥漫型两种表现。结节型与周围型肺癌的圆形病灶不易区别。弥漫型为两肺大小不等的结节状播散病灶,边界清楚,密度较高,随病情发展逐渐增多和增大。

(二)计算机体层显像(CT)

CT 的优点在于能够显示一些普通 X 线检查所不能发现的病变,包括小病灶和位于心脏后、脊柱旁、肺尖、近膈面及肋骨头部位的病灶。CT 扫描还可显示早期肺门和纵隔淋巴结肿大。CT 扫描更易识别肿瘤有无侵犯邻近器官。

(三)磁共振成像(MRI)

MRI 扫描对肺癌的诊断价值基本与 CT 相似,但又各有特点。如 MRI 扫描在明确肿瘤与大血管之间的关系上明显优于 CT 扫描,而在发现小病灶(直径<5 mm)方面则不如 CT 敏感。

(四)正电子发射体层成像(PET)

PET 可探查局部组织细胞代谢有无异常。与正常细胞相比,肺癌细胞的代谢及增殖加快,对葡萄糖的摄取增加,作为反映葡萄糖在肿瘤细胞内代谢的标记物,注入体内的^{18}F-氟代脱氧葡萄糖相应地在肿瘤细胞内大量积聚,其相对摄入量可以反映肿瘤细胞的侵袭性及生长速度,故 PET 可用于肺癌及淋巴结转移的定性诊断。

(五)痰脱落细胞检查

痰细胞学检查的阳性率取决于标本是否符合要求、病理医师的水平、肿瘤的类型以及送检标本的次数(以 3~4 次为宜)等因素,非小细胞肺癌的阳性率较小细胞肺癌的阳性率高,一般为 70%~80%。

(六)纤维支气管镜检查(简称纤支镜检)

可获取组织供组织学诊断。对位于近端气道内可视的肿瘤,经纤支镜刷检结合钳夹活检的阳性率为 $90\% \sim 93\%$。

(七)经胸壁细针穿制活检

经胸壁、胸腔对可疑的周边病灶做细胞和组织活检,比纤支镜更为可靠。通常在 X 线或超声引导下进行,如果病灶在大血管附近,在 CT 引导下进行更好。有报道成功率达 90%。常见的并发症是气胸。

五、诊断

肺癌的治疗效果与肺癌的早期诊断密切相关。一般依靠详细的病史询问、体格检查和有关辅助检查进行综合判断,有 $80\% \sim 90\%$ 的患者可以得到确诊。肺癌的早期诊断包括两方面的重要因素。其一是普及肺癌的防治知识,患者有任何可疑肺癌症状时能及时就诊;其二是医务人员应对肺癌的早期征象提高警惕,避免漏诊、误诊。对有高危险因素的人群或有可疑征象时,宜定期进行防癌或排除癌肿的有关检查。

六、治疗

肺癌的治疗是根据患者的机体状况、肿瘤的病理类型、侵犯的范围和发展趋向,合理地、有计划地应用现有的治疗手段,以期较大幅度地提高治愈率和患者的生活质量。根据肺癌的生物学特点及预后,大多数临床肿瘤学家将肺癌分为非小细胞肺癌(包括鳞癌、腺癌、大细胞癌)和小细胞肺癌两大类。非小细胞肺癌与小细胞肺癌的治疗原则不同:①非小细胞肺癌:早期患者以手术治疗为主,可切除的局部;晚期(Ⅲa)患者可采取新辅助化疗＋手术治疗±放疗;不可切除的局部晚期(Ⅲb)患者可采取化疗与放疗联合治疗,远处转移的晚期患者以姑息治疗为主;②小细胞肺癌:以化疗为主,辅以手术和(或)放疗。

(一)化学药物治疗(简称化疗)

常用的化疗药物有:依托泊苷(VP-16,足叶乙苷)、顺铂(DDP)、卡铂(CBP)、环磷酰胺(CTX)、多柔比星(阿霉素,ADM)、异环磷酰胺(IFO)、去甲长春碱(NVB)、吉西他滨(GEM)、紫杉醇(TXL)、长春地辛(VDS)。肺癌联合化疗方案如下。

1.小细胞肺癌

(1)EP 方案:VP-16 100 mg/(m² · d),静脉滴注,第 1～3 天;DDP 80 mg/m²,静脉滴注,第 1 天。每3 周为1 周期。

(2)EC 方案:VP-16 120 mg/(m² · d),静脉滴注,第 1～3 天;CBP

300 mg/m² 或曲线下面积(AUC)为5,静脉滴注,第1天。每3周为1个周期。

2.非小细胞肺癌

(1)EP 方案:VP-16 100 mg/(m²·d),静脉滴注,第1～3天;DDP 100 mg/m²,静脉滴注,第1天。每3～4周为1周期。

(2)NP 方案:NVB 25～30 mg/(m²·d),静脉注射,第1、8、15天;DDP 80 mg/m²,静脉滴注,第1天。每4周为1周期。

(3)TP 方案:TXI＋135～175 mg/m²,静脉滴注,第1天;DDP 75～80 mg/m² 或 CBP(AUC 为5～6)静脉滴注,第1天。每3周为1周期。

(二)放疗(简称放疗)

放射线对癌细胞有杀伤作用。癌细胞受照射后,射线可直接作用于 DNA 分子,引起断裂;射线引起的电离物质又可使癌细胞发生变性,被吞噬细胞吞噬,最后被成纤维细胞所代替。但放疗的生物效应受细胞群增殖动力学的影响。

放疗对小细胞肺癌效果较好,其次为鳞癌和腺癌,其放射剂量以腺癌最大,小细胞癌最小。对全身情况太差,有严重心、肺、肝、肾功能不全者应列为禁忌。重症阻塞性肺气肿患者易并发放射性肺炎,使肺功能受损害,宜慎重应用。放射性肺炎可用糖皮质激素治疗。

(三)其他局部治疗

方法近几年来,许多局部治疗方法可缓解患者的症状和控制肿瘤的发展。如经支气管动脉灌注加栓塞治疗,经纤维支气管镜用电刀切割瘤体,激光烧灼及血卟啉衍生物(HPD)静脉注射后用 Nd-YAG 激光局部照射产生光动力反应,使肿瘤组织变性坏死。

(四)生物反应调节剂(BRM)

BRM 为小细胞肺癌提供了一种新的治疗手段,如小剂量干扰素(2×10^6 U)每周3次间歇疗法。

(五)中医中药治疗

中医学有许多单方及配方在肺癌的治疗中可与西药治疗起协同作用,减少患者对放疗、化疗的反应,提高机体的抗病能力,在巩固疗效、促进、恢复机体功能中起到辅助作用。

第二节　肺 转 移 瘤

肺是全身血流必经的器官,其丰富的血管床是一个很好的滤过器,因此肺是转移性肿瘤最多发生的部位,而且比其他器官的转移瘤易于发现。据尸体解剖证实 29%～46% 的恶性肿瘤有肺转移病变,其中约有半数只局限于肺部。

一、定义

肺部转移性肿瘤是指身体其他部位肿瘤,经某种途径转移到肺部而形成的肺部肿瘤,是恶性肿瘤的晚期表现。

二、病因

全身各器官的恶性肿瘤,均可由血行转移至肺,癌转移占 85%,肉瘤转移占 15%。常见的有绒毛膜上皮癌、肾上腺肿瘤、黑色素瘤、骨肉瘤、淋巴肉瘤、滑膜肉瘤、甲状腺癌、胃癌、乳腺癌、肝癌、大肠癌、鼻咽癌、肾癌、睾丸和前列腺恶性肿瘤,以及白血病造成的肺浸润等,或乳腺癌、食管癌、胰腺癌、贲门癌直接蔓延侵及肺。

三、肺部转移性肿瘤的转移途径

可分为血行转移、淋巴性转移和直接蔓延 3 类,以血行转移较多见,有时可以兼有两种类型的转移瘤。

四、临床表现

大部分肺转移癌发生于肺的周边,因此很少引起症状。所以大部分是通过胸片发现的。只有侵犯支气管或到了晚期,患者才会出现明显症状如咳嗽、咯血等。呼吸困难多由气道梗阻、淋巴管转移或胸腔积液引起。突然发生的呼吸困难常意味着胸腔积液、气胸或出血。胸痛常由于胸壁、肋骨或壁层胸膜受累。

五、实验室及辅助检查

(一)痰细胞学检查

诊断价值不大,阳性率<5%。

(二)X 线检查

胸部 X 线具有多种表现。单个肺结节常来自直肠、结肠、肾脏、睾丸、宫颈、黑色素瘤、骨肉瘤。弥漫性肺结节如大小不等常提示为多次分批转移,可见于大多数恶性肿瘤。微小转移灶常提示来自甲状腺、肾脏或骨肉瘤。弥漫性淋巴管炎常表现为线型和结节网织状,见于胸部邻近脏器的肿瘤如乳癌、胃癌、胰腺癌转移。棉絮状转移灶提示来源于绒癌。恶性肿瘤多无钙化,但由甲状腺癌、胃癌、前列腺癌、肝癌、恶性畸胎瘤、卵巢癌、肾癌、睾丸癌、软骨肉瘤和成骨肉瘤转移至肺者,均可发生钙化。偶尔转移瘤中心坏死可出现空洞征象,以鳞癌最多见,特别是头颈部癌,其次是女性生殖器癌,结肠癌、直肠癌也可发生空洞。

(三)CT 扫描和 MRI 检查

能发现普通 X 线胸片上不易观察部位如心后区域、胸膜下等部位的多个转移灶及纵隔淋巴结转移。

(四)纤维支气管镜活检

在 X 线透视下经纤维支气管镜活检,经支气管穿刺活检对周围型肺转移瘤的定性诊断有重要价值,阳性率高。

(五)肿瘤标志物测定

肿瘤标志物对肺转移癌的诊断具有很大帮助,可监测恶性肿瘤治疗后的复发和转移,如 HCG、甲胎蛋白(AFP)、CA50、CA125、CA199、CEA 等。应用其对卵巢癌、大肠癌、肝癌、绒癌、睾丸恶性肿瘤等肺转移的治疗后跟踪检查,对判断治疗效果有重要价值。

六、诊断

肺转移肿瘤的诊断常不困难,在 X 线片上为孤立或多发结节,结节影像有一定不同。体层片和 CT 检查对发现小的转移灶和明确性质有一定帮助,两项检查加在一起,可发现 80% 直径在 3 mm 的转移灶。少数病例如诊断不明可做肺穿刺,送病理和细胞学检查。肺转移肿瘤痰细胞学检查多为阴性,只有少数咯血患者可查到癌细胞。

七、鉴别诊断

(一)结核瘤

结核瘤痰结核分枝杆菌检查几乎均为阴性,而结核菌素试验阳性,结合以往结核菌感染的系列胸片常可确定诊断;或瘤体有钙化及随访 6 个月以上没有增大时则应高度考虑为多发性结核瘤。

(二)肺结节病

本病 X 线检查时,可见散在、边界较转移癌更清楚的直径为 0.5～3.0 cm 的大结节,或并有肺门及纵隔淋巴结肿大,临床多较 X 线检查表现为轻,随访中无增大,测血管紧张素转化酶有一定辅助鉴别价值,需要时做斜角肌淋巴结活检确诊。

(三)血源感染性肺炎

常见葡萄球菌,有时可由类杆菌或革兰阴性杆菌引起,为多发性肺实变和脓毒栓子梗死肺部造成的多发性实性脓疡,X 线检查呈多发性边缘不清 0.5～1.5 cm 类似转移瘤的圆形病灶,但由于临床上有高热和脓毒血症表现,且病灶可形成空洞、囊性气肿和坏死性肺炎,痰细菌检查阳性等,可帮助鉴别。

八、治疗

(一)治疗的一般原则

目前,对恶性肿瘤的治疗已取得相当大的进展,生存率明显延长。因此,肺转移性肿瘤也相应增多,但除少数几种恶性肿瘤采用单一治疗手段获得满意疗效外,多数恶性肿瘤还不够满意。因此,目前都采用综合治疗,有计划地安排各种有效治疗手段(手术、放疗、化疗、免疫治疗、中医中药治疗和其他辅助治疗),以最大限度地减少治疗不良反应和保护或恢复人体正常功能,以进一步清除肿瘤细胞,争取达到治愈目的。

(二)化疗

不能切除的肺转移瘤可根据原发肿瘤的性质选用不同的化学药物治疗。由于各种肿瘤对化疗的敏感性不相同,治疗效果也各异。

(三)放疗

一般说来,放疗在肺转移瘤的治疗中无重要地位,但在有压迫、梗阻、疼痛时可行选择性姑息放疗。

(四)辅助治疗

辅助治疗仍是一种很重要的、不能疏忽的治疗,以减轻手术、放疗、化疗的不良反应和促进人体功能恢复正常。常用的辅助治疗包括维生素类、提高白细胞的药物、促进免疫功能恢复的药物,以及中医中药等治疗。

第三节 食 管 癌

我国是食管癌的高发国家,又是食管癌病死率最高的国家。新中国成立以后,进行了肿瘤流行病学调查,基本查清了全国食管癌的发病、死亡情况及地区分布,并对食管癌高发区进行了多学科的综合考察和研究。1970 年以后已建立了 6 个现场防治点,开展了食管癌的病因流行病学研究和防治工作,尤其是对食管癌的癌前期疾病进行中西医结合治疗,对降低发病率起了有益的作用。

我国食管外科自吴英恺于 1940 年首例食管癌采用胸内食管胃吻合术切除成功以来已有 50 多年历史,至今我国食管癌手术切除率已达 80％～95％,手术死亡率仅为 2％～3％,术后 5 年生存率为 25％～30％。在食管癌的高发区,由于早期病例增加,5 年生存率已达 44％,Ⅰ期食管癌的生存率高达 90％以上。

近年来,对食管癌的分段有了新的认识,多数胸外科医师对气管分叉丛下食管癌采用左侧开胸进行肿瘤切除,气管分叉以上以右侧开胸切除率较高,食管胃吻合口应在颈部进行。吻合技术的增进、吻合器的应用已使吻合口瘘的发生率有明显降低。

高能射线的应用、食管癌定位技术和照射技术的改进以及放射敏化剂的研究和应用,使食管癌的放疗效果有所提高。术前放疗的随机分组前瞻性研究肯定了术前放疗的意义,并在许多医院推广。

但食管癌的疗效仍不够理想,提高疗效的关键在于早期发现、早期诊断和早期治疗。相信食管癌的流行病学、病因学研究将为食管癌的防治带来进展,对食管癌的综合治疗将进一步提高其远期疗效。

一、病因学

(一)烟和酒

长期吸烟和饮酒与食管癌的发病有关。有人研究,大量饮酒者比基本不饮酒者发病率要增加 50 余倍,吸烟量多者比基本不吸烟者高 7 倍;酗酒嗜烟者的发病率是既不饮酒又不吸烟者的 156 倍。一般认为饮烈性酒者患食管癌的危险性更大。根据日本一项研究,饮用威士忌和当地的 Shochu 土酒危险性最大,而啤酒最小。非洲特兰斯开地区,用烟斗吸自己种的烟叶的人食管癌发病率比吸纸烟者高。

（二）食管的局部损伤

长期喜进烫的饮食也可能是致癌的因素之一。如新加坡华裔居民讲福建方言的人群有喝烫饮料的习惯，其食管癌发病率比无此习惯讲广东方言人群高得多。哈萨克族人爱嚼刺激性很强含有烟叶的"那司"，可能和食管癌高发有一定关系。在日本，喜吃烫粥烫茶的人群发病率亦较高。

各种原因引起的经久不愈的食管炎，可能是食管癌的前期病变，尤其是伴有间变细胞形成者癌变危险性更大。有学者报道，食管炎和食管癌关系十分密切，食管炎往往比食管癌早发 10 年左右。食管炎也好发于中胸段食管，在尸检中食管炎往往和癌同时存在。

（三）亚硝胺

亚硝胺类化合物是一种很强的致癌物。中科院肿瘤研究所在人体内、外环境的亚硝胺致癌作用研究中发现，食管癌高发区林县居民食用的酸菜中和居民的胃液、尿液中，除有二甲基亚硝胺（NDMA）、二乙基亚硝胺（NDEA）外，还存在能诱发动物食管癌的甲基苄基亚硝胺（NMBZA）、亚硝基吡咯烷（NPYR）、亚硝基胍啶（NPIP）等，并证明食用的酸菜量与食管癌发病率成正比。最近报道用 NMBZA 诱导人胎儿食管癌获得成功，为亚硝胺病因提供了证据。汕头大学医学院报告，广东南澳县的生活用水、鱼露、虾酱、咸菜、萝卜干中，亚硝酸盐、硝酸盐、二级胺含量明显升高，这些居民常食用的副食品在腌制过程中常有霉菌污染，霉菌能促使亚硝酸盐和食物中二级胺含量增加。

（四）霉菌作用

河南医科大学从林县的粮食和食品中分离出互隔交链孢霉 261 株，它能使大肠埃希菌产生多种致突变性代谢产物，其产生的毒素能致染色体畸变，主要作用于细胞的 S 和 G2 期。湖北钟祥市的河南移民中食管癌病死率为本地居民的 5 倍，移民主食中霉菌污染的检出率明显高于本地居民，移民食用的酸菜中以黄曲霉毒素检出率最高。用黄曲霉毒素、交链孢属和镰刀菌等喂养 Wistar 大鼠，能使大鼠食管乳头状瘤变和癌变已得到实验证实。

（五）营养和微量元素

综观世界食管癌高发区，一般都在土地贫瘠、营养较差的贫困地区，膳食中缺乏维生素、蛋白质及必需脂肪酸。这些成分的缺乏，可以使食管黏膜增生、间变，进一步可引起癌变。有些地区如新疆哈萨克族，以肉食为主，很少吃新鲜蔬菜，米面粮食吃得很少，营养供给极不平衡，维生素明显缺乏，尤其是维生素 C 及

维生素 B_2 缺乏。瑞典在食管癌高发区粮食中补充了维生素 B_2 后,明显降低了发病率。微量元素铁、钼、锌等的缺少也和食管癌发生有关。钼的缺少可使土壤中硝酸盐增多。调查发现河南林县水土中缺少钼,可能和食管癌的高发有关。文献报道,高发区人群中血清钼、发钼、尿钼及食管癌组织中的钼都低于正常水平。钼的抑癌作用已被美国等地学者们所证实。

(六)遗传因素

人群的易感性与遗传和环境条件有关。食管癌具有比较显著的家族聚集现象,高发地区连续 3 代或 3 代以上出现食管癌患者的家族屡见不鲜。如伊朗北部高发区某一村庄中有 12 个家庭共 63 人,其中患食管癌者 14 人,而 13 人是一对夫妻的后裔。由高发区移居低发区的移民,即使长达百余年,也仍保持相对高发。

(七)其他因素

进食过快、进食粗硬食物可能引起食管黏膜损伤,反复损伤可以造成黏膜增生间变,最后导致癌变。某些食管先天性疾病,如食管憩室、裂孔疝,或经常接触石棉、铅、硅等可能和食管癌的发病有一定联系。癌症经放疗数年后,在放射范围内又可诱发另一癌症的报道也不罕见。

二、诊断

(一)临床表现

1.早期症状

在食管癌的始发期和发展早期,局部病灶处于相对早期阶段,出现症状可能是由于局部病灶刺激食管引起食管蠕动异常或痉挛,或因局部炎症、肿瘤浸润、食管黏膜糜烂、表浅溃疡所致。发生的症状一般比较轻微而且时间较为短暂,其间歇时间长短不一,常反复出现,时轻时重,间歇期间可无症状,可持续 1～2 年甚至更长时间。主要症状为胸骨后不适、烧灼感或疼痛,食物通过时局部有异物感或摩擦感,有时吞咽食物在某一部位有停滞或轻度梗阻感。下段食管癌还可引起剑突下或上腹不适、呃逆、嗳气。上述症状均非特异性,也可发生在食管炎症和其他食管疾病时,唯食管癌的症状常与吞咽食物有关,进食时症状加重,而食管炎患者在吞咽食物时这些症状反而减轻或消失。

2.中晚期症状

(1)吞咽困难:是食管癌的典型症状。由于食管壁具有良好的弹性及扩张能力,一般出现明显吞咽困难时,肿瘤常已侵犯食管周径 2/3 以上,此时常已伴有食管周围组织的浸润和淋巴结转移。吞咽困难在开始时常是间歇性的,可以由于食物堵塞或局部炎症水肿而加重,也可以因肿瘤坏死脱落或炎症的水肿消退而减轻。但随着病情的发展,总的趋向是进行性加重且呈持续性,其发展一般比较迅速,多数患者如不治疗可在梗阻症状出现后 1 年内死亡。吞咽困难的程度与病理类型有关,缩窄型和髓质型病例较为严重,其他类型较轻。也有约 10% 的患者就诊时并无明显吞咽困难。吞咽困难的严重程度与肿瘤大小、手术切除率和生存率等并无一定的关系。

(2)梗阻:严重者常伴有反流,持续吐黏液,这是由于食管癌的浸润和炎症反射性地引起食管腺和唾液腺分泌增加所致。黏液积存于食管内可以反流,引起呛咳甚至发生吸入性肺炎。

(3)疼痛:胸骨后或背部肩胛间区持续性钝痛常提示食管癌已有外浸,引起食管周围炎、纵隔炎,但也可以是肿瘤引起食管深层溃疡所致。下胸段或贲门部肿瘤引起的疼痛可以发生在上腹部。疼痛严重不能入睡或伴有发热者,不但手术切除的可能性较小,而且应注意肿瘤穿孔的可能。

(4)出血:食管癌患者有时也会因呕血或黑便而来院诊治。肿瘤可浸润大血管特别是胸主动胁而造成致死性出血。对于有穿透性溃疡的病例特别是 CT 检查显示肿瘤侵犯胸主动脉者,应注意出血的可能。

(5)声音嘶哑:常是肿瘤直接侵犯或转移淋巴结压迫喉返神经所引起,但有时也可以是吸入性炎症引起的喉炎所致,间接喉镜有助于鉴别。

(6)体重减轻和食欲缺乏:因梗阻进食减少,营养情况日趋低下,消瘦、脱水常相继出现,但患者一般仍有食欲。患者在短期内体重明显减轻或出现厌食症状常提示肿瘤有广泛转移。

3.终末期症状和并发症

(1)恶病质、脱水、衰竭:系食管梗死致滴水难入和全身消耗所致,常同时伴有水、电解质紊乱。

(2)肿瘤浸润:穿透食管侵犯纵隔、气管、支气管、肺门、心包、大血管等,引起纵隔炎、脓肿、肺炎、肺脓肿、气管食管瘘、致死性大出血等。

(3)全身广泛转移引起的相应症状,如黄疸、腹水、气管压迫致呼吸困难、声带麻痹、昏迷等。

(二)病理

1.早期食管癌的大体病理分型

近20多年来对早期食管癌的研究,尤其是对早期食管癌切除标本的形态学研究,可将早期食管癌分成4个类型。

(1)隐伏型:在新鲜标本上,病变略显粗糙,色泽变深,无隆起和凹陷。标本固定后,病灶变得不明显,镜下为原位癌,是食管癌最早期阶段。

(2)糜烂型:病变黏膜轻度糜烂或略凹陷,边缘不规则呈地图样,与正常组织分界清楚,糜烂区内呈颗粒状,偶见残余正常黏膜小区。在外科切除的早期食管癌中较为常见。

(3)斑块型:病变黏膜局限性隆起呈灰白色斑块状,边界清楚,斑块最大直径<2 cm。切面质地致密,厚度在3 mm以上,少数斑块表面可见有轻度糜烂,食管黏膜纵行皱襞中断。病理为早期浸润癌,肿瘤侵及黏膜肌层或黏膜下层。

(4)乳头型或隆起型:肿瘤呈外生结节状隆起,乳头状或息肉状突入管腔,基底有一窄蒂或宽蒂,肿瘤直径为1~3 cm,与周围正常黏膜分界清楚,表面有糜烂并有炎性渗出,切面灰白色均质状。这一类型在早期食管癌中较少见。

田德发等对林县人民医院手术切除的100例早期食管癌标本作大体病理分型研究,早期食管癌除上述4个类型外,可增加两个亚型:①表浅糜烂型为糜烂型的一个亚型,特点是糜烂面积小而表浅,一般不超过2.5 cm。病变边缘无下陷,周围正常黏膜无隆起,表浅糜烂常多点出现,一个病灶内可见几个小片状糜烂近于融合。病理为原位癌或原位癌伴浸润或黏膜内癌。②表浅隆起型是从斑块型中分出的一个亚型,特点是病变黏膜轻微增厚或表浅隆起,病变范围较大,周界模糊,隆起的黏膜粗糙,皱襞紊乱、增粗,表面似卵石样或伴小片浅表糜烂。病理为原位癌,少数为微小浸润癌。

2.中晚期食管癌的大体病理分型

(1)髓质型:肿瘤多累及食管周径的大部或全部,大约有1/2病例超过5 cm。肿瘤累及的食管段明显增厚,向管腔及肌层深部浸润。肿瘤表面常有深浅不一的溃疡,瘤体切面灰白色,均匀致密。

(2)蕈伞型:肿瘤呈蘑菇状或卵圆形突入食管腔内,隆起或外翻,表面有浅溃疡。切面可见肿瘤已浸润食管壁深层。

(3)溃疡型:癌组织已浸润食管深肌层,有深溃疡形成。溃疡边缘稍有隆起,溃疡基部甚至穿透食管壁引起穿孔,溃疡表面有炎性渗出。

(4)缩窄型:病变浸润食管全周,呈环形狭窄或梗阻,肿瘤大小一般不超过

5 cm。缩窄上段食管明显扩张。肿瘤切面结构致密,富于增生结缔组织。癌组织多浸润食管肌层,有时穿透食管全层。

(5)腔内型:肿瘤呈圆形或卵圆形向腔内突出,常有较宽的基底与食管壁相连,肿瘤表面有糜烂或不规则小溃疡。腔内型食管癌的切除率较高,但远期疗效并不佳。

3.分期

1987 年,国际抗癌联盟(UICC)对食管癌的 TNM 分期进行了修订。首先对食管的分段进行了修改。以往食管的分段为颈段食管从食管入口(下咽部)到胸骨切迹,上胸段从胸骨切迹到主动脉弓上缘(T_6 下缘),中胸段从主动脉弓上缘到肺下静脉下缘(T_8 下缘),下胸段从肺下静脉下缘到贲门入口(包括膈下、腹段食管)。这一分段方法的缺点是 X 线片上不能辨认肺下静脉,主动脉弓随年龄老化屈曲延长而上移,使胸段食管分割不均等。新的分段方法是颈段食管分段如旧,上胸段食管以气管分叉为下缘标志,即从胸骨切迹至气管分叉为上胸段,气管分叉以下至贲门入口再一分为二,分成中胸段和下胸段。如此分段分割均等,易于在 X 线片上确定标志点。临床上,上胸段食管手术以经右胸为好,而中、下段食管癌大多可经左胸手术,因此更有实际意义。

UICC 制订的 TNM 国际食管癌分期如下。

(1)原发肿瘤(T)分期。

T_X:原发肿瘤不能评估。

T_0:原发肿瘤大小、部位不详。

T_{is}:原位癌。

T_1:肿瘤浸润食管黏膜层或黏膜下层。

T_2:肿瘤浸润食管肌层。

T_3:肿瘤浸润食管外膜。

T_4:肿瘤侵犯食管邻近结构(器官)。

(2)区域淋巴结(N)分期。

N_X:区域淋巴结不能评估。

N_0:区域淋巴结无转移。

N_1:区域淋巴结有转移。

区域淋巴结的分布因肿瘤位于不同食管分段而异,对颈段食管癌,锁骨上淋巴结为区域淋巴结;对中、下胸段食管癌,锁骨上淋巴结为远隔淋巴结,如有肿瘤转移为远处淋巴结转移。同样对下胸段食管癌,贲门旁、胃左动脉旁淋巴结转移为区域淋巴结转移;对颈段食管癌,腹腔淋巴结均为远处转移。

(3)远处转移(M)分期。

M_X:远处转移情况不详。

M_0:无远处转移。

M_1:有远处转移。

(4)TNM 分期。

0 期:$T_{Is}N_0M_0$。

Ⅰ期:$T_1N_0M_0$。

Ⅱa 期:$T_2N_0M_0$;$T_3N_0M_0$。

Ⅱb 期:$T_1N_1M_0$;$T_2N_1M_0$。

Ⅲ期:$T_3N_1M_0$;T_4,任何 N,M_0。

Ⅳ期:任何 T,任何 N,M_1。

(三)实验室及其他检查

1.食管功能的检查

食管功能检查分为食管运动功能检查和胃食管反流情况的测定两大类。此类检查在国外已开展30多年,近年来国内亦相继开展,简单介绍如下。

(1)食管运动功能试验:①食管压力测定,本法适用于疑有食管运动失常的患者,即患者有吞咽困难或疼痛症状而 X 线钡餐检查未见器质性病变者,如贲门失弛症、食管痉挛和硬皮病等,还可对抗返流手术的效果做出评价或作为食管裂孔疝的辅助诊断。食管测压器可用腔内微型压力传感器或用连于体外传感器的腔内灌注导管系统。测定时像放置鼻胃管那样将测压器先置于胃内,确定胃的压力曲线后,将导管往回撤,分别测定贲门部(高压带)、食管体部、食管上括约肌和咽部等处的压力曲线,分析这些压力曲线的改变即可了解食管压力的变化,对食管运动功能异常做出诊断。②酸清除试验,用于测定食管体部排除酸的蠕动效率。方法是测试者吞服一定浓度酸 15 mL 后,正常情况下经 10~12 次吞咽动作后即能将酸全部排入胃内,需要更多的吞咽动作才能排除或根本没有将酸排除,则视为食管的蠕动无效,也就是说食管运动存在障碍。

(2)胃食管返流测定:胃食管返流的原因很多,如贲门的机械性缺陷、食管体部的推进动作不良、胃无张力、幽门功能失常、胃排空延滞等以及食管癌手术后。胃内容物(特别是胃酸)反流食管使食管黏膜长期与胃内容物接触,引起食管黏膜损伤,患者常有胃灼热、反呕、胸骨后疼痛等症状。下列试验有助于胃食管反流的测定。①食管的酸灌注试验:测试者取坐位,以每分钟 6 mL 的速度交替将生理盐水和 0.1 mol/L 盐酸灌入食管中段,以测定食管对酸的敏感性。灌酸时患者出现胃灼热、胸痛、咳嗽、反呕等症状,而灌生理盐水后症状消失为试验阳性。灌酸 30 mL 不发生症状为试验阴性。②24 小时食管 pH 监测:将 pH 电极留置于下段食管高压带上方,连续监测 pH 24 小时,以观察受试者日常情况下的反流情况。当 pH 降至 4 以下算是一次反流,pH 升至 7 以上为碱性反流。记录患者在各种不同体位、进食时的情况,就能对患者有无反流、返流的频度和食管清除返流物的时间做出诊断。③食管下括约肌测压试验食管下括约肌在消化道生理活动中起着保证食物单方向输送的作用,即抗胃食管反流作用。食管下括约肌的功能如何,不仅取决于它在静止时的基础压力,也取决于胸、腹压力的影响以及它对诸如胃扩张、吞咽、体位改变等不同生理因素的反应。另一决定食管下括约肌功能的因素是它在腹内的长度。可由鼻孔插入有换能器的导管至该部位进行测定。

2.影像学诊断

(1)X 线钡餐检查:该法是诊断食管及贲门部肿瘤的重要手段之一,由于其检查方法简便,患者痛苦小,不但可用于大规模普查和食管癌的临床诊断,而且可追踪观察早期食管癌的发展演变过程,为研究早期食管癌提供可靠资料。食管钡餐检查时应注意观察食管的蠕动状况、管壁的舒张度、食管黏膜改变、食管充盈缺损及梗阻程度。食管蠕动停顿或逆蠕动,食管壁局部僵硬不能充分扩张,食管黏膜紊乱、中断和破坏,食管管腔狭窄、不规则充盈缺损、溃疡或瘘管形成以及食管轴向异常均为食管癌重要的 X 线征象。早期食管癌和食管管腔明显梗阻狭窄者,低张双重造影检查优于常规钡餐造影。X 线检查结合细胞学和食管内镜检查,可以提高食管癌诊断的准确性。①早期食管癌 X 线改变:可分为扁平型、隆起型和凹陷型。扁平型肿瘤扁平无蒂,沿食管壁浸润,食管壁局限性僵硬,食管黏膜呈小颗粒状改变或紊乱的网状结构。隆起型肿瘤向食管腔内生长隆起,表现为斑块状或乳头状隆起,中央可有溃疡形成。凹陷型肿瘤区有糜烂、溃疡发生,呈现凹陷改变。侧位为锯齿状不规则状,正位为不规则的钡池,内有颗粒状结节,呈地图样改变,边缘清楚。②中晚期食管癌的 X 线表现如下。髓质型:在食管片上显示为不规则的充盈缺损,上下缘与食管正常边界呈斜坡状,管腔狭窄。病变部位黏膜破坏,常见大小不等龛影。蕈伞型:在食管片上显示明显充盈缺损,其上下缘呈弧形,边缘锐利,与正常食管分界清楚。病变部位黏膜纹中断,钡剂通过有部分梗阻现象。溃疡型:在食管片上显示较大龛影,在切线位上见龛影深入食管壁内甚至突出于管腔轮廓之外。如溃疡边缘隆起,可见"半月征"。钡剂通过时梗阻不明显。缩窄型：食管病变较短，直径常在 3 cm 以下，边缘较光滑，局部黏膜纹消失。钡剂通过时梗阻较严重，病变上端食管明显扩张，呈现环型或漏斗状狭窄。腔内型：病变部位食管管腔增宽，常呈梭形扩张，内有不规则或息肉样充盈缺损，病变上下界边缘较清楚锐利，有时可见清晰的弧形边缘，钡剂通过尚可。中晚期食管癌分型以髓质型最为常见，蕈伞型次之，其余各型较少见。

（2）食管癌 CT 表现：CT 扫描可以清晰显示食管与邻近纵隔器官的关系。正常食管与邻近器官分界清楚，食管壁厚度不超过 5 mm，如食管壁厚度增加，与周围器官分界模糊，则表示有食管病变存在。CT 扫描可以充分显示食管癌病灶大小、肿瘤外侵范围及程度，明显优于其他诊断方法。CT 扫描还可帮助外科医师决定手术方式，指导放疗医师确定放疗靶区，设计满意的放疗计划。1981 年，Moss 提出食管癌的 CT 分期：Ⅰ期肿瘤局限于食管腔内，食管壁厚度≤5 mm；Ⅱ期肿瘤伴食管壁厚度＞5 mm；Ⅲ期食管壁增厚同时肿瘤向邻近器官扩展，如气管、支气管、主动脉或心房；Ⅳ期为任何一期伴有远处转移者。CT 扫描时，重点应观察食管壁厚度、肿瘤外侵的程度、范围及淋巴结有无转移。外侵在 CT 扫描上表现为食管与邻近器官间的脂肪层消失，器官间分界不清。颈胸段食管癌CT 扫描显示肿块向前挤压气管，形成气管压迹。轻者可见气管后壁隆起，突向气管腔内；重者肿瘤可将气管推向一侧，气管受压变形，血管移位。中胸段食管癌 CT 扫描显示食管壁增厚，软组织向前侵犯，使食管与主动脉弓下、气管隆嵴下的脂肪间隙变窄甚至消失，其分界不清。尤其是在气管分叉水平，由于肿瘤组织的外侵挤压，造成气管成角改变，有时可见气管向前移位，重者可见气管壁受压而变弯形。肿瘤向右侵犯，CT 扫描显示食管壁增厚，奇静脉窝变浅甚至消失。向左后侵犯，CT 扫描显示食管与降主动脉间的界线模糊不清。下胸段食管癌由于肿瘤的外侵扩展，CT 扫描显示左心房后壁出现明显压迹。CT 不能诊断正常大小转移淋巴结，难以诊断食管周围转移淋巴结，一方面是 CT 难以区别原发灶浸润和淋巴结转移，另一方面是良性的炎症改变也可引起淋巴结肿大，特别是当肿瘤坏死时，易引起淋巴结炎症反应，因此 CT 对食管癌淋巴结转移的诊断价值很有限。一般认为淋巴结直径＜1.0 cm 为正常大小，1.0～1.5 cm 为可疑淋巴结，淋巴结直径＞1.5 cm 即为不正常。

CT 扫描诊断食管癌的依据是食管壁的厚度、肿瘤外侵的范围及程度，但食管黏膜不能在 CT 扫描中显示，因此 CT 扫描难以发现早期食管癌。将 CT 与 X 线检查相结合，有助于食管癌的诊断和分期水平的提高。

3.食管脱落细胞学检查

食管脱落细胞学检查方法简便,操作方便、安全,患者痛苦小,其准确率在90%以上,为食管癌大规模普查的重要方法。食管脱落细胞学检查结合X线钡餐检查可作为食管癌的诊断依据,使大多数患者免受食管镜检查痛苦。但食管狭窄有梗阻时,脱落细胞采集器不能通过,应行食管镜检查。

食管脱落细胞学检查方法简便、安全,大多数患者均能耐受,但对食管癌有出血及出血倾向者,或伴有食管静脉曲张者应禁忌作食管拉网细胞学检查;对食管癌X片上见食管有深溃疡或并发高血压、心脏病及晚期妊娠者,应慎行食管拉网脱落细胞检查;对全身状况差,过于衰弱的患者应先改善患者一般状况后再作细胞学检查;并发上呼吸道及上消化道急性炎症者,应先控制感染再行细胞学检查。

4.食管镜检查

近年来,纤维食管镜被广泛应用于食管癌的诊断。纤维食管镜镜身柔软,可随意弯曲,光源在体外,插入比较容易,患者痛苦少。食管镜检查时可以在直视下观察肿瘤患者大小、形态和部位,为临床医师提供治疗的依据,同时也可在病变部位做活检或镜刷检查。食管镜检查与脱落细胞学检查相结合,是食管癌理想诊断方法。

(1)适应证:①患者有症状,X线钡餐检查阳性,而细胞学诊断阴性时,应先重复做细胞学检查,如仍为阴性者应该作食管镜检查及活检以明确诊断。如X线钡餐检查见食管明显狭窄病例,预计脱落细胞学检查有困难者,应首先考虑食管镜检查。②患者有症状,细胞学诊断阳性,而X线钡餐检查阴性或X线片上仅见食管有可疑病变者,需作食管镜检查明确食管病变部位及范围。③患者有症状,细胞学诊断阳性,X线钡餐检查怀疑食管有双段病变时,为了帮助临床医师决定治疗方案的选择,需通过食管镜检查明确食管病变部位及范围。④食管癌普查中,细胞学检查阳性,而患者没有自觉症状,X线钡餐检查阴性,为了慎重起见,必须作食管镜检查,以便最后确诊。

(2)禁忌证:①严重心肺疾病、明显胸主动脉瘤、高血压未恢复正常、脑出血及无法耐受食管镜检查者。②巨大食管憩室,明显食管静脉曲张或高位食管病变伴高度脊柱弯曲畸形者。③口腔、咽喉、食管及呼吸道急性炎症者。④有严重出血倾向或严重贫血者。

(3)食管镜下表现:食管镜下早期食管癌的形态表现如下。①病变处黏膜充血肿胀,微隆起,略高于正常黏膜,颜色较正常黏膜为深,与正常黏膜界线不清楚,镜管触及易出血,管壁舒张度良好。②病变处黏膜糜烂,颜色较正常黏膜为深,失去正常黏膜光泽,有散在小溃疡,表面附有黄白色或灰白色坏死组织,镜管触及易出血,管壁舒张度良好。③病变处黏膜有类似白斑样改变,微隆起,白斑周围黏膜颜色较深,黏膜中断,食管壁较硬,触及不易出血。进展期食管癌病灶直径一般在 3 cm 以上,在食管镜下可分为肿块型、溃疡型、肿块浸润型、溃疡浸润型及四周狭窄型 5 种类型。

三、治疗

(一)放疗

1.适应证

局部区域性食管癌,一般情况较好,无出血和穿孔倾向。

2.禁忌证

恶病质、食管穿孔、食管活动性出血或短期内曾有食管大出血者,同时并发有无法控制的严重内科疾病。

3.放疗前的注意事项

放疗前应注意控制局部炎症,纠正患者营养状况,治疗重要内科夹杂症。放疗中应保持患者的营养供给,防止食物梗阻,进食后应多喝水,防止食物在病灶处储留,导致或加重局部炎症,影响放疗的敏感性。

4.照射范围和靶区的确定

(1)常规模拟定位:有条件者应在定位前用治疗计划系统(TPS)优化,根据肿瘤实际侵犯范围设定照射野的角度和大小。胸段食管癌一般情况下多采用一前二后野的三野照射技术。根据 CT 和食管 X 线片所见肿瘤具体情况,前野宽为7~8 cm,后斜野宽为 6~7 cm,病灶上下端各放3~4 cm。缩野时野的宽度不变,上下界缩短到病灶上下各放 2 cm。如果肿瘤较大,也可以考虑先前后对穿照射,缩野时改为右前左后照射。颈段食管癌一般仅仅设两个±60°角的前野,每个野需采用 30°的楔形滤片。

(2)三维适形放疗(3D-CRT):参照诊断 CT 和食管 X 线片,在定位 CT 上勾画肿瘤靶区(GTV)及危及器官(OAR),包括脊髓、两侧肺和心脏。GTV 勾画的标准为食管壁厚度＞0.5 cm,临床靶区(CTV)为 GTV 前后左右均匀外扩0.5 cm,上下外端外扩2.0 cm。PTV 为 CTV 前后左右均匀外扩 0.5 cm,上下外扩 1.0 cm,纵隔转移淋巴结的 CTV 为其 GTV 均匀外扩 0.5 cm,PTV 为其 CTV 均匀外扩 0.5 cm。正常组织的限制剂量:肺(两肺为一个器官):V_{20}＜25%。

Dmean＜16 Gy。脊髓：最大剂量＜45 Gy，心脏平均剂量：1/3＜65 Gy，2/3＜45 Gy，3/3＜30 Gy。（注：V_{20}为受到 20 Gy 或 20 Gy 以上剂量照射的肺体积占双肺总体积的百分比。*Dmean* 为双肺的平均照射剂量）。

5.剂量和剂量分割

（1）单纯常规分割放疗：为每天照射 1 次，每次 1.8～2.0 Gy，每周照射 5～6 次，总剂量每 6～8 周 60～70 Gy。

（2）后程加速超分割放疗：先大野常规分割放疗，每次 1.8 Gy，1 次/天，总剂量每 23 次 41.4 Gy；随后缩野照射，每次 1.5 Gy，2 次/天，间隔时间为 6 小时或 6 小时以上，总剂量每 18 次 27 Gy。肿瘤的总剂量为每 44 天 41 次 68.4 Gy。

（3）同期放化疗时的放疗：放疗为每次1.8 Gy，1 次/天，总剂量每 38 天 28 次 50.4 Gy（在放疗的第 1 天开始进行同期化疗），此剂量在欧美和西方国家多用。

6.非手术治疗的疗效

局部区域性食管癌行单纯的常规分割放疗的 5 年总生存率为 10％左右，5 年局控率为 20％左右。后程加速超分割放疗的总生存率为 24％～34％，局控率为 55％左右。同期放化疗的生存率为25％～27％，局控率为 55％左右。当然，放疗或以放疗为主的综合治疗的生存率高低也与患者的早晚期有密切关系。早期患者的 5 年生存率可达到 80％以上。

（二）化疗

化疗主要用于姑息治疗，或作为以手术和（或）放疗为主的综合治疗的一种辅助方法。近来的研究表明，放疗同期联合化疗能显著提高放疗的疗效，而且随着新的药物（或新的联合方案）的发现，化疗在食管癌治疗中的地位越来越重要。

1.适应证及禁忌证

（1）适应证：对于早期患者，同手术或放疗联合应用；对于晚期患者，用于姑息治疗（最好同其他方法联合应用）；对小细胞癌，应同手术或放疗联合应用。

（2）禁忌证：骨髓再生障碍、恶病质以及脑、心、肝、肾有严重病变且没有控制者。

2.常规用药

（1）紫杉醇＋DDP：紫杉醇 175 mg/m²，静脉注射，第 1 天；DDP 40 mg/m²，静脉注射，第 2～3 天。3 周重复。中国医学科学院肿瘤医院用该方案治疗了 30 例晚期食管癌患者，有效率为 57％。Vander Gaast 等治疗了 31 例晚期食管癌患者，有效率 55％，耐受性好。

(2)TPE:紫杉醇 75 mg/m²,静脉注射,第 1 天;DDP 20 mg/m²,静脉注射,第 1～5 天;5-FU 1 000 mg/m²,静脉注射,第 1～5 天。3 周重复。son 等治疗 61 例食管癌,有效率 48%,中位缓解期 5.7 个月,中位生存期 10.8 个月,但毒副反应重,46%患者需减量化疗。

(3)L-OHP＋LV＋5-FU:L-OHP 85 mg/m²,静脉注射,第 1 天;LV 500 mg/m²或 400 mg/m²,静脉注射,第 1～2 天;5-FU 600 mg/m²,静脉滴注(22 小时持续),第 1～2 天。Mauer 等报道,34 例食管癌的有效率为 40%,中位有效时间为 4.6 个月。中位生存时间为 7.1 个月,1 年生存率为 31%。主要毒性为白细胞下降,4 级 29%。1 例死于白细胞下降的脓毒血症。2～3 级周围神经损伤为 26%。

(4)CPT-11＋5-FU＋FA:CPT-1 1 180 mg/m²,静脉注射,第 1 天;FA 500 mg/m²,静脉注射,第 1 天;5-FU 2 000 mg/m²,静脉滴注(22 小时持续),第 1 天。每周重复,共 6 周后休息 1 周。Pozzo 等报道,该方案治疗了 59 例食管癌,有效率 42.4%,中位生存时间为 10.7 个月。3/4 级中性粒细胞下降为 27%,3/4 级腹泻 27%。

(5)多西紫杉醇＋CPT-11:CCPT-1 1 160 mg/m²,静脉注射,第 1 天;多西紫杉醇 60 mg/m²,静脉注射,第 1 天。3 周重复。Govindan 等报道,该方案治疗初治晚期或复发的食管癌,有效率 30%。不良反应包括 71%患者出现 4 度骨髓抑制,43%患者出现中性粒细胞减少性发热。

(6)吉西他滨(GEM)＋LV＋5-FU:GEM 1 000 mg/m²,静脉注射,第 1、8、15 天;LV 25 mg/m²,静脉注射,第 1、8、15 天;5-FU 600 mg/m²,静脉注射,第 1、8、15 天。每 4 周重复该方案治疗了 35 例转移性或局部晚期食管癌,有效率 31.4%。中位生存时间 9.8 个月。1 年生存率 37.1%。3～4 级的白细胞下降 58%。

3.单一药物治疗

单一药物治疗食管癌,有效率不高,一般在 20%以内。较早的药物包括氟尿嘧啶(5-FU)、丝裂霉素(MMC)、顺铂(DDP)、博来霉素(BLM)、甲氨蝶呤(MTX)、米多恩醌、依利替康(CPT-11)、多柔比星(ADM)和长春地辛(VDS)。新的药物包括紫杉醇、多西他赛、长春瑞滨、吉西他滨、奥沙利铂和卡铂。5-FU 和 DDP 的联合方案被广泛认可,有效率在 20%～50%之间,是食管癌化疗的标准方案。紫杉醇联合 5-FU 和(或)DDP 被认为是一个对鳞癌和腺癌都有效的方案。另外,CPT-11 和 DDP 的联合方案也对部分食管鳞癌有效。

4.食管癌联合化疗方案

(1)DDP＋5-FU：DDP 100 mg/m²，静脉注射，第 1 天；5-FU 1 000 mg/m²，静脉滴注(持续)，第1～5 天。3～4 周重复。

(2)ECF：表多柔比星 50 mg/m²，静脉注射，第 1 天；DDP 60 mg/m²，静脉注射，第 1 天；5-FU 200 mg/m²，静脉滴注(持续)，第1～21 天。3 周重复。

(3)吉西他滨＋5-FU：吉西他滨 1 000 mg/m²，静脉注射，第 1,8,15 天；5-FU 500 mg/m²，静脉注射，第 1,8,15 天。3 周重复。

(4)DDP＋VDS＋CTX：CTX 200 mg/m²，静脉注射，第 2,3,4 天；VDS 1.4 mg/m²，静脉注射，第 1,2 天；DDP 90 mg/m²，静脉注射，第 3 天。3 周重复。

(5)DDP＋BLM＋VDS：DDP 120 mg/m²，静脉注射，第 1 天；BLM 10 mg/m²，静脉注射，第 3～6 天；VDS 3 mg/m²，静脉注射，第 1,8,15,21 天。每 4 周重复。

(6)DDP＋ADM＋5-FU：DDP 75 mg/m²，静脉注射，第 1 天；ADM 30 mg/m²，静脉注射，第 1 天；5-FU 600 mg/m²，静脉注射，第 1,8 天。3～4 周重复

(7)BLM＋VP-16＋DDP：VP-16 100 mg/m²，静脉注射，第 1,3,5 天；DDP 80 mg/m²，静脉注射，第1天；BLM 10 mg/m²，静脉注射，第 3～5 天。4 周重复。

(8)DDP＋BLM：DDP 35 mg/m²，静脉注射，第 1～3 天；BLM 15 mg/m²，静脉滴注(18 小时持续)，第1～3 天。3～4 周重复。

第四节　乳房平滑肌瘤

乳腺平滑肌瘤是一种少见的乳腺良性肿瘤。细胞来自乳头、乳晕区的平滑肌及乳腺本身的血管平滑肌。发生于乳头的称乳头平滑肌瘤，发生在乳头以外乳腺其他部位的称乳腺平滑肌瘤。根据其生长部位、细胞来源和结构的不同又可分为 3 个类型：来源于乳晕区皮肤平滑肌的浅表平滑肌瘤，来源于乳腺本身血管平滑肌的血管平滑肌瘤，来源于乳腺本身血管平滑肌和腺上皮共同构成的腺样平滑肌瘤。

一、病理

肿瘤呈圆形或卵圆形，边界清楚，可有包膜，直径为 0.5～3 cm，实性，质中等

硬,切面灰白色或淡粉色,稍隆起,呈编织状,偶见血管样腔隙或有黏液样物。镜下观察肿瘤由分化成熟的平滑肌细胞构成。瘤细胞呈梭形,胞质丰富、粉染,边界清楚并可见肌原纤维。胞核呈杆状,两端钝圆,位于细胞中央,不见核分裂。瘤细胞排列呈束状、编织状或栅栏状,间质为少量的纤维组织。血管平滑肌瘤由平滑肌和厚壁血管构成,血管腔大小不等,内含红细胞。腺样平滑肌瘤在平滑肌细胞之间夹杂着数量不等的由柱状或立方腺上皮构成的乳腺小管。

二、诊断

在临床中很容易被误诊为乳腺纤维腺瘤。乳腺 X 线摄片可以显示一个质地均匀、中等密度、边界清楚的圆形块影,无内部结构紊乱,无局部皮肤增厚,无钙化的良性病灶。

三、治疗

乳腺部分切除术。完整切除肿块和其周围 1 cm 正常乳腺组织。偶有复发的报道,复发乳腺平滑肌瘤的治疗方法仍为手术切除。

第五节　乳腺纤维腺瘤

乳腺纤维腺瘤常见于青年妇女。早在 19 世纪中叶,国外学者即对本病进行了阐述及命名。在对本病的认识过程中,曾被称为乳腺纤维腺瘤、腺纤维瘤、腺瘤等。实际上这仅仅是由构成肿瘤的纤维成分和腺上皮增生程度的不同所致,当肿瘤构成以腺管上皮增生为主,而纤维成分较少时则称为纤维腺瘤;如果纤维组织在肿瘤中占多数,腺管成分较少时,则称为腺纤维瘤;肿瘤组织由大量腺管成分组成时,则称为腺瘤。但上述 3 种情况只是具有病理形态学方面的差异,而3 种肿瘤的临床表现、治疗及预后并无差别,所以准确分类并无必要。

一、发病率

乳腺纤维腺瘤的发病率在乳腺良性肿瘤中居首位。好发年龄 18～25 岁,月经初潮前及绝经后妇女少见。Demetrekopopulos 报道,本病在成年妇女中的发病率为 9.3%。

乳腺纤维腺瘤是良性肿瘤,但文献报道少数可以恶变。肿瘤的上皮成分恶变可形成小叶癌或导管癌,多数为原位癌,亦可为浸润性癌,其癌变率为0.038%～0.12%。肿瘤间质成分也可以发生恶性变,即恶变为叶状囊肉瘤,此种恶变形式较为常见,为叶状囊肉瘤的发生途径之一。如果肿瘤的上皮成分及间质成分均发生恶变即形成癌肉瘤,此种癌变形式少见。纤维腺瘤恶变多见于40岁以上患者,尤以绝经期和绝经后妇女恶变危险性较高,临床上应予注意。

二、病因

乳腺纤维腺瘤虽好发于青年女性,但详细发病机制不详,一般认为与以下因素有关。

(1)性激素水平失衡:如雌激素水平相对或绝对升高,雌激素的过度刺激可导致乳腺导管上皮和间质成分异常增生,形成肿瘤。

(2)乳腺局部组织对雌激素过度敏感。

(3)饮食因素:如高脂、高糖饮食。

(4)遗传倾向。

三、临床表现

乳腺纤维腺瘤可发生于任何年龄的妇女,多见于20岁左右。多为无意中发现,往往是在洗澡时自己触及乳房内有痛性肿块,亦可为多发性肿块,或在双侧乳腺内同时或先后生长,但以单发者多见。肿瘤一般生长缓慢,怀孕期及哺乳期生长较快。

查体:本病好发于乳腺外上象限,一般乳腺上方较下方多见,外侧较内侧多见。肿瘤多为单侧乳房单发性肿物,但单乳或双乳多发肿物并不少见,有时,乳腺内布满大小不等的肿瘤,临床上称之为乳腺纤维腺瘤病。肿瘤直径一般在1～3 cm,亦可超过10 cm,甚或占据全乳,临床上称之为巨纤维腺瘤,青春期女性多见。肿瘤外形多为圆形或椭圆形、质地韧实、边界清楚、表面光滑、活动,触诊有滑动感,无触压痛,肿瘤表面皮肤无改变,腋窝淋巴结不大。对该肿瘤的详细触诊,是对该病诊断的重要手段,仔细触诊,虽肿瘤光滑,但部分肿瘤有角状突起或分叶状。有学者将本病临床上分为三型。

(一)普通型

普通型最常见,肿瘤直径在3 cm以内,生长缓慢。

(二)青春型

青春型少见,月经初潮前发生,肿瘤生长速度较快,瘤体较大,可致皮肤紧张变薄,皮肤静脉怒张。

(三)巨纤维腺瘤

巨纤维腺瘤亦称分叶型纤维腺瘤。多发生于15~18岁青春期及40岁以上绝经前妇女,瘤体常超过5 cm,甚至可达20 cm。扣查肿瘤呈分叶状改变。以上临床分型对本病的治疗及预后无指导意义。

四、病理

(一)大体形态

肿瘤一般呈圆球形或椭圆形,直径多在3 cm以内,表面光滑、结节状、质韧、有弹性、边界清楚,可有完整包膜。肿瘤表面可有微突的分叶。切面质地均匀,灰白色或淡粉色,瘤实体略外翻。若上皮成分较多则呈浅棕色。管内型及分叶型纤维腺瘤的切面可见黏液样光泽,并有大小不等的裂隙。管周型纤维腺瘤的切面不甚光滑,呈颗粒状。囊性增生型纤维腺瘤的切面常见小囊肿。病程长的纤维腺瘤间质常呈编织状且致密,有时还可见钙化区或骨化区。

(二)镜下观察

根据肿瘤中纤维组织和腺管结构的相互关系可分为5型。

1.管内型纤维腺瘤

管内型纤维腺瘤主要为腺管上皮下结缔组织增生形成的肿瘤,上皮下平滑肌组织也参与肿瘤形成,但无弹力纤维成分。病变可累及一个或数个乳管系统,呈弥漫性增生,早期,上皮下结缔组织呈灶性增生,细胞呈星形或梭形,有程度不等的黏液变性。增生的纤维组织从管壁单点或多点突向腔面,继而逐渐充填挤压管腔,形成不规则的裂隙状,衬覆腺管和被覆突入纤维组织的腺上皮因受挤压而呈两排密贴。在断面上,因未切到从管壁突入部分,纤维组织状如生长在管内,故又称之为管内型纤维腺瘤,纤维组织可变致密,并发生透明变性,偶可见片状钙化。上皮及纤维细胞无异形。

2.管周型纤维腺瘤

管周型纤维腺瘤病变主要为腺管周围弹力纤维层外的管周结缔组织增生,弹力纤维也参与肿瘤形成,但无平滑肌,也不呈黏液变性。乳腺小叶结构部分或全部消失,腺管弥漫散布。增生的纤维组织围绕并挤压腺管,使之呈腺管状。纤维组织致密,常呈胶原变性或玻璃变,甚至钙化、软骨样变或骨化。腺上皮细胞正常或轻度增生,有时呈乳头状增生。上皮及纤维细胞均无异型。

3.混合型纤维腺瘤

混合型纤维腺瘤一个肿瘤中以上两种病变同时存在。

4.囊性增生型纤维腺瘤

囊性增生型纤维腺瘤为乳腺内单发肿块,与周围乳腺组织分界清楚,可有包膜。肿瘤由腺管上皮和上皮下或弹力纤维外结缔组织增生而成。上皮病变包括囊肿、导管上皮不同程度的增生、乳头状瘤病、腺管型腺病及大汗腺样化生等。上皮细胞和纤维细胞无异型。本病与囊性增生病的区别在于后者病变范围广泛,与周围组织界限不清,且常累及双侧乳腺,镜下仍可见小叶结构。

5.分叶型纤维腺瘤(巨纤维腺瘤)

本瘤多见于青春期和40岁以上女性,瘤体较大,基本结构类似向管型纤维腺瘤。由于上皮下结缔组织从多点突入高度扩张的管腔,又未完全充满后者,故在标本肉眼观察和显微镜检查时皆呈明显分叶状。一般纤维细胞和腺上皮细胞增生较活跃,但无异型。本型与向管型的区别在于,分叶型瘤体大、有明显分叶。与叶状囊肉瘤的区别在于,后者常无完整包膜、间质细胞有异型,可见核分裂。以上几种分型与临床无明显关系。

五、诊断

乳腺纤维腺瘤的诊断一般较为容易,根据年轻女性、肿瘤生长缓慢及触诊特点,如肿瘤表面光滑、质韧实、边界清楚、活动等,常可明确诊断。对于诊断较困难的病例,可借助乳腺的特殊检查仪器、针吸细胞学检查甚至切除活检等手段,以明确诊断。

(一)乳腺钼靶片

乳腺纤维腺瘤表现为圆形、椭圆形、分叶状,密度略高于周围乳腺组织且均匀的块影,肿瘤边界光滑整齐,有时在肿瘤周围可见一薄层透亮晕,病程长者可有片状或弧形钙化,但无沙粒样钙化。瘤体大小与临床触诊大小相似。乳腺钼靶拍片不宜用于青年女性,因为此阶段乳腺组织致密,影响病变的分辨,且腺体组织对放射线敏感,过量接受放射线会造成癌变。

(二)B超

B超是适合年轻女性的无创性检查,且可以重复操作。肿瘤为圆形或卵圆形,实质性,边界清楚,内部为均质的弱光点,后壁线完整,有侧方声影,后方回声增强。B超可以发现乳腺内多发肿瘤。

(三)液晶热图

液晶热图显示肿瘤为低温图像或正常热图像,皮肤血管无异常。

(四)红外线透照

红外线透照显示肿瘤与周围正常乳腺组织透光度基本一致,瘤体较大者边界清晰,周围没有血管改变的暗影。

(五)针吸细胞学检查

乳腺纤维腺瘤针吸细胞学检查的特点是可以发现裸核细胞或有黏液,诊断符合率可达90%以上。

(六)切除活检

切除活检既是一种诊断手段,又是一种治疗手段。但对于有以下情况者不宜盲目行切除活检,宜收入病房,并在快速冷冻病理监测下行肿瘤切除活检。①患者年龄较大,或同侧腋下有肿大淋巴结;②乳腺特殊检查疑有恶性可能者;③有乳腺癌家族史者;④针吸细胞学有异形细胞或有可疑癌细胞者。

六、治疗

乳腺纤维腺瘤的治疗原则是手术切除。

(一)关于手术时机

(1)对于诊断明确且年龄小于25岁的患者,可行延期手术治疗。因为该病一般生长缓慢、极少癌变。

(2)对于已婚,但尚未受孕者,宜在计划怀孕前手术切除。妊娠后发现肿瘤者,宜在妊娠3～6个月间行手术切除,因妊娠和哺乳可使肿瘤生长加速,甚至发生恶变。

(3)对于年龄超过35岁者,均应及时手术治疗。

(4)如肿瘤短期内突然生长加快,应立即行手术治疗。

(二)手术注意事项

因本病患者多为年轻女性,手术应注意美观性。放射状切口对乳腺管损伤较小,对以后需哺乳者较为适宜;环状切口瘢痕较小,更美观。乳晕附近的肿瘤可采取沿乳晕边缘的弧形切口;乳腺下部近边缘的肿瘤,可沿乳房下缘做弧形切口,瘢痕更隐蔽。临床触摸不到的纤维腺瘤可以B超定位下手术治疗。

近年来,出于美学的要求,开展了麦默通微创手术治疗乳腺纤维腺瘤。麦默

通微创旋切装置需在B超或钼靶 X 线引导下进行,切口一般选择在乳腺边缘,
0.3~0.5 cm,术后基本不留瘢痕,且一个切口可以对多个肿瘤进行切除。但肿瘤
最大直径应<3 cm,术后加压包扎。该方法价格较为昂贵。手术切除的肿瘤标
本一定要送病理组织学检查,以明确诊断。

七、预后

乳腺纤维腺瘤手术时,应将肿瘤及周围部分正常乳腺组织一并切除,单纯肿
物摘除,增加术后复发的机会。乳腺纤维腺瘤如能完整切除,则很少复发。但同
侧或对侧乳腺内仍发生异时性乳腺纤维腺瘤,仍应手术切除。

第六节　乳腺分叶状瘤

乳腺分叶状瘤是罕见的乳腺良性肿瘤,占所有乳腺良恶性肿瘤的 0.3%~
1%。大多发生在 50~70 岁的女性,发病原因至今仍不清楚,也找不出发病的相
关因素。它和乳房纤维腺瘤一样,来源于小叶内间质,不同的是乳腺分叶状瘤具
有巨大的生长潜能,可以比纤维腺瘤大数倍,甚至占据整个乳房后仍然向外膨胀
性生长。

它的特点是瘤体生长很快,在过去它常常以一个大得难以预料的肿块出现
在临床。手术中和切下的标本肉眼观:是一个大的分叶状的肿块,形状怪异,质
地较硬,肿块和正常组织间有明显的分界,它的周边正常组织如腺组织和胸肌组
织往往是受到推挤而未受到浸润,有些很大的乳腺分叶状瘤内可见有囊性分隔。

显微镜下,它是纤维上皮瘤,分支状的增生的导管被过度生长的乳腺间质所
包围。它的主要成分是纤维,但细胞数目比纤维腺瘤更多,细胞可能会有一些
异型。

一、临床诊断

(一)临床表现

乳腺分叶状瘤是以局部膨胀性生长为特点的乳腺良性肿瘤。常单个乳房发
生,肿块常在几个月内成倍地长大,两三年后甚至可以大到长 30~40 cm,表面
成块状的凹凸不平,质硬,但与皮肤无粘连,其基底部也可以活动。当肿块巨大

时,患侧乳房常常严重变形,皮色光亮或微紫,乳房皮下静脉淤曲扩张,有的触诊时有囊样感。早期常无疼痛,但当肿块大到一定程度后,开始出现疼痛,步行时或受到挤压、碰击时会痛,巨大的肿块会有触痛,常不伴腋下淋巴结肿大。

乳腺分叶状瘤无明显家族史及遗传倾向。在其体积较小的时候,如 1～5 cm 大小时,很难与纤维腺瘤鉴别。在这种时候,观察它的生长速度便是一个重要的方面。

(二)相关检查

1.乳腺 X 线摄影

早期的乳腺分叶状瘤呈现圆形、卵圆形、分叶形的类似纤维腺瘤的 X 线摄影图像,当它长大以后呈不规则形的大块影,一般边界较清楚,密度增高,其内密度均匀或不均匀,可伴见较大的钙化灶。一般即使肿块大,但边缘光滑呈弧形,而不像乳腺癌常有角状凸起或毛刺等征象,

2.B 超检查

B 超可以显示实质性的低回声的肿块,圆形或卵圆形,常有分叶,大肿块可以呈不规则形,边缘清楚,光滑圆整,结构致密,其内回声可不甚均匀。有的巨大肿块内还可以探及有低回声的呈分隔状的囊性变。

3.CT 扫描

它也可以见到一个与周边组织分界清楚的乳房肿块,多呈分叶形,在使用对比增强的方式后,可以看到肿块常无明显的增强。

值得注意的是,凭病史、临床表现和相关检查,对于有上述特征的大的生长迅速的肿块,不难想到它是乳腺分叶状瘤。但是它与另外一个发病率更少的恶性疾病即乳腺分叶状囊肉瘤,则很难用临床的这些方式进行鉴别,病理切片几乎是唯一的鉴别方式。

由于这类肿瘤生长迅速,一旦发现都以手术切除获得病理结果。如果穿刺细胞活检,很难区别是乳腺分叶状瘤还是乳腺分叶状囊肉瘤,或处于它们中间的良恶性交界状态,所以不主张选用针吸活检,而应当直接手术活检。

二、治疗

乳腺分叶状瘤在术中冷冻活检明确诊断之后,一般应当施行单乳全切术,一些发现早的病例可以考虑行扩大范围的肿块切除术,即至少连同其周边 1～2 cm 范围内的组织也一并切除,术后应复查追踪。另外,由于它和乳腺分叶状囊肉瘤在临床中难以鉴别的缘故,应实行限期手术,以获得可靠的病理诊断。

乳腺分叶状瘤应先手术治疗,待手术得到准确的病理结果后,可以开始中医调理及预防局部复发。它的治法与纤维腺瘤很接近,仍然以理气化痰散结为主法,适当增加少许扶正的中药。基本处方还是以逍遥散合二陈汤加减。炙黄芪30 g,当归 6 g,白芍 10 g,陈皮 12 g,莪术 6 g,生牡蛎 10 g,茯苓 15 g,甘草 6 g,白术 12 g,郁金 10 g,枸杞子 15 g,柴胡 10 g,枳壳 10 g,泡参 15 g,浙贝 12 g。每天一剂,服用 1～2 个月即可。治疗中可以根据舌脉和症状随证加减。

耳压治疗选用胸、肝、脾等穴,两耳交替进行,每周 3 次,可使用 1～2 个月。

三、预后

乳腺分叶状瘤是良性疾病,一般手术完整切除后预后很好,但有个别术后局部复发,特别是那些仅行了肿块切除术或扩大范围的肿块切除术的患者。对复发病灶的处理,就是手术再次切除病灶,如果上次手术保留了患侧乳房,复发是应当考虑做单乳切除术,连复发病灶带残留的乳腺组织一并切除。另外,在随后的追踪访问中,要多留心其对侧乳房的情况,它或有双乳发生的可能。

第七节 乳 腺 癌

乳腺癌是危害妇女健康的主要恶性肿瘤,全世界每年约有 120 万妇女发生乳腺癌,有 50 万妇女死于乳腺癌。北美、北欧是乳腺癌的高发地区,其发病率约为亚、非、拉美地区的 4 倍。我国虽是乳腺癌的低发地区,但其发病率正逐年上升,尤其沪、京、津及沿海地区是我国乳腺癌的高发地区,以上海最高,上海的乳腺癌发病率为 20.1/10 万,1988 年则为 28/10 万,是女性恶性肿瘤中的第 2 位。

一、病因学

(一)月经初潮年龄和绝经年龄

月经初潮年龄和绝经年龄与乳腺癌的发病有关。初潮年龄早于 13 岁者发病的危险性为年龄＞17 岁者的 2.2 倍,绝经年龄＞55 岁者比＜45 岁的危险性增加 1 倍,绝经年龄＜35 岁的妇女,乳腺癌的危险性仅为绝经年龄大于 50 岁的妇女的 1/3,行经 40 年以上的妇女比行经 30 年以下的妇女,发生乳腺癌的危险性增加 1 倍。

(二)生育因素

生育因素中与乳腺癌发病危险性最有关的是初次足月产的年龄,20 岁以前有第一胎足月生产者,其乳腺癌的发病率仅为第一胎足月生产在 30 岁以后者的1/3,危险性随着初产年龄的推迟而逐渐增高。初产年龄在 35 岁以后者的危险性高于无生育史者。

哺乳可降低乳腺癌发病的危险性。第一次生产后哺乳期长者乳腺癌危险性降低。哺乳总时间与乳腺癌危险性呈负相关。可能因哺乳推迟了产后排卵及月经的重建,并使乳腺组织发育完善。

(三)遗传

妇女有第一级直系亲属家族的乳腺癌史者,其乳腺癌的危险性是正常人群的2~3 倍。其危险性又与家属的乳腺癌发生年龄及单侧或双侧有关。

(四)乳腺良性疾病

乳腺良性疾病与乳腺癌的关系尚有争论。一般认为乳腺良性疾病可增加乳腺癌的危险性。Warren 等认为病理证实的乳腺小叶增生或纤维腺瘤患者发生乳腺癌的危险性为正常人群的2 倍,多数认为乳腺小叶有上皮高度增生或不典型增生时可能与乳腺癌的发病有关。有些良性疾病可增加致癌或促癌物质的易感性,同时有些良、恶性疾病可能具有某种共同的危险性。

(五)激素

长期应用雌激素治疗或用避孕药与乳腺癌的关系尚待研究。在更年期长期服用雌激素可能增加乳腺癌的危险性。在卵巢未切除的妇女,如应用雌激素的总量达 1 500 mg 以上,其发生乳腺癌的危险性是未用者的 2.5 倍。口服包括雌激素及黄体酮的避孕药并不增加乳腺癌的危险性。

可见乳腺癌的发病与体内激素情况有关。乳腺受体受多种内分泌激素的作用,如雌激素、孕激素、催乳素、生长激素、皮质激素、甲状腺素及胰岛素等,以维持乳腺的生长、发育及乳汁分泌的功能。激素在乳腺癌的发生过程中有十分重要的作用。雌激素中的雌酮及雌二醇对乳腺癌的发病有直接的关系,雌三醇与黄体酮被认为有保护作用,而催乳素则在乳腺癌发展过程中有促进作用。但各种因素间的联系尚未完全明了。

(六)饮食

近年的研究指出,饮食习惯的改变,尤其是脂肪饮食,可以改变内分泌环境,加强或延长雌激素对乳腺上皮细胞的刺激及增加乳腺癌的危险性。一般认为人类恶性肿瘤中有 1/3 与饮食有关。动物实验中,应用高脂肪饮食喂饲小鼠,可使乳腺癌发病率增加,而脂肪中不饱和脂肪酸的作用似大于饱和脂肪酸。高脂肪饮食可使二甲基苯蒽诱发小鼠乳腺癌的时间缩短,说明脂肪在乳腺肿瘤形成过程中的促癌阶段起作用。脂肪增加乳腺癌的危险性可能与脂肪加速儿童期生长发育、提早性成熟,使乳腺上皮细胞较早暴露于雌激素及催乳素中,从而增加癌变机会。此外脂肪能增加雄烯二酮转化为雌激素,也可能有增加垂体释放催乳素作用。

(七)电离辐射

放射电离辐射与乳腺癌的发病有关,其危险性随照射剂量的增加而增大。在长崎及广岛原子弹爆炸时的幸存者中,乳腺癌发病率有增高趋势,接受放射线治疗产后急性乳腺炎以及儿童胸腺增大用放射线照射后乳腺癌的发病率亦增加。

由于乳腺癌的发病与电离辐射有关,Bailer 提出在乳腺癌筛查时反复应用乳腺摄片是否可能增加乳腺癌的危险性。从目前资料看,由于摄片筛查能早期发现乳腺癌,可能降低乳腺癌的死亡率,因而是利大于弊。但摄片时应尽量减少乳腺所受的射线剂量。

(八)其他

多种治疗高血压的药物,包括利血平、吩噻唑、甲基多巴和三环类镇痛药有增加催乳素分泌的作用。Kelsty 认为利血平与乳腺癌发病率之间的关系并不明确,但以后 Willams 等认为长期应用可能有正相关,而短期应用则呈负相关。目前利血平与乳腺癌发病率的关系尚难定论。其他如乳汁因子、吸烟、饮酒及染发剂的应用等与乳腺癌发病的关系也尚不肯定。

二、诊断

(一)临床表现

乳腺位于身体表面,一旦发生病变容易被发现,当患者就诊时,临床医师必须仔细分析病史,认真进行检查,必要时配合 X 线乳腺摄影、超声显像、热图检查或CT 等。在决定治疗前,除了解肿瘤的良恶性外,还应估计肿瘤的生物学行为、浸润范围、淋巴结转移情况及是否有远处转移等,根据所有资料来制订治疗计划。

1.无痛性肿块

乳房的无痛性肿块常是促使患者就诊的主要症状。为确定肿块的性质,应对肿块发生的时间、生长速度、生长部位、肿块大小、质地、活动度、单发或多发、与周围组织的关系以及是否同时伴有区域性淋巴结肿大等情况做全面的检查，结合患者的年龄、全身情况及有关病史才能做出比较正确的诊断及鉴别诊断。乳腺癌应当与炎性肿块、乳腺增生病及良性肿瘤相鉴别。乳腺癌的肿块呈浸润性生长，即使肿块很小，如累及乳腺悬韧带时可引起皮肤粘连，较大的肿块可有皮肤水肿、橘皮样变、乳头回缩或凹陷、淋巴结肿大等症状，后期可出现皮肤卫星结节甚至溃疡。但在早期阶段，有时很难与良性疾病相鉴别。

2.乳头溢液

乳头溢液可以是生理性或病理性的，非妊娠哺乳期的乳头溢液发生率为3％～8％。乳腺导管尤其是大导管上皮增生、炎症、出血、坏死及肿瘤等病变都可能发生乳头溢液。溢液可以是无色、乳白色、淡黄色、棕色、血性等；可以呈水样、血样、浆液性或脓性；溢液量可多可少，间隔时间也不一致，常因溢液污染内衣而为患者发现。癌性溢液应当与生理性、非肿瘤性乳腺疾病、全身性疾病引起的乳头溢液相鉴别。乳腺癌原发于大导管或为管内癌者，合并乳头溢液较多，但乳腺癌以乳头溢液为唯一症状者少见，多数伴有乳腺肿块。管内乳头状瘤恶变，乳头湿疹样癌等亦可有乳头溢液。

3.乳头和乳晕异常

当病灶侵犯到乳头或乳晕下区时，乳腺的纤维组织和导管系统可因肿瘤侵犯而缩短，牵拉乳头，使乳头偏向肿瘤一侧，病变进一步发展可使乳头扁平、回缩、凹陷，直至完全缩入乳晕下，看不见乳头。有时因乳房内纤维组织挛缩，使整个乳房抬高，临床可见两侧乳头不在同一水平面上。乳头糜烂也是 Paget 病的典型症状。

少数病例以腋淋巴结肿大作为首发症状而就诊，其乳腺内原发病灶很小，临床难以扪及，称为隐性乳腺癌。

炎性乳腺癌时局部皮肤呈炎症样表现，颜色由淡红到深红，开始时比较局限，不久即扩大到大部分乳腺皮肤，同时伴有皮肤水肿。触诊时感皮肤增厚、粗糙、表面温度升高。

当肿瘤发生远处转移时出现相应症状。

（二）病理

1.组织学分类

乳腺癌的组织形态较为复杂，类型众多，往往在同一块癌组织中、甚至在同一张切片中，可有两种以上的类型同时存在，因此，乳腺癌的组织学分类较为混乱。目前,国内将乳腺癌分类分为非浸润性癌、早期浸润性癌和浸润性癌3大类。

(1)非浸润性癌:又称原位癌。指癌细胞局限在导管基膜内的肿瘤,需取较多组织块,并经连续切片及网状纤维染色证实。按其组织来源,又可分为小叶原位癌和导管内癌两类。

1)小叶原位癌:来自乳腺小叶内导管或小叶内末梢导管。约占乳腺癌的1.5%。发病年龄较其他类型乳腺癌早8~10年,累及双侧乳腺的机会较多。小叶原位癌常为多中心性,累及多数小叶。临床往往无明确的肿块触及。肉眼检查病变常不明显,或可见粉红色或半透明、稍硬的颗粒状区,往往和小叶增生并存。在切除的乳腺标本内有42%~70%为多灶性病变。显微镜下可见小叶结构存在,小叶增大,小叶内末梢导管和小叶内导管增粗,可因癌细胞充塞而成实质性;细胞大小形状不一,极性丧失;看不到正常导管的双层结构;核大而圆,较一致,染色质细,可见核分裂,但分裂象不多。小叶原位癌可和其他类型的癌并存,有时在浸润性癌的肿块旁发现小的原位癌病灶。小叶原位癌发展缓慢,预后良好。

2)导管内癌:是来自乳腺中小导管的肿瘤,癌细胞局限于导管内。临床可扪及肿块,部分病例伴有乳头 Paget 病。肉眼见癌组织切面呈颗粒状,质脆,有时管腔内充满灰黄或灰白色半固体物,可挤出牙膏样的条索状物。显微镜下根据导管内癌细胞的组织结构特征分为实质型、筛状型和乳头状型三个亚型。本病倾向于多中心性生长,双侧乳腺同时或先后发病的频发率也较高,彻底切除后预后良好。

(2)早期浸润性癌:乳腺癌从非浸润性的原位癌到浸润性癌,是一个逐渐发展的过程,其间需经过早期浸润阶段,即癌组织开始突破基膜,刚向间质浸润的时期,既不同于原位癌,又不同于一般的浸润癌。根据形态不同分为早期浸润性小叶癌和早期浸润性导管癌两类。

(3)浸润性癌:癌组织向间质内广泛浸润,形成各种结构的癌组织和间质相混杂的图像。国内将具有特殊组织结构的浸润性癌归为特殊型癌,其余为非特殊型和罕见型癌。特殊型癌的预后较非特殊型好。非特殊型癌包括浸润性小叶癌、浸润性导管癌、单纯癌、髓样癌、硬癌和腺癌。

1)浸润性小叶癌:小叶内癌的癌细胞突破基膜及小叶范围,向间质内浸润,癌细胞常围绕导管,呈同心圆结构而形成靶样图像,是浸润性小叶癌的形态特征。

2)浸润性导管癌:导管内癌的癌细胞突破基膜,向间质内浸润,部分区域内尚可见到导管内癌成分。

3)单纯癌:是最常见的乳腺癌类型,占80%以上。体积往往较小。形态特点是癌组织中主质和间质的比例相当,其形态复杂、多样,癌细胞常排列成巢、索、腺样或呈片块状。

4)髓样癌:较单纯癌少见,肿块体积常较大,位于乳腺组织的深部,质地较软,边缘整齐,与周围组织分界清楚。肿瘤切面呈灰白色,常见出血、坏死。镜下特点是主质多、间质少,癌细胞体积大,形态不一,胞质丰富,核大呈空泡状,核仁清楚,分裂象多见。淋巴结转移率较低。有淋巴细胞浸润的髓样癌预后较好。

5)硬癌:常与其他类型的乳腺癌并存。本病侵袭性强,易转移,恶性程度高。肉眼检查肿块体积较小,边界不清,与周围组织呈放射状交界,质地较硬。显微镜下见癌细胞形成小巢状或条索状,细胞异形性显著,核分裂易见,间质多于主质,致密的纤维组织可发生胶原变性、钙化或骨化。

6)黏液腺癌:本病发病年龄较大,生长缓慢,转移发生迟,预后较好。巨检肿瘤体积较大,边界清楚,呈不规则形,切面半透明,呈胶冻状。显微镜下可见间质内有丰富的黏液,癌细胞分隔成岛状或小巢状,胞质内有小空泡,核小而圆,染色深,偏于一侧,分裂象少。由于本类乳腺癌含有大量细胞外黏液,癌细胞数量少,故在生化法测定雌激素受体时往往出现假阴性结果,用免疫组化法检查时可见细胞内有阳性颗粒。

7)Paget病:又名湿疹样癌。乳头及乳晕皮肤有湿疹样改变,显微镜下见乳头及乳晕表皮内有体积大的Paget细胞,胞质丰富,核大而圆,核仁清楚,分裂象多,有时胞质内可见色素颗粒。单纯的湿疹样癌发展慢,预后好,尤其临床无肿块及淋巴结转移者。但单纯的湿疹样癌极少,往往和导管癌或其他浸润癌伴发,其预后取决于乳腺实质中伴发的癌的类型和淋巴结转移情况。

8)乳头状癌:较少见,多发生在乳腺大导管内,部分患者有乳头溢液,多为血性。本病可单发或多发,多数生长缓慢,转移较晚,预后好。肉眼见肿瘤呈棕红色结节,质脆。显微镜下见癌细胞排列成乳头状,细胞大小、形态不一,核深染,分裂象常见。

9)腺管样癌:较少见,发展慢,恶性程度低。肿瘤常为双侧性和多中心性,体积较小,镜下为高度分化的浸润性癌,癌细胞无明显异形,排列成腺管状。

其他罕见的癌有大汗腺癌、鳞形细胞癌、黏液表皮样癌、类癌、未分化癌及分泌型癌等。

2.分期

长久以来对乳腺癌的分期有很多种方法,如 Steinthal 根据有无远处转移、局部病变及病变速度等将乳腺癌分为 3 期,Paterson 等根据临床症状分期,Haagensen 及 Stout 又根据原发肿瘤范围、区域淋巴结及有无远处转移将乳腺癌分为 4 期。为了有一个统一的标准,国际抗癌联盟提出的 TNM 分期法(1988)已被广泛应用于各种肿瘤中。

(1)TNM 国际分期法。

1)原发肿瘤(T)分期。

Tx:原发肿瘤情况不详(已被切除)。

T_0:原发肿瘤未扪及。

T_{is}:原位癌(包括小叶原位癌及导管内癌),Paget 病局限于乳头,乳房内未扪及块状物。

T_1:肿瘤最大径<2 cm。

T_{1a}:肿瘤最大径在 0.5 cm 以下。

T_{1b}:肿瘤最大径在 0.5～1 cm。

T_{1c}:肿瘤最大径在 1～2 cm。

T_2:肿瘤最大径在 2～5 cm。

T_3:肿瘤最大径>5 cm。

T_4:肿瘤任何大小,直接侵犯胸壁和皮肤。

T_{4a}:肿瘤直接侵犯胸壁。

T_{4b}:乳房表面皮肤水肿(包括橘皮样水肿),皮肤溃疡或肿瘤周围皮肤有卫星结节,但不超过同侧乳房。

T_{4c}包括 T_{4a} 及 T_{4b}。

$T_{4天}$:炎性乳腺癌。

注:①皮肤粘连、乳头回缩或其他皮肤改变除了 T_{4b} 外,可以出现在 T_1、T_2、T_3 中,不影响分期。②Paget病时如乳房内有肿块,则按照肿瘤大小区分。③胸壁指肋骨、肋间肌及前锯肌,不包括胸肌。

2)区域淋巴结(N)分期。

N_0:区域淋巴结未扪及。

N_X:区域淋巴结情况不详(以往已切除)。

N_1:同侧腋淋巴结有肿大,可以活动。

N_2:同侧腋淋巴结肿大,互相融合,或与其他组织粘连。

N_3:同侧内乳淋巴结有转移。

3)远处转移(M)分期。

M_X:有无远处转移不详。

M_0:无远处转移。

M_1:远处转移(包括同侧锁骨上淋巴结转移)。

4)临床分期。

根据以上不同的 TNM 可以组成临床不同分期。

0 期:$T_{is}N_0M_0$。

Ⅰ期:T_1:N_0M_0。

Ⅱa 期:$T_0N_1M_0$。

T_1:$N_1 * M_0$($*N_1$ 的预后同 N_0)。

T_2:N_0M_0。

Ⅱb 期:$T_2N_1M_0$。

Ⅲa 期:$T_0N_2M_0$。

T_1:N_2M_0

T_2:N_2M_0

T_3:$N_{1,2}M_0$

Ⅲb 期:T_4,任何 N,M_0;任何 T,N_3M_0。

Ⅳ期:任何 T,任何 N,M_1。

在此分期中,T_{is}在临床上只能有 Paget 病限于乳头者,其他原位癌均不能作临床诊断,而 N_3(内乳淋巴结的转移)在临床亦是不能触及的。

(2)病理分期:临床检查与病理检查间有一定的假阴性或假阳性率。因而从预后来讲,术后病理分期较临床分期更为正确。在病理分期中,把 N_1 又分为微小转移灶(即淋巴结内的转移病灶<0.2 cm)、大转移灶(即转移灶>0.2 cm)或有包膜侵犯。淋巴结内有微小转移灶者预后较好。Huvos 等报道纽约纪念医院 62 例腋淋巴结无转移病例 8 年生存率为 82%(51/62),下群淋巴结内有微小转移灶者为 94%(17/18),而有明确的大转移灶者为 62%(28/45)。因而 TNM 分期又根据病理检查分类,称 PTNM,具体如下。

PT:原发病灶,与 TNM 分期相同。

PN:区域淋巴结。

N_0:同侧腋淋巴结无转移。

N_1:同侧腋淋巴结转移,但不融合。

N_{1a}：淋巴结内仅切片上可见转移灶。

N_{1b}：肉眼可见转移灶。

包括：①微小转移灶，<0.2 cm。②1～3 淋巴结转移（>0.2 cm）。③4～6淋巴结转移。④转移灶超过淋巴结包膜。⑤转移淋巴结超过 2 cm。

$N_{2\sim3}$ 同 TNM 分期。

（3）哥伦比亚（Columbia）分期：另一种常用的临床分期是哥伦比亚分期。

A 期：无皮肤水肿、溃疡，肿瘤不与胸壁固定，临床腋淋巴结不大

B 期：无皮肤水肿、溃疡，肿瘤不与胸壁固定，腋淋巴结肿<2.5 cm，与皮肤及腋窝深部组织无粘连

C 期：凡有以下 5 个症状中的任何一个：①皮肤水肿，不超过乳房表面的1/3。②皮肤溃疡。③胸壁固定。④腋淋巴结肿大超过 2.5 cm。⑤腋淋巴结与皮肤及深部结构固定

D 期：包括以下情况。①C 期 5 个症状中的 2 个。②皮肤广泛水肿，超过乳房表面的 1/3。③皮肤有卫星结节。④炎症样癌。⑤临床有锁骨上淋巴结侵犯。⑥胸骨旁结节（临床为乳内淋巴结转移）。⑦同侧上肢水肿。⑧远处转移。

3.播散转移

（1）局部扩散：乳腺癌绝大多数起源于乳腺导管上皮，癌细胞沿导管蔓延（有学者认为是导管上皮继续癌变），或沿筋膜间隙伸展，继而侵及皮肤，先累及乳腺悬韧带，使之缩短，皮肤表面出现牵扯状凹陷。如皮下淋巴管被癌细胞堵塞，引起淋巴回流障碍，可出现真皮水肿，皮肤表面呈"橘皮样"改变。继而皮肤增厚、变硬、变色，可陆续出现多数硬癌块，皮肤表现为铠甲状。淋巴管内癌细胞继续生长，可发展成为分散的皮肤结节，即"卫星结节"。癌细胞侵及皮肤及深部小血管，使局部血流不畅，导致充血，在临床上出现"毛细管扩张样癌""丹毒样癌"或"炎性癌"。肿瘤同时可向深部发展，侵及胸肌筋膜或胸肌，后期可侵及肋间肌、肋骨及胸壁。随着肿瘤的生长，局部血供不足，肿瘤内发生坏死，形成溃疡。

（2）淋巴道转移：癌细胞沿小叶周围的细小淋巴管网引流到乳头部位，进入乳晕下淋巴管丛，再由外侧干或内侧干两条较大的输出淋巴管向腋窝淋巴结引流，从腋窝淋巴结进而转移到锁骨下淋巴结。锁骨下淋巴结有较大的输出淋巴管，向上与来自颈部及纵隔的其他淋巴干汇合，形成总淋巴干，右侧于锁骨下静脉或颈静脉汇合处进入血道，左侧进入胸导管，或在颈内静脉与锁骨下静脉汇合处进入血道，发生血道转移；或进入颈下深淋巴结，引起锁骨上淋巴结转移。也可直接进入纵隔淋巴结。

乳腺癌患者腋下淋巴结转移率很高,文献报道患者在就诊时有50%～70%已有腋淋巴结转移。腋淋巴结转移情况与原发肿瘤大小有关,肿瘤体积越大,病期越晚,腋淋巴结转移率越高,转移数越多。沈镇宙报道2 189例乳腺癌腋淋巴结转移情况,临床Ⅰ期病例腋淋巴结转移率为20.3%,Ⅲ期病例的转移率为76.6%。

即使临床未扪及腋下有肿大淋巴结,术后也常发现有淋巴结转移,临床与病理间误差为22%～46%,这与检查是否仔细及医师的经验有关。常规病理检查阴性的淋巴结再作连续切片检查,可发现18%～33%的阴性淋巴结实际为阳性。

乳腺的任何部分,特别是内侧和中央的肿瘤,可随乳内血管的肋间穿支引流到内乳淋巴结链,内乳淋巴结向上终于颈深淋巴结组最低位的淋巴结,左侧最终进入胸导管,右侧进入右淋巴导管,或直接进入颈内静脉与锁骨下静脉汇合处。内乳淋巴结和腋淋巴结同样是乳腺癌转移的第1站淋巴结。内乳淋巴结转移率与病灶部位及病期有关。有学者报道内乳淋巴结的转移率,外侧病灶的为12.9%,病灶位中央的为22.0%,病灶位内侧的为21.9%;临床Ⅰ期病例为4.7%,临床Ⅱ期病例为14.2%。有腋淋巴结转移的病例内乳淋巴结转移率增高,临床检查腋淋巴结无肿大的病例,病理证实内乳淋巴结转移率为9.1%,有腋淋巴结肿大的病例,内乳淋巴结转移率为21%;病理检查腋淋巴结无转移的病例,内乳淋巴结转移率为6.0%,有转移的病例,内乳淋巴结转移率为28.6%。

锁骨上淋巴结是乳房淋巴引流的第2站,其转移主要是经腋淋巴结或内乳淋巴结,多数是同侧的,也可转移到对侧锁骨上淋巴结,淋巴结位于锁骨内侧段的后上方,胸锁乳突肌深面。出现锁骨上淋巴结肿大常表示病期较晚,不宜做根治性手术。

肿瘤细胞也可通过逆行途径转移到对侧腋窝或腹股沟淋巴结。当乳内淋巴干受阻时,癌细胞可逆流,沿皮肤深筋膜淋巴管经腹直肌筋膜通向膈下淋巴结,引起肝脏和腹腔内转移,原发肿瘤位于乳房内下方时较易发生。

当肿瘤侵犯胸壁时,癌细胞可通过肋间的收集淋巴管,随肋间血管流向肋间后淋巴结,再进入胸导管和锁骨上淋巴结,癌栓可反流引起胸膜或脊柱转移。

(3)血道转移:乳腺癌细胞也可直接侵入血管引起远处转移。肋间旁支可通过胸廓内静脉进入同侧无名静脉后进入肺循环。乳腺深部组织、胸肌和胸壁的静脉汇入腋静脉,进入锁骨下静脉和无名静脉,是肺转移的重要途径。肋间静脉流向奇静脉、半奇静脉,最后经上腔静脉入肺,奇静脉系可通过椎间静脉、椎外静脉丛后组与椎内静脉相连,椎静脉系与腔静脉的血流在腹内压改变时可互相流动,因此,有些患者在未出现腔静脉系(如肺)转移前,先出现颅骨、脊柱、盆骨等转移。

远处转移发生率与原发肿瘤的大小、淋巴结转移数目和病理分级有关,受体情况、肿瘤倍增时间、细胞增殖周期中的S期细胞比例、肿瘤细胞内DNA含量等也影响远处转移发生率。

最常见的远处转移为肺,其次为骨、肝、软组织、脑、肾上腺等。乳腺癌患者临床确诊时5%～15%已有远处转移。有腋下淋巴结转移的患者术前作全身骨扫描,发现约20%有异常改变,但患者常无临床症状。Cote用单克隆抗体法检测,发现可手术的乳腺癌病例中35%骨髓中可见癌细胞,淋巴结阴性和阳性病例中,分别有27%和41%骨髓内可找到癌细胞。死于乳腺癌的病例作尸检,60%～80%有肺转移,50%～60%有肝转移,50%有骨转移。

肺转移:癌细胞在肺毛细管内停留、生长,继之侵出血管,形成转移瘤。肿瘤侵及肺组织的淋巴管和肺静脉,引起肺淋巴组织的转移或全身转移。肺转移多数表现为肺内大小不等的结节,偶为单个结节。少数病例表现为癌性淋巴管炎,临床上有明显的咳嗽、气急、发绀,早期X线片无异常或仅见肺纹增多,容易误诊。

骨转移:以胸、腰椎和盆骨最多,其次为肋骨、股骨等;多数为溶骨性改变,少数为成骨性;长骨转移时可发生病理性骨折,脊柱转移时由于脊髓受压可引起截瘫。临床上有进行性加剧疼痛,早期时X线片可能无阳性发现,骨扫描较X线片敏感,平均可提前3个月发现骨转移,因此,乳腺癌患者出现持续性疼痛时,应作骨扫描检查。放疗对骨转移的疼痛有明显姑息作用,经放疗后90%病例疼痛缓解,并可延迟或防止脊髓压迫所引起的截瘫。

肝转移:早期症状不明显,患者有乏力、食欲减退等,容易忽略,超声显像及CT检查有助于早期发现肝转移。肝转移患者预后差,化疗及激素治疗效果不理想。

胸膜转移:常继发于肺转移,偶亦有单纯胸膜转移者,主要表现为胸腔积液,可为血性,有时胸腔积液内可找到癌细胞。治疗可用全身化疗加胸腔内化疗。

脑转移:在女性脑转移瘤中,乳腺癌是常见的原发灶,CT检查对诊断有帮助。全头颅放疗可取得暂时性症状缓解,但治疗效果不理想。

(三)实验室及其他检查

1.X线检查

乳腺照相是乳腺癌诊断的常用方法,分为干板照相及低剂量X线照相。干板照相又称静电摄影,其优点是对微小钙化点的分辨率较高,检查时能紧贴胸壁,包括乳房后间隙,这正是 X 线照相易遗漏的部位。但干板照相每次接受的 X 线量较大,干板的装置还有些机械方面的问题。

钼靶 X 线照相又称软 X 线照相,适用于软组织及乳腺照相。目前采用低剂量屏-片组合系统、高分辨增感屏和单向感光乳剂细颗粒胶片,每次剂量为 $0.2\sim0.3$ rad。每次检查应用 2 个位置,中线所接受的剂量为 $0.3\sim0.8$ rad,这种剂量所致的放射致癌危险性已接近自然发病率。Dodd 的研究指出,假定以 $35\sim39$ 岁的人群摄乳房片作为基线,对 100 万妇女在 40 岁以后每年作乳房照相,那么在这些人群的一生中最少有 150 人,最多有 1 000 人可能有因放射线而致乳腺癌,但这 100 万人可以在早期做出诊断,治疗后生存率很高。乳腺照相有时可看到微小钙化灶而检出导管原位癌。但在片子上乳腺癌与其他增生性疾病或管内乳头状瘤不易鉴别。乳腺疾病在 X 线片上表现一般可分为肿块或结节病变,钙化影及皮肤增厚征群,导管影改变等。85% 的乳腺癌的 X 线表现为边界不规则的肿块或结节阴影,肿块的密度较高,边缘有毛刺征象时对诊断十分有助。毛刺较长超过病灶直径时称为星形病变。X 线片中显示肿块常比临床触诊为小,此亦为恶性征象之一。片中的钙化点应注意其形状、大小、密度,同时考虑钙化点的数量和分布。乳腺癌中 30%$\sim$50% 在片中可见钙化点,颗粒甚小,密度很不一致,呈点状、小分支状或呈泥沙样,当钙化点群集时,尤其集中在 1 cm 范围内则乳腺癌的可能性很大。钙化点超过 10 个以上时,恶性可能性很大。有时有 $3\sim4$ 个钙化点,但有发病高危因素时亦应考虑作活检。其他的一些 X 线征象如导管影增生、导管扭曲、皮肤增厚改变等常是间接的征象。

X 线片可以查出导管原位癌,主要表现在导管影增厚及微小钙化点。如果摄片发现有可疑时应在定位摄片下作病灶切除。方法是将亚甲蓝注入或用金属针插入后摄定位片。切除的病灶应作标本的 X 线检查以观察病灶是否已被切除。如标本摄片未发现病灶,则应再作活检或在活检所造成的肿胀、组织反应消退后再作摄片检查。

年轻妇女的乳腺组织容易受放射线的损伤,同时其乳腺组织较致密,一般不易做出诊断及鉴别,因而对 35 岁以下的妇女常不主张作乳腺照相检查。乳腺照相临床上常用于鉴别乳腺良、恶性病变,用于普查可以发现临床上未能触及的肿块。临床应用于:①乳腺癌的术前检查,有时可以发现一些隐性或多发性的病灶,术前常规检查也可能发现同时存在的双侧乳腺癌,即对侧的隐性病灶。②乳腺病变的鉴别诊断。③临床有乳头排液、溃疡、酒窝征,或乳头回缩、皮肤增厚时的辅助诊断。④对高危险因素患者的随访及普查时的应用：如一侧乳腺癌治疗后随访对侧乳腺，有母系乳腺癌家族史，月经初潮早或绝经迟，第一胎足月生产在 35 岁以上者，有乳腺良性疾病史，乳腺增大或缩小而临床不易检查者以及腋下、锁骨上或其他部位有转移性腺癌，乳腺摄影可作为寻找原发灶方法之一。

2.超声显像检查

超声显像检查无损伤性，可以反复应用。对乳腺组织较致密者应用超声显像检查较有价值，但主要用途是鉴别肿块系囊性还是实质性。囊性肿块有时可在超声显像引导下作针吸，如果吸出液体可以不必手术。超声显像对乳腺癌诊断的正确率为 80％～85％，对肿块在 1 cm 以下者诊断正确率不高，目前正在改进中，如应用高分辨率的探头，改进检查方法如用水浴式多头探测等方法。超声显像对明确肿块大小常较正确，因而可以用来比较非手术治疗方法（如化疗、放疗、内分泌治疗等）的疗效。

3.其他影像学检查

(1)热图像检查：常用有液晶及远红外热图像两种方法。热图像是利用肿瘤细胞代谢快，无糖酵解产生的热量较周围组织高，因而在肿块部位显示热区。但热图像对较小肿瘤检出率低，假阳性及假阴性较多，经广泛评价后，目前大多已不将热图作为诊断乳腺癌的主要依据。热图有时可能预报乳腺癌的危险性，乳腺癌有明显异常温度记录者预后较差。

(2)近红外线扫描：近红外线的波长为 600～900 μm，易穿透软组织。利用红外线透过乳房不同密度组织显示出各种不同灰度影，从而显示乳房肿块。此外红外线对血红蛋白的敏感度强，乳房血管影显示清晰。乳腺癌常有局部血运增加，附近血管变粗，红外线对此有较好的图像显示，有助于诊断。

(3)CT 检查：CT 检查可作为乳腺摄影的补充，而不是作为常规方法。CT可用于不能扪及的乳腺病变活检前定位，确诊乳腺癌的术前分期，检查乳腺后区、腋部及内乳淋巴结有无肿大，有助于制订治疗计划。

(4)磁共振检查：浸润性导管癌的磁共振表现为边界不清、不规则毛刺的低信号强度肿块，但磁共振不能显示微细钙化点。有一组 120 例妇女用照相及磁共振比较，前者阳性率高于后者。

4.实验室检查

理想的生物学标志物应具备以下条件。①特异性强：可作用于特定的肿瘤。②敏感性高：微小肿瘤即可显示标志物的量变。③方法简便：目前能用于乳腺癌诊断的生物学及生化学标记物有多种（表 6-1），但其特异性均不甚理想。较有参考价值的有以下数种：

(1)癌胚抗原(CEA)：近年来由于放射免疫测定的进展，证实 CEA 不仅存在于胃肠道肿瘤及胎儿组织内，在其他肿瘤及非肿瘤性疾病(如溃疡性结肠炎，肝炎，肝硬化等)中也有存在。乳腺癌术前检查20％～30％血中 CEA 含量升高，而晚期及转移性癌中则有 50％～70％出现 CEA 高值。Haagensen 等报道 CEA 与治疗反应呈正相关，CEA 值增高时提示病变在进展，降低时好转。因而目前对 CEA 的研究集中于作为预后及随访指标。Wang 等于乳腺癌手术后10天时测定 CEA，如阳性者复发率达 65％，阴性者仅 20％。

表 6-1　乳腺癌诊断的生物学及生化学标记物

类别	可能应用的标记物
肿瘤胎儿抗原	CEA、γ-胎儿蛋白
胎盘标记物	人绒毛膜促性腺激素(HCG)、胎盘催乳素(HPL)
乳腺或乳汁有关抗原	酪蛋白、大囊性病液体蛋白(GCDFP)
其他异位激素	降钙素
酶	碱性磷酸酶、唾液酸转移酶、丙种谷酰胺转肽酶
正常机体组成物	铁蛋白、血型物质、羟脯氨酸、N_2-二甲鸟苷、1-甲肌苷、酸性糖蛋白
组织病理学标记物	免疫球蛋白
蛋白	前清蛋白、糖蛋白
单克隆抗体	
其他	

(2)降钙素：以往认为是甲状腺髓样癌所特有，但目前发现在其他肿瘤中也有，如肺癌(40％)、结肠癌(33％)、胰腺癌(46％)等有不同程度的增高，乳腺癌患者中38％～100％有血浆降钙素的上升，但在早期病例中仅 25％有上升，因而早期诊断的参考价值不大。

(3)铁蛋白：血清铁蛋白反映体内铁的储存状态，在很多恶性肿瘤如 Hodgkin 病、白血病、胰腺癌、胃肠道肿瘤、乳腺癌中有铁蛋白的升高。从肿瘤中测出的铁蛋白称癌胚铁蛋白，但肿瘤内铁蛋白浓度升高是由于基质反应，而非肿瘤合成。Tappin 报道 50 例乳腺癌术前有 42％病例铁蛋白含量升高，且与病期有关。治疗后有复发者铁蛋白亦升高。

(4)单克隆抗体：用于乳腺癌诊断的单克隆抗体 CA15-3 对乳腺癌诊断符合率为 33.3％～57％。对早期诊断尚有困难，主要是没有找到特异性抗原。

目前的生物学标记物单一应用尚无足够的敏感性及特异性。应用多种标记物作为联合指标,可以提高诊断价值,但亦只限于较晚期的病例,对早期病例亦无足够的敏感性。

5.细胞学及组织学检查

(1)脱落细胞学检查:对有乳头溢液的病例,可将液体做涂片细胞学检查,对早期管内癌有乳头排液者阳性率为50%,有时尚未有肿瘤可扪及前,已可被检查出。乳头糜烂怀疑 Paget 病时可做糜烂部位的刮片或印片进行细胞学检查,阳性率为70%~80%。

(2)细针吸取细胞学检查:是简单易行的方法,目前已被广泛采用。细针吸取是利用癌细胞黏着力低的特点,将肿瘤细胞吸出作涂片,其准确率较高。Scanlon 报道一组6 000例有怀疑的病灶,应用细针吸取,其中12%是阳性的。据报道应用细针吸取法与切除活检法,患者的生存率无差别,但操作时应注意避免造成肿瘤的播散。对较小或临床有怀疑的病灶即使细胞学检查为阴性时亦应做活组织检查,以免延误诊断。

(3)活组织检查:明确诊断必须做活组织检查。除非肿瘤很大,一般均以做切除活检为好,宿曜等报道对一组142例乳腺癌随访15年,其中切除活检75例,切取活检67例,切除活检组的5年、10年、15年生存率明显高于切取活检组(P<0.05)。切除活检时应将肿瘤连同周围少许正常乳腺组织一并切除,最好能做冷冻切片检查。如果是恶性的则作根治性手术,标本应同时作激素受体测定。如无冷冻切片条件,可在病理证实后再手术,希望能不迟于2~4周。

三、治疗

(一)手术治疗

对能手术治疗的乳腺癌,手术的目的是获得局部及区域淋巴结的最大限度地控制,减少局部复发,同时得到必要的资料以判断预后及选择术后的辅助治疗。在满足以上要求后,再考虑外形及功能越接近正常越好。

1.手术适应证

乳腺癌的手术适应证为符合国际临床分期的0、Ⅰ、Ⅱ期及部分Ⅲ期而无手术禁忌证的患者。

2.手术禁忌证

(1)全身性禁忌证:①肿瘤已有远处转移。②一般情况差,恶病质。③全身主要脏器有严重疾病,不能耐受手术者。④年老、体弱不能耐受手术者。

(2)局部病灶的禁忌证:三期病例有以下情况之一时。①皮肤橘皮水肿,超过乳房面积一半以上。②皮肤有卫星结节。③肿瘤直接侵犯胸壁。④胸骨旁淋巴结肿大,病理证实为转移。⑤锁骨上淋巴结证实为转移。⑥患侧上肢水肿。⑦急性炎性乳腺癌。

以下 5 种情况中有任何 2 项以上者:①肿瘤溃破。②皮肤橘皮水肿,占全乳面积 1/3 以上。③肿瘤与胸大肌固定。④腋淋巴结最大直径超过 2.5 cm 以上。⑤淋巴结彼此粘连或与皮肤或深部组织粘连。

根治术前必须有组织学的证实,不能单根据临床诊断。细针细胞学检查有一定的假阳性或假阴性,因而一般不作为确定诊断的最后依据。明确诊断最好是采用冷冻切片,在做好根治术的准备下将肿瘤切除送检,如证实为恶性时即选择适当的根治性手术。如果无冷冻切片的条件时应将肿块做完整地切除,术时彻底止血,在病理检查为恶性时及时手术。活检与根治术的间隔时间一般越短越好,Copeland 等提出最好在活检后 72 小时内进行手术,Baker 等认为对乳腺肿块进行门诊活检,应具备的条件是外科医师的熟练手术、快速石蜡或冷冻切片及确诊后能及时手术治疗。目前大多数学者同意此观点,对从活检到手术间隔时间的安全范围认为应为 2～4 周。肿瘤切除后标本应同时送有关检测,如激素受体的测定等,为以后进一步治疗提供客观指标。

3.手术方式

目前对乳腺癌手术切除范围的分歧很大,原发灶的切除可有肿瘤切除,1/4乳房切除,全乳房切除及同时包括胸肌的切除,术后再合并放疗。腋淋巴结的切除范围可作腋淋巴结全部清除,部分清除,单做活检,或暂时不处理,有肿大淋巴结出现后再手术。内乳淋巴结的处理有做手术清除,活检或暂不处理,放疗等。因而常用的手术方式有乳腺癌根治术、乳腺癌改良根治术、乳腺癌扩大根治术、全乳房切除以及小于全乳房切除的部分乳房切除等方式。各种手术方式很多,但没有一个统一的手术方式能适合于各种乳腺癌的不同情况,手术方式的选择还是要根据病变部位、病期、手术医师的习惯以及各种辅助治疗的条件而定。

一般腋淋巴结的数字为 7～72 个,差别之大除了个体原因外,与病理科医师检查详细与否有关。但预后主要与淋巴结的阳性数有关,淋巴结转移数越多其预后亦越差。淋巴结的转移数亦与病理检查情况有关,对区域淋巴结的治疗目前亦有很大分歧,有些学者认为区域淋巴结有一定的免疫功能,清除了淋巴结可以损伤局部的免疫功能,亦有学者认为腋下群淋巴结无转移时很少有上、中群淋巴结的转移,为了分期的目的,仅需要取淋巴结做活检即可。但是免疫功能应是全身性的,NSABP 对 1 665 例比较了全乳切除、全乳切除加放疗、根治术的疗效,经 6 年随访,根治术及腋部放疗者腋淋巴结的复发率明显减少,亦证实腋淋巴结的处理并不影响免疫机制。进行淋巴结清除,还可了解淋巴结的转移数及分群,将有助于术后辅助治疗的选择。部分患者腋淋巴结清除后可减少局部复发,提高了生存率。因而腋淋巴结的清除是局部治疗的重要组成部分。

(1)乳腺癌根治术:Halsted 及 Meyer 分别发表乳腺癌根治术操作方法的手术原则如下。①原发灶及区域淋巴结应作整块切除。②切除全部乳腺及胸大、小肌。③腋淋巴结做整块彻底的切除。

Haagensen 改进了乳腺癌根治手术,并强调除了严格选择病例外,手术操作应特别彻底,主要有:①细致剥离皮瓣。②皮瓣完全分离后,从胸壁上将胸大、小肌切断,向外翻起。③解剖腋窝,胸长神经应予以保留,如腋窝无明显肿大淋巴结者则胸背神经亦可以保留。④胸壁缺损一律予以植皮。此手术方式目前仍是乳腺癌手术的常用方式。

由于乳腺癌根治术未清除内乳淋巴结,因而很多学者提出术后应予以内乳区做放疗,尤其是病灶位于内侧及中央者。

手术后的并发症常有上肢水肿、胸部畸形及皮瓣坏死影响伤口愈合等。

Haagensen 报道根治术的 10 年生存率在Ⅰ期时为 72.5%,Ⅱ期为 42.3%(哥伦比亚分期);局部复发率Ⅰ期为 3.7%,Ⅱ期为 12.0%。上海医科大学肿瘤医院报道根治术的 10 年生存率在Ⅰ、Ⅱ、Ⅲ期分别为 74.0%,50.6% 及 25.3%。

(2)乳腺癌扩大根治术:亦即根治术时同时清除内乳区淋巴结。Turher-Warwick 用放射性核素注入乳房,证实 75% 的淋巴流向腋淋巴结,25% 流向内乳淋巴结。Handler 及很多学者指出内乳淋巴结的转移率 17%～22%(表 6-2)。

表 6-2 内乳淋巴结的转移率

学者	例数	内乳淋巴结转移率(%)			
		外侧	中央	内侧	合计
Handley	1 000				22
Dahl-Iversen		12		30	
Andreassen	100				17
Caceres	600	13	21	28	
沈镇宙	1 091	12.7	21	22	17.7

清除内乳淋巴结自 1～4 肋间淋巴结,术时需切除第二、第三、第四肋软骨。手术方式有胸膜内法(Urban 法)及胸膜外法(Margottini 法)。

Margottini 报道 900 例扩大根治术的远期疗效较根治术为好,Urban 亦有同样的报道。沈镇宙等比较了扩大根治术与根治术的远期疗效,在Ⅰ期病例两种术式无差别,但Ⅱ、Ⅲ期病例应用扩大根治术较根治术为好。但这些报道均是回顾性的。Lacour等(1983)把1 453例乳腺癌随机分成根治术组750例,扩大根治术组703例,两组的10年生存率分别为53%和56%,在病灶位于内侧或中央同时有腋淋巴结转移的10年生存率分别为52%和71%。扩大根治术目前的应用较以往为少,大多认为内乳淋巴结有转移者的预后较差,也可以应用放射或其他方法来代替手术。但应用放射等方法疗效不如手术(表6-3)。由于内乳淋巴结有一定的转移率,术前尚无有效的方法能估计内乳淋巴结有无转移,同时内乳淋巴结亦是预后的重要指标,因而对某些病例,主要是临床Ⅱ、Ⅲ期,尤其是病灶在中央及内侧者,应用扩大根治术有其实用意义。

表6-3　内乳淋巴结转移者不同的处理方法与预后

学者	例数	处理方法	5年生存率(%)	10年生存率(%)
Donegan	113	根治术,内乳活检(+),观察	24.0	4.0
Handler	400	根治术,内乳活检(+),放疗	36.0	16.0
沈镇宙等	221	扩大根治术	46.1	27.5

扩大根治术的并发症同根治术,但增加了肺部的并发症。应用胸膜外扩大根治术,术后应注意引流管的通畅,鼓励咳嗽等可以防止及减少胸腔并发症。上海医科大学肿瘤医院已施行扩大根治术1 700例,无手术死亡及严重并发症,10年生存率在Ⅰ、Ⅱ、Ⅲ期患者分别为88.2%、69.3%和41.3%。

(3)乳腺癌改良根治术:Patey和Dyson认为胸肌筋膜相对无淋巴管,因而肿瘤很少经此转移,手术时可以将胸肌筋膜切除而保留胸肌。以后Auchincloss认为腋淋巴结无广泛转移时,腋上群淋巴结很少有转移,因而术时只需清除腋中、下群淋巴结。由此产生了乳腺癌的改良根治手术,其有两种手术方式:①保留胸大肌,切除胸小肌的改良根治一式(Patey手术)。②保留胸大、小肌的改良根治二式(Auchincloss手术)。前者的腋淋巴结清除范围基本与根治术相仿,后者则清除了腋窝中、下群淋巴结。

改良根治术目前已成为常用的手术方式,其保存了胸肌使术后外形较为美观,同时亦便于以后整形。术时常采用横切口,同时必须保留胸前神经及胸肩峰动脉,以免术后造成胸肌萎缩。

Lesnick等曾报道Ⅰ、Ⅱ期乳腺癌应用根治术与改良根治术的疗效相似。Maddox等对311例乳腺癌随机分为根治术与改良根治术组,5年生存率前者为

84%,后者为 76%($P=0.14$),但 3 年复发率前者为 3%,后者为 10%。由于改良根治术(尤其是改良根治术二式)在清除腋淋巴结时常受到一定的限制,因而对该手术方式大多认为适用于临床Ⅰ、Ⅱ期的病例,尤其是肿瘤位于乳房外侧而腋淋巴结无转移的病例,对腋淋巴结已有明确转移者还是应用根治术为好。

(4)全乳房切除术:Mcwhirter 首先提出乳腺癌可做单纯乳房切除术,术后应用放射线照射腋部,其Ⅰ、Ⅱ期病例的治疗效果与根治术相仿。以后 Crile 等也提出,在临床早期病例如无肿大淋巴结者,腋淋巴结可暂不处理,待有明显转移时再做手术切除。但很多资料表明腋淋巴结的临床与病理检查间常有一定的误差,腋淋巴结有隐性转移时手术清除后的效果与无转移者相似。全乳切除的手术范围亦必须将整个乳腺切除,包括腋尾部及胸大肌筋膜。此手术方式适宜于原位癌及微小癌、年老体弱不适合做根治术者以及局部病灶已趋晚期,作为综合治疗的一部分。

(5)小于全乳房切除的保守手术:应用局部切除治疗乳腺癌已有较长的历史。Mustakallio 首先报道肿瘤切除后放疗,保留乳房的方法对淋巴结未能扪及的病例取得较好的效果。近年来,由于放疗设备的进步,发现的病灶较以往为早以及患者对术后生存质量的要求提高,因而报道有很多小于全乳房切除的保守手术方式。手术的方式自局部切除直到 1/4 乳房切除,术后有些应用放疗。

保留乳房的手术并非适合于所有乳腺癌病例,亦不能代替所有的根治术,而是一种乳腺癌治疗的改良方式,应注意避免局部复发。其适应证大致如下:①肿瘤较小,适用于临床 T_1 及部分 T_2(<4 cm)以下病灶。②周围型肿瘤,位于乳晕下者常不适宜。③单发性病灶。④肿瘤边界清楚,如肉眼或显微镜下看不到清楚边界者常不适宜。⑤腋淋巴结无明确转移者。治疗的效果与以下因素有关:①肿瘤切缘必须有正常的边界,如果切缘有足够的正常组织者预后较好。②原发肿瘤的大小及组织学分级。③术后放疗,术后如不做放疗,局部复发率较高。

(二)放疗

放射线应用在乳腺癌的治疗已有近 100 年的历史,但在早年,仅作为术后补充治疗或晚期、复发病例的姑息治疗。Mcwhirter 首先用单纯乳房切除加放射来代替根治术,使放射在乳腺癌的治疗中跨进了一步。其后 Baclasse 提出用单纯放射来根治乳腺癌。近年来,随着放射设备和技术的改进提高以及放射生物学研究的进展,放射可使局部肿瘤获较高剂量,而周围正常组织损伤较少,放疗效果明显提高。Mustakallio 首先采用肿块摘除加放疗早期乳腺癌,受到同行的重视。肿块摘除,局部广泛切除或 1/4 乳腺切除后给较高剂量放射(即所谓小手术、大放射)对临床Ⅰ、Ⅱ期病例治疗后,其生存率、局部复发率及转移率与根治术无明显差别。放疗后如有局部复发,再做根治手术,仍可获得较好疗效。对没有手术指征的局部晚期乳腺癌,放疗也能比其他方法获得较好的局部控制及提高生存率。Sheldon 等报道对Ⅲ期乳腺癌放疗后 5 年生存率为 41%。陈志贤报道Ⅲa 期乳腺癌放射后 5 年生存率为 41%,Ⅲb 期 5 年生存率为 14%。上海医科大学肿瘤医院Ⅱ期乳腺癌放射后 5 年生存率为 83.3%,Ⅲ期为 36.3%。放疗正成为乳腺癌局部治疗的手段之一。

1.放疗的方法

(1)射线种类选择:乳腺癌起源于上皮细胞,需要较高的放射剂量,才能杀灭肿瘤细胞,故应采用能量较高的射线,如^{60}Co的 γ 线或高能 X 线。由于乳腺癌往往有皮肤及皮下组织浸润,因此,使用加速器不加填充物照射时,宜应用 4~6 MV的 X 线,不宜选用大于 6 MV 的 X 线,以免使贴近皮肤的浅层组织照射剂量不足。外放射结束后,对残余肿瘤或肿瘤床可作间质内治疗,或选用适当能量的电子束作加量放射,以减少正常组织的损伤。

(2)射野设置:我国妇女的体格及乳房体积一般较小,经常用四野进行照射,各射野的设置如下。①原发灶:采用双侧切线野,以减少胸内脏器的曝射量。设野时患者平卧,患侧上肢外展 90°,手置于头下,内侧切线野超过中线 2 cm,外侧切线野位于腋中线,照射野上缘与锁骨野下缘相接,下界达乳房皱褶或皱折下 1~2 cm,射野大小及位置应根据肿瘤部位、大小及患者体型、乳房大小而改变,但必须包括全乳房及骨性胸壁,并尽可能避免肺组织照射过多。射野一般长 15~20 cm,宽度应超过乳房高度 1 cm。②淋巴引流区:锁骨上、下及腋窝区常设一前野,用^{60}Co照射,射野上缘达环甲膜水平,内侧沿胸锁乳突肌前缘向下达前中线,外侧位于肩胛盂边缘,避开肱骨头,下界与切线野上缘相接于第 2 前肋间,线束方向垂直或外倾斜 10°~15°以保护喉、气管及脊髓。腋顶部需另设腋后野补充剂量,腋后野呈不规则形,设野时患者俯卧,上肢外展 90°,射野上缘在肩胛岗边缘,内侧沿骨性胸壁边缘向下,外侧为肱骨内缘,下界至腋后皮肤皱褶。一般不设内乳野照射,如患者体格特大,切线间距太宽时,可另设内乳野照射。此时,内侧切线野需移至内乳野外缘,内乳野上缘与锁骨野下缘相接,内侧位于前正中线,下界到第 6 肋骨上缘,一般宽5 cm。双侧内乳区不做常规照射。

(3)照射剂量:原发灶剂量以切线野间距的中点计算,剂量每 5~6 周50~60 Gy,外放射结束后残余肿瘤或肿瘤床加量每 2~3 周 20~40 Gy。锁上区以皮下 2 cm 深度计算剂量,给每 5～6 周 50～60 Gy。腋窝区以腋部前后径的中心点为剂量计算点。

切线野照射时必须精确计算照射角度,以保证治疗的正确性。可采用切线尺直接测量或用计算法计算角度。

切线野照射不加填充物时,乳腺区剂量不均匀,剂量差别超过 20%。加用填充物后剂量分布较均匀,但皮肤剂量增加,容易发生湿性脱皮。使用楔形滤片可使剂量分布均匀,应根据患者体形及乳房大小选用合适的楔形角及使用比例。有条件的单位应尽量使用治疗计划系统(TPS)来设计治疗方案。

2.术前放射

在化疗广泛应用于临床前,对局部晚期乳腺癌常采用术前放射加根治术治疗。术前放射:①可以提高手术切除率,使部分不能手术的患者再获手术机会。②由于放射抑制了肿瘤细胞的活力,可降低术后复发率及转移率,从而提高生存率。③由于放射,延长了术前观察时间,能使部分已有亚临床型远处转移的病例避免一次不必要的手术。术前放射的缺点是增加手术并发症,影响术后正确分期及激素受体测定。而且,放射与手术一样,都是局部治疗,不能解决治疗前可能已存在的亚临床型转移灶,因此近年来已有被术前化疗取代的趋势。

术前放射指征如下:①原发灶较大,估计直接手术有困难者。②肿瘤生长迅速,短期内明显增大者。③原发灶有明显皮肤水肿,或与胸肌粘连者。④腋淋巴结较大或与皮肤及周围组织有明显粘连者。⑤应用术前化疗肿瘤退缩不理想的病例。

术前放射常采用三野照射,即二切线野及锁、腋部照射野。设野方法同单纯放射。一般不设腋后野及内乳野。原发灶照射剂量为每 4～5 周 40～50 Gy,锁骨区为每 5 周 50 Gy。放射结束后4～6周施行手术最为理想。

3.术后放射

根治术后是否需要放射,曾经是乳腺癌治疗中争论最多的问题。近年来,国外较多学者认为术后放射对Ⅰ期病例无益,对Ⅱ期以后患者可能降低局部及区域性复发率;Wallgren、Host、Tubiana等认为术后放射对病灶位于乳腺内侧者能降低复发率,提高生存率。目前,根治术后并不作常规放疗,但对于有复发可能性的病例,选择性地应用放疗可以降低复发率、提高生存质量。术后放疗指征如下:①单纯乳房切除术后(照射胸壁及淋巴引流区)。②根治术后病理报告有腋中群或腋上群淋巴结转移者。③根治术后病理证实转移性淋巴结占检查的淋巴结总数一半以上,或有 4 个以上淋巴结转移者。④病理证实乳内淋巴结转移的病例(照射锁骨上区)。⑤原发灶位于乳房中央或内侧者做根治术后,尤其有腋淋巴结转移者。

术后放射应尽量采用电子束照射,也可用^{60}Co或^{60}Co加深度 X 线照射胸壁及内乳区前,应做 CT 或超声显像测定胸壁厚度,根据厚度选择适当能量,以免肺及纵隔受到过多照射。

根治术后照射锁骨区及内乳区,设野时患者平卧,头转向对侧,上肢放于体侧,射野设置如前述,一般不常规照射双侧内乳区。单纯乳房切除术后照射胸壁,照射野应包括全前胸壁直至瘢痕下端。术后放射剂量为每 5 周 50 Gy。以往术后常先做放疗,放疗结束后再化疗,近年来认为延迟化疗将影响疗效。可采用放疗与化疗同时应用的方法,或在化疗间隙期做术后放疗。

乳腺组织疏松,易随体位的变动而改变形态,因此,在设置各照射野时应当采用同一体位。照射时也应完全按照设野时的体位。在设野及照射时应尽可能避免在射野连接处造成热点或冷点。

(三)内分泌治疗

1.双侧卵巢切除术

双侧卵巢切除术是绝经期前晚期乳腺癌常用的治疗方法。卵巢切除后可降低或阻断女性激素对肿瘤的作用,从而使肿瘤退缩。未经选择的病例应用卵巢切除的有效率为 30%~40%,而激素受体阳性的病例有效率可达50%~60%。有效病例术后亦能获得较长的生存期,Veronesi 报道有效者术后平均生存 31 个月,无效者为 9 个月。去除卵巢的方法有手术切除或放射疗法。手术治疗的作用较快,放疗在照射 16~20 Gy 后亦能达到同样效果,但从治疗到发生作用常需要较长的时间。有些临床因素可影响卵巢切除的疗效,在绝经前或绝经 1 年以内的患者疗效较好,亦即在 45~50 岁者,绝经 1 年以上或年龄小于 35 岁者疗效较差;手术与复发间隔时间长,尤其超过 2 年以上者常可期望获得较好疗效;对软组织、骨、淋巴结及肺转移的疗效较好,而肝及脑转移常无效。

乳腺癌手术后作预防性卵巢切除的疗效目前尚有争议。Taylor 首先报道术后放射疗法去除卵巢与对照组的 4 年生存率无差别,此后很多学者报道预防性去除卵巢可推迟自手术到复发的间期,尤其是淋巴结有转移的病例,但总的生存率并不提高。

对预防性去除卵巢目前的争议主要在于去除卵巢后是否延长生存期、预防性与治疗性去除卵巢的效果是否相同以及预防性去除卵巢的指征等。激素受体阳性的病例是属于内分泌依赖性肿瘤,但并不是需要去除卵巢的指征。目前预防性去除卵巢主要用于绝经前(尤其是 45～50 岁)淋巴结转移较广泛的高危险复发病例,同时激素受体测定阳性者。对绝经后或年轻病例则不适合做预防性去除卵巢。

2.肾上腺切除与脑垂体切除术

Huggins 报道应用双侧肾上腺切除治疗晚期乳腺癌,同时期 Luft 等介绍用脑垂体切除术。此两种手术均用于绝经后或已去除卵巢的妇女,以进一步去除体内雌激素的来源。

绝经后妇女体内雌激素大多由肾上腺网状层所分泌的皮质酮及黄体酮转化而来,部分由饮食或机体中脂肪组织经芳香化后转换而成。肾上腺切除可消除雌激素的来源,使肿瘤消退。肾上腺切除的有效率平均为 32%,对以往用卵巢切除有效者或激素受体阳性病例有效率可达 50%～60%。有效病例术后的生存期较无效者有显著的延长,平均为 1～2 年。

肾上腺切除对骨、软组织转移以及有些单个的肺或胸膜转移的效果较好,对肝、脑转移常无效。从手术到复发间隔时间超过 2 年以上者有效率高,小于 2 年者常无效。

肾上腺切除术后常需补充可的松,每天 50～70 mg,手术有一定的死亡率。近年来应用氨鲁米特,可起药物肾上腺切除作用,故双侧肾上腺切除术已很少应用。

脑垂体切除术亦为去除绝经后妇女体内雌激素的来源。垂体切除去除了垂体分泌的催乳素及生长激素,同时去除了绒毛膜促性腺激素,降低卵巢的雌激素及黄体酮水平,但由于术后 ACTH 的降低而使肾上腺的糖皮质激素、雌激素及黄体素的合成减少,因而手术后需补充肾上腺皮质激素、甲状腺素及血管减压素等,亦需同时治疗糖尿病。

脑垂体切除可用经额途径或经蝶鞍途径,经额途径切除较完善。但两种途径作用效果相似。亦有切断垂体柄使垂体坏死,但作用常不完全。脑垂体切除有效率平均为 34%,而激素受体阳性的病例有效率可达 60%。绝经 10 年以上者的效果较好。软组织、淋巴结、骨及胸膜转移的效果较好,而肝、脑及肺淋巴道转移者常无效。以往用内分泌治疗有效者的效果亦较好。应用脑垂体切除术后可不必再做肾上腺切除,同样肾上腺切除术后也不必再做脑垂体切除术。

3.内分泌药物治疗

(1)雌激素:Alexander、Haddow 报道绝经后妇女应用雌激素可使肿瘤缓解,以后有很多报道用雌激素的有效率约 30%。雌激素治疗乳腺癌的作用机制尚不完全明了,可能是通过机体内分泌环境的改变而限制癌细胞的生长。实验室研究发现低剂量雌激素可刺激人乳腺癌细胞株 MCF-7 的生长,而在 β-雌二醇或乙菧酚的浓度超过 10^{-7} mol/L 时反而抑制其增殖。亦有学者认为生理剂量的雌激素可使细胞质内的雌激素受体含量增加,而治疗剂量时可使雌激素受体由细胞质内转向核内,使细胞质内的雌激素受体得不到补充,从而抑制 DNA 合成。雌激素对绝经前妇女常无效,而对绝经后 5 年以上者效果较好;对激素受体阳性者的有效率可达 55%～60%;对皮肤、软组织转移的有效率较高,肺及骨转移次之,肝及中枢神经系统转移常无效。雌激素治疗有效病例如果肿瘤复发时停用雌激素,有 30% 的病例可以显效。此种反跳现象可作为再次选用内分泌治疗的指标。常用的雌激素制剂为乙菧酚,5 mg,每天 3 次;炔雌醇每天 3 mg;premarin 每天 3 次,每次 10 mg。常见的不良反应有恶心、厌食、呕吐等,此外雌激素可引起乳头、乳晕部色素沉着,乳房肥大,皮肤松弛,阴道排液增加、流血,有时因膀胱括约肌松弛而出现尿频,尿急等。雌激素还可引起体内钠潴留水肿,有时可引起高血钙等。有 10% 患者应用雌激素治疗可造成肿瘤的发展。

(2)雄激素:Murlin、Lacassagne 等报道应用雄激素对晚期乳腺癌有一定的疗效,对绝经后晚期患者的有效率为 20%～31%,比应用雌激素为低。激素受体阳性者有效率为 46%,阴性者仅 8%。有效者平均生存 18～20 个月。无效者 7～10 个月。雄激素的作用机制尚不完全明了。但雄激素可抑制垂体的促生殖腺激素、滤泡刺激素及黄体生成素,从而使乳腺萎缩,雄激素注入体内后可经 5 甲-还原酶转化成二氢睾丸脂酮,与雄激素受体结合转入细胞核内。二氢睾丸脂酮还可经 5 酮-还原酶代谢成雄烯二酮,再转化成雌激素,与雌激素受体结合。生理性剂量的雄激素可通过雄激素受体的结合,从而刺激细胞生长;药用剂量时可使雌激素受体由细胞质转向核内,防止胞质内雌激素受体的再合成。雄激素的效果在停经后的妇女较停经前者好。但卵巢切除术后立即用睾丸素是错误的,因雄激素代谢后可转为雄激素,从而刺激细胞的生长。骨转移者用雄激素的效果较好,80% 患者可以得到症状缓解,因而不论绝经前后的骨转移患者应首选雄激素治疗。对软组织及淋巴结转移的有效率为 20%,内脏转移者很少有效。雄激素同时可刺激骨髓,使血常规上升,食欲增加,自觉症状改善。常用的制剂有丙酸睾酮,每次 50～100 mg,肌内注射,每周 2～3 次,总量可达 4～6 g;去氢睾酮内脂每天 1～2 g,肌内注射;二甲睾酮每天 4 次,每次 50 mg,口服;氟羟甲睾每天 2 次,每次 10 mg,口服。雄激素的不良反应主要是男性化症状,用药 2～3 个月后出现痤疮、皮脂腺分泌多、多毛、脱发、声音嘶哑、肛门瘙痒、闭经等,停药后症状常自行消失,其他不良反应有高血钙和钠潴留等。

（3）黄体酮类药物：应用黄体酮类药物治疗乳腺癌的作用机制尚不完全了解,大剂量的黄体酮有拮抗雌激素、对抗雌激素对乳腺及子宫内膜的作用,其机制可能是抑制了垂体前叶分泌催乳素及促性腺激素。黄体酮的有效率16%～20%。一般对软组织转移、局部复发者效果较好,骨转移次之;对内脏转移的效果较差,对绝经后患者和激素受体阳性者的疗效也较好。常用的黄体酮制剂有甲羟孕酮(MPA),每天肌内注射100 mg,近来认为大剂量每天可达1 000～1 500 mg,肌内注射效果较好。近年来认为甲地孕酮(MA)每天4次,每次40 mg,其疗效更明显,对他莫昔芬(三苯氧胺)无效的病例用MA的有效率为30%,有时可与他莫昔芬或乙蔗酚合用。其他如达那唑,每天100～200 mg,有效率可达18.9%(7/37)。黄体酮类药物不良反应较少,有时有高血压、阴道流血、皮疹等,减量或停药后可自行消失。黄体酮类药物的缓解期与其他内分泌类药物相似,一般常作为二线药物。

（4）肾上腺皮质激素：大剂量肾上腺皮质激素可产生类似肾上腺切除或脑垂体切除的作用,抑制垂体的ACTH的生成。但大剂量应用时常有一定的不良反应,故很少单独应用。目前常用于联合化疗中,同时亦用于一些较严重的情况,如肺部广泛转移时的气急、肝转移引起黄疸和脑转移有脑水肿等。应用肾上腺皮质激素可以减轻肿瘤所引起的水肿及炎症,从而减轻症状。此外肾上腺皮质激素亦可改善患者的一般情况,缓解症状,改善终末期患者的主观症状和治疗肿瘤转移或内分泌治疗后的高血钙症。

（5）抗雌激素药物：近年来内分泌治疗的一个重要进展就是非甾体激素的抗雌激素类药物的发展,如氯美酚、苯甲啶和他莫昔芬。前两者有一定的不良反应,因而并不常用,他莫昔芬已被临床广泛应用,安全且有效。他莫昔芬的结构式与雌激素相似,其作用机制是与雌二醇在靶器官内争夺雌激素受体,减少胞质内雌激素受体的含量,从而阻断雌激素进入癌细胞,也阻断了核内雌激素生成基因的转录,延缓细胞分裂,防止雌激素受体的再合成。此外在组织培养中可见受体阳性细胞的生长可直接被他莫昔芬所抑制。他莫昔芬的用量为每天20～80 mg,但增加剂量并不一定能提高疗效,Rose比较每天30 mg或90 mg,有效率分别为36%及37%。不良反应有恶心、呕吐、潮热、外阴瘙痒、阴道流血等,偶有脱发,白细胞降低,少数病例可引起视神经炎、眼球疼痛、视力降低等。他莫昔芬的有效率在未经选择的患者中为30%～40%,激素受体阳性病例为55%～60%。他莫昔芬对绝经后的患者疗效较绝经前为好,Fabian报道绝经前患者的有效率为 26%，而绝经后患者为 38%，同时对绝经前患者他莫昔芬并不能替代卵巢切除。对软组织及骨转移的效果较好，而内脏转移较差。有效病例常在用药数周后出现效果，维持时间约 8 个月（4~40 个月）。对以往用内分泌治疗有效者有效率高，无效者则有效率较低。Ingle 和 Stewart 等比较他莫昔芬与乙蔗酚的疗效，认为两组间无差别，但乙蔗酚的不良反应较大。Westerberg 比较绝经后患者应用氟羟甲睾酮与他莫昔芬的疗效，前者有效率为 19%，后者为 30%。他莫昔芬可与其他内分泌药物如乙蔗酚或黄体酮类制剂合用，但未发现能提高疗效。他莫昔芬亦作为绝经后，尤其是激素受体阳性病例的术后辅助治疗，可以降低术后早期复发率，但对生存率的影响尚待随访。

（6）雌激素合成抑制剂：氨鲁米特是巴比妥类药物的衍生物，原是作为抗抽搐药物，但在应用中发现其能抑制甾体激素的合成，导致肾上腺功能的不足，从而起到药物肾上腺切除的效果。氨鲁米特可以抑制肾上腺分泌的胆脂醇转化为黄体酮的碳链酶的转换。肾上腺本身并不分泌雌激素，但其分泌的雄烯二酮亦可在肾上腺外经芳香酶转化成雌酮，后者可能是绝经后妇女体内雌激素的主要来源，但芳香酶的作用几乎能被氨鲁米特所完全阻断。氨鲁米特能加速糖皮质激素如地塞米松、泼尼松的代谢，故应用时可使肾上腺可的松的分泌减少，而使脑垂体促肾上腺皮质激素水平升高，抵消氨鲁米特对芳香酶及碳链酶的阻断作用。因而在应用氨鲁米特时需同时应用氢化可的松。氨鲁米特有一定的不良反应，常见的有嗜睡、恶心（33%），20%患者有皮肤瘙痒、皮疹等，有 4%~8% 的患者有共济失调及肌肉痉挛等。不良反应可能与肝脏对药物的乙酰化率有关，乙酰化快，不良反应小。氨鲁米特的常用剂量为 250 mg，每天2 次，同时服氢化可的松每天 100 mg（上午 10 时 25 mg，下午 5 时 25 mg，临睡前 50 mg），服用 2 周后如无不良反应可改为氨鲁米特250 mg，每天 4 次，氢化可的松 25 mg，每天 2 次。氨鲁米特的有效率在未经选择的病例中 30%~35%，而雌激素受体阳性病例则可达 50%~55%。有效病例的平均生存期为 11~17 个月。氨鲁米特与肾上腺切除或脑垂体切除的治疗效果无差别，而且亦无肾上腺切除后功能不足等现象，停药后亦不需长期补充激素类药物。Santen 等报道 4 例经肾上腺切除后失效病例，再用氨鲁米特，其中有 2 例获得缓解。对以往用其他内分泌治疗（如他莫昔芬等）有效病例，在失效后再用氨鲁米特治疗，有一半患者仍可能有效；以往内分泌治疗无效者，用后有 20% 患者可获得肿瘤缓解。用氨鲁米特有效病例，如失效后再用其他内分泌药物（如他莫昔芬等），其有效率为 9%~10%。因而氨鲁米特目前常作为内分泌治疗的二线药物。

(四)化疗

1.单一药物治疗

自从第 1 个非激素类的抗癌药物氮芥问世以来,已有很多抗癌药物进入乳腺癌的临床应用,目前对乳腺癌较有效的药物有环磷酰胺(CTX)、氟尿嘧啶(5-FU)、甲氨蝶呤(MTX)、多柔比星(ADM)、丝裂霉素(MMC)、长春新碱(VCR)、长春碱(VLB)、长春地辛(VDS)及环基亚硝脲(BCNU)等,各种药物单药应用的疗效如表 6-4。单一药物的平均有效率 20%～30%。烷化剂类药物中环磷酰胺的有效率较高,且与用药途径及方式关系不大。但异环磷酰胺等则有效率很低。抗代谢类中常用的氟尿嘧啶及甲氨蝶呤的有效率较高,但其他如阿糖胞苷、6-MP 等则无效。植物类药物中如长春新碱等有效率并不高,还可有神经系统的不良反应。单一药物中最有效的是多柔比星,常用剂量 $40\sim75~\mathrm{mg/m^2}$,每 $3\sim4$ 周 1 次,在以往未用过化疗的病例的有效率可达 38%～50%;低剂量应用即 $30~\mathrm{mg/m^2}$,以 28 天为 1 个疗程,在第 1、第 8 天时用,在以往用过其他化疗药物时有效率为 30%。

表 6-4　各种化疗药物对乳腺癌的疗效

药物类别	药物名称	例数	有效率(%)
烷化剂类	环磷酰胺(CTX)	529	34
	左旋苯丙氨酸氮芥(L-PAM)	177	22
	噻替哌(TSPA)	162	30
抗代谢类	氟尿嘧啶(5-FU)	1263	26
	甲氨蝶呤(MTX)	356	34
抗肿瘤抗生素	多柔比星(ADM)	193	40
	丝裂霉素(MMC)	60	38
植物类抗肿瘤药	长春新碱(VCR)	226	21
	长春碱(VLB)	95	20
杂类	BCNU	76	21
	CCNU	155	12
	Me-CCNU	33	6

2.晚期乳腺癌的联合化疗

由于联合化疗成功地用于白血病、淋巴瘤的治疗,因而对乳腺癌亦陆续开展了多药联合化疗。1963 年时 Greenspan 报道应用噻替哌(Thio-TEPA)、甲氨蝶呤、氟尿嘧啶,同时合并泼尼松及丙酸睾丸酮治疗晚期乳腺癌,有效率达 60%。

1969 年 Cooper 报道 60 例用内分泌治疗无效病例应用多药联合化疗（表 6-5），其有效率达 90%。此方案以后被称之为 Cooper 方案（简称 CMFVP），但其他学者未能重复出如此高的有效率，一般为 50%~60%，但仍明显高于单药化疗，且其有效期也延长。目前对 Cooper 方案的应用有很多修正的方案。长春新碱单用时有效率不高，人们在此方案内去除了长春新碱，发现并不影响有效率。对泼尼松的应用与否亦有争论，有些学者认为应用泼尼松并不增加疗效，有的认为应用泼尼松可以使化疗反应减轻，激素类药物以提高化疗的耐受性。单一药物的有效率一般约 30%，联合化疗则可以明显地提高疗效，并不增加毒性。

表 6-5　乳腺癌常用的化疗方案

方案与药物	给药方法
Cooper	
环磷酰胺	每天 2.5 mg/kg，口服
甲氨蝶呤	每周 0.7 mg/kg，静脉注射×8 周
氟尿嘧啶	每周 12 mg/kg，静脉注射，以后隔周 1 次
长春新碱	每周 35 μg/kg×4~5 周
泼尼松	每天 0.75 mg/kg，以后 1/2 量×10 天，5 mg/d×3 周
CMF(ECOG)	
环磷酰胺	每天 100 mg/m²，口服，第 1~4 天
甲氨蝶呤	30~40 mg/m²，静脉注射，第 1、第 8 天
氟尿嘧啶	400~600 mg/m²，静脉注射，第 1、第 8 天
	28 天为 1 个疗程
CFP	
环磷酰胺	每天 150 mg/m²，口服，5 天
氟尿嘧啶	每天 300 mg/m²，静脉注射，5 天
泼尼松	30 mg/d，7 天

目前常用的化疗方案有 CMFVP、CMF、CMFP 等。

多柔比星是单一药物中有效率最高的，目前也应用于联合化疗中，其有效率比单一应用时有提高，显效快，但是否能延长生存期尚不清楚。但多柔比星的毒性反应较大，其对心脏的影响与剂量有关，因而其临床应用常受到一定的限制。包括多柔比星在内的联合化疗（有 AV、CA、CAF 等）与 CMF 方案间并无交叉耐药性，两组间的疗效也相似，因而两组可以交替应用（表 6-6）。

表 6-6　联合多柔比星化疗的 3 种方案

方案与药物	给药方法	有效率(%)
AV		52
多柔比星	75 mg/m², 静脉注射, 第 1 天	
长春新碱	1.4 mg/m², 静脉注射, 第 1、第 8 天, 每 21 天重复	
CA		74
环磷酰胺	200 mg/m², 静脉注射, 第 3～6 天	
多柔比星	40 mg/m², 静脉注射, 第 1 天, 每 21～28 天重复	
CAP		82
环磷酰胺	100 mg/m², 口服, 给药 14 天	
多柔比星	30 mg/m², 静脉注射, 第 1、第 8 天	
氟尿嘧啶	500 mg/m², 静脉注射, 第 1、第 8 天, 每 28 天重复	

　　晚期乳腺癌联合化疗的有效率为 30%～80%,可使生存期延长,完全缓解者中位生存期可达 2 年以上,但大多数患者最终还是出现复发和产生耐药性。这种难治性患者的特点是:①大多数患者均接受过化疗、放疗及其他治疗。②病变部位以内脏及混合型为主。肿瘤负荷大。③患者一般情况差,骨髓常处于抑制状态。

　　随着新的抗癌药物的研究成功,现已有些较成熟,有效的新的联合化疗方案治疗一些难治性病例,常用药物有表柔比星、米妥蒽醌等,这些方案的作用类似多柔比星联合方案,但其不良反应特别是对心脏毒性较小,治疗指数较高。其疗效尚有待进一步观察。

　　3.术后辅助化疗

　　对肿瘤进行综合治疗是提高治愈率的有效措施之一,其中对乳腺癌的术前、后辅助化疗是较为成熟的。术前、术后辅助化疗的目的是消灭一些亚临床的转移病灶,以提高生存率,尤其是对腋淋巴结有转移的病例。

　　Fisher 领导的 NSABP 在 1957 年时开始用噻替哌,手术时用 0.4 mg/kg,术后第 1、第 2 天各 0.2 mg/kg,对绝经前有 4 个以上淋巴结转移病例可提高生存期。北欧国家亦开展了术后短期化疗。对 1 026 个病例随机分成两组,治疗组507 例,对照组 519 例,治疗组每天给环磷酰胺 30 mg/kg,手术日起连用 6 天。自术后第 9 年起两组生存率有差别,术后第 10 年时治疗组生存率较对照组高 10%。

　　早期的术后辅助治疗常应用短程化疗,目的是杀灭手术操作所引起的癌细胞的播散,但以后认识到术后的复发常是由于术前已存在的微小转移灶所造成,同时亦认识到术后化疗可以提高生存率。术后化疗有一些有利的特点:①由于巨块肿瘤去除后,根据一级动力学原则,最小的肿瘤负荷易被抗癌药物所杀灭。②肿瘤负荷小,倍增时间短,增殖比率大,对抗癌药物敏感性较高。③肿瘤负荷小;相对容积大,血供充足,发生耐药机会较少,化疗治愈的可能性大。

有两组前瞻性的随机分组研究已为临床术后辅助化疗提供了有益的经验。

Fisher 在随机应用噻替哌的基础上应用左旋苯丙氨酸氮芥(L-PAM),患者在手术后随机接受 L-PAM 每天 0.15 mg/kg,共 5 天,每 6 周重复给药,共给药 2 年。经 10 年随访,用药组的无复发率较对照组高 8%($P=0.06$),生存率高 5%($P=0.05$);有 1~3 个淋巴结转移的绝经前患者有显著差别,绝经后者无差别。以后在用 L-PAM 的基础上加用 5-FU,每天 5-FU 300 mg/m²,静脉注射共 5 天,每天 L-PAM 4 mg/m²,共 5 天,同样每 6 周重复一次,共给药 2 年,其疗效亦较单用为好。

意大利米兰的癌症研究所 Bonadonna 应用 CMF 联合化疗,其剂量是环磷酰胺每天 100 mg/m²,连服 14 天;甲氨蝶呤 40 mg/m²,氟尿嘧啶 400 mg/m²,均是术后第 1、第 8 天应用,每 28 天重复一次,共用 12 个疗程。经 8 年随访,用药组较对照组效果好,主要对绝经前有 1~3 个淋巴结转移者,而绝经后妇女的疗效并不显著。

Canellos 等曾比较 CMF 联合化疗与单用 L-PAM 的效果,认为联合化疗的效果较好。

应用 L-PAM 或 CMF 联合化疗的 10 年随访结果表明,辅助化疗对绝经前的患者有显著提高疗效的结果,而绝经后者无显著差别。Bonadonna 认为可能有以下原因:①绝经后患者接受的剂量不足,研究表明凡接受化疗剂量大于原计划方案的 85% 以上者,不论绝经前或绝经后患者均有显著疗效,而小于 65% 以下者,不论绝经与否均无效。②绝经后患者对化疗敏感性较低。③肿瘤的生物行为不同,绝经前患者早期复发率高。

由于多柔比星对治疗晚期乳腺癌有较好的疗效,因而也有用联合多柔比星的方案作为术后辅助治疗,常用的有 CAF 方案。环磷酰胺 400 mg/m²,静脉注射,第 1 天;多柔比星 40 mg/m²,静脉注射,第 1 天;氟尿嘧啶 400 mg/m²,静脉注射,第 1、第 8 天;每 28 天重复给药,共 8 个疗程。

对术后化疗应用的时间目前还有争议。Bonadonna 比较了 6 个疗程与 12 个疗程 CMF 化疗的结果,随访 5 年两组并无差别。由于术后化疗主要是杀灭亚临床型转移灶,因而 6 个疗程的化疗已可达到目的。如果 6 个疗程以后还有残余肿瘤,那可能说明此肿瘤细胞对化疗并不敏感,或需要改用其他化疗方案。

目前对辅助化疗提出以下一些看法:①辅助化疗宜术后早期应用,如果待病灶明显后再用,将降低疗效。②辅助化疗中联合化疗比单药化疗的疗效为好。③辅助化疗需要达到一定的剂量,达到原计划剂量的 85% 时效果较好。④治疗期不宜过长。

对淋巴结无转移患者是否应用辅助化疗的意见尚不一致。近年来美国国立癌症研究所提出,除原位癌及微小癌(即肿瘤直径<1 cm,无淋巴结转移者)外,所有患者均应采用辅助化疗,但对此尚有争议。临床上一期患者术后 5 年生存率可达 85% 以上,而<1 cm 时可达 90%。然而淋巴结阴性者也有 25% 最终可出现远处转移,因而对淋巴结阴性的患者如有高危险复发因素者应采用辅助化疗。

目前对术后辅助治疗大致有以下意见:①绝经前淋巴结阴性者,如有高危复发因素时宜应用辅助性联合化疗。②淋巴结阳性者,不论激素受体情况,宜应用辅助性联合化疗。③绝经后淋巴结阴性者,除有高危复发因素外,一般不必用辅助治疗。④淋巴结阳性,激素受体阴性者应采用辅助性联合化疗,激素受体阳性者可选用他莫昔芬治疗。

第七章

腹部肿瘤的综合治疗

第一节　原发性肝癌

原发性肝癌指发生于肝细胞和肝内胆管细胞的恶性肿瘤,是我国常见恶性肿瘤之一,病死率在我国恶性肿瘤中排名第3。统计显示,原发性肝癌的发病年龄段多在中年以后,男性多于女性。农村发病率高于城市,其原因可能是农村对饮食知识的缺乏和生活条件及就医观念较差,而不注意食物中的致癌因素和对致癌疾病认识不足(如乙肝、丙肝、肝硬化等),治疗不积极造成的。随着蔬菜水果的农药污染和生活的环境污染,原发性肝癌在世界上的发病率也呈上升趋势。

原发性肝癌与中医文献中"玄癖""癖黄""痞气"的描述相似,各个不同阶段可分别表现为"癥积黄疸""臌胀""胁痛"等中医病证,晚期可出现血癥、昏迷等严重并发症。

一、病因病理

本病的致病因素多而杂,病机变化多隐匿而进展甚快。长期情志抑郁,肝气郁滞,气滞血瘀而致癥积,此其一。引用陈腐之水,常进霉变食物,湿浊内蕴,困阻中焦,郁热生毒,湿聚为痰,是以湿浊、痰瘀热毒交阻,日久而成癥积,此其二。癥积既成,阻滞肝之脉络而右胁下肿胀疼痛,触之如"玄癖";横逆脾胃而纳运俱差,阻塞胆道则面目一身尽黄。壅塞水道则浊水不得宣泄,腹大如鼓;若瘀着腑络破损,上蒙心窍,还可见呕血、便血、昏迷等危重症。

二、诊断

肝癌重在预防,积极开展普查,争取早期发现、早期治疗。

(一)临床表现

(1)消化道症状:常表现为食欲减退、饭后上腹饱胀,甚或恶心、呕吐或腹泻。消化道症状常由肝脏病理性改变,致门静脉压力升高,消化道功能失调;或增大的肿瘤压迫,或累及胃所致。

(2)消瘦与乏力:常出现于肝癌的中晚期。可能是肿瘤代谢产物引起机体生化代谢改变,加之进食减少所致。严重时出现恶病质。血氨增高造成昏迷。

(3)发热:肝癌所致发热一般在 37.5～38 ℃,偶可达 39 ℃以上,呈不规则热型,多不伴寒战,午后发热较常见,有时也可见弛张型高热。发热可因肿瘤坏死或其代谢产物引起。

(4)肝硬化病史或肿瘤浸润性生长较大,致肝脏功能失代偿者,可有出血倾向,如牙龈、鼻出血及皮下瘀斑,严重的可出现呕血、便血等;也可出现低蛋白血症,致水肿、腹水、腹胀等。

(二)实验室检查

(1)AFP:$>400\ \mu g/L$,对诊断原发性肝癌有重要意义,须排除活动性肝病、妊娠、生殖系胚胎源性肿瘤。肝癌患者 β_2 微球蛋白含量高于正常人。

(2)血清碱性磷酸酶、乳酸脱氢酶及其同工酶、转肽酶升高对诊断有参考意义。

(三)X 线检查

透视或腹平片可见肝区密度增高阴影,肝脏影像增大,右肝叶的癌肿可发现右侧膈肌抬高。左肝叶肝癌在行胃肠钡餐造影时可见肿瘤邻近之胃或肠道受压推移。选择性肝动脉造影(DSA)及数字减影造影,是一种灵敏的检查方法,可显示直径在 1 cm 以内的肝癌。

(四)B 超检查

获得肝脏及邻近脏器切面影图,可发现直径为 2 cm 以下的微小肝癌。

(五)CT、PET-CT 及 MRI

CT 有利于肝癌的诊断。当肝癌直径<2 cm 或密度近似正常肝实质,CT 难以显示。肝癌呈弥漫性,CT 不易发现。CT 区别原发性或继发性肝癌有困难。经造影增强肝影后可显示直径在 1～2 cm 的病灶。PET-CT 具有一定的优势,能区别良性和恶性肿瘤,显示具体部位。MRI 能更清楚地显示肝癌的转移性病灶,可做不同方位的层面扫描。

(六)组织学检查

通过肝穿组织学检查证实为原发性肝癌者,通过抽腹水找到肝癌细胞者,均能明确诊断。

三、鉴别诊断

(一)原发性肝癌与转移性肝癌的鉴别

继发性肝癌病情发展缓慢,AFP 检测一般为阴性。原发性肝癌发展快,AFP 多为阳性,临床上易于鉴别。

(二)原发性肝癌与肝包囊虫的鉴别

肝包虫病多见于牧区,有牛、羊、犬等接触史或 B 超检查为液性暗区或 AFP 为阴性的人群。

(三)原发性肝癌与肝血管瘤的鉴别

肝脏良性肿瘤如肝海绵状血管瘤借助 B 超、CT、肝血管扫描以及肝动脉造影可以鉴别。

(四)肝脓肿

肝脓肿一般都有化脓性感染或阿米巴肠病病史,和寒战、发热等临床表现。肿大肝脏表面无结节,但多有压痛。超声波检查肝区内有液性暗区。AFP 阴性。

四、并发症

(一)肝性脑病

常为终末期的并发症,占死亡原因的 34.9%。

(二)消化道出血

其占死亡原因的 15.1%。并发肝硬化或门静脉、肝静脉癌栓者可因门静脉高压而引起食管或胃底静脉曲张破裂出血,也可因胃肠黏膜糜烂、凝血机制障碍等而出血。

(三)肝癌结节破裂出血

发生率为 9%~14%。肝癌组织坏死液化可致自发破裂,或因外力而破裂,如限于包膜下可有急骤疼痛,肝迅速增大;若破入腹腔引起急腹痛,出现腹膜刺激征。出血严重者可致出血性休克或死亡。轻者经数天出血停止后疼痛渐减轻。

(四)血性胸腔积液、腹水

膈面肝癌可直接浸润或经血流或淋巴转移引起血性胸腔积液,常见于右侧。

(五)肝肾综合征

即出现氮质血症,可为肝癌晚期的严重并发症。多见于消化道大量出血以后,由于休克引起肾动脉灌注不足,引起肾功能损伤。亦可见于大量抽腹水以后及手术后。肝肾综合征是原发性肝癌死亡原因之一。

五、中医学治疗

(一)中医学证治枢要

原发性肝癌的病位在肝,与肝、脾、胃、肾等脏腑有关,系由正气不足、气滞、痰凝、血瘀日久而致。外感湿热疫毒之邪,加之情志不舒、饮食所伤、胃素虚等,这些病因导致肝脾损伤;或为热毒炽盛,熏蒸肝胆,胆汁外溢而成黄疸;或为气滞血瘀而成积聚;或为气血水停聚腹内而成臌胀;久病及肾而成全身衰竭之虚劳。本病为本虚标实之证,本虚在肝、脾、胃、肾等脏腑;标实为热毒、气滞、血瘀、水停。治疗应从以下方面入手。

1.健运中焦

《金匮要略》云:"见肝之病……当先实脾",健运中焦,不仅可以维持水谷精微充养全身,而且在一定程度上能收扶土抑木,化湿消臌之效。对延缓生机有所补益。

2.疏肝气、祛湿浊、化痰瘀、清热毒

本病多由气滞、湿浊、痰瘀、热毒交阻留着于肝而为肝积,所以治疗多从疏肝气、祛湿浊、化痰瘀、清热毒入手。

3.补虚扶正与疏肝健脾或清热解毒法合用

补虚扶正与疏肝健脾或清热解毒法合用,对一些患者临床症状的改善有较好的疗效,而活血化瘀尤其是桃仁、红花、三棱、莪术等峻烈之品,从理论上讲能活血软坚消积,但是临床上用之往往适得其反,易致大出血或肝破裂,只能稍予活血软坚之品,采用强烈的攻逐药物并非上策。

(二)辨证施治

1.肝郁脾虚

主症:胁痛腹胀,食少便溏,形体消瘦,下肢水肿或腹水。舌淡胖,苔白腻,脉弦滑。

治法：疏肝解郁，益气健脾。

处方：逍遥散加减。柴胡 10 g，当归 10 g，杭芍 15 g，白术 10 g，茯苓 10 g，郁金 10 g，香附 10 g，八月札 30 g，青皮 10 g，甘草 6 g。

阐述：早期原发性肝癌本证多见。缘由肝郁不舒，气机失畅，阻于胁络，横逆乘脾所致。方中柴胡、郁金、香附疏肝理气，解郁止痛；当归、杭芍柔肝养血；八月札理气活血；白术、茯苓、甘草健脾和中。

2.肝胆湿热

主症：右胁疼痛，心烦易怒，食少恶心，身目俱黄，时有发热，口干口苦，腹部胀满，便干，溲赤。舌质红，苔黄腻，脉弦滑数。

治法：清肝利湿，消肿散结。

处方：茵陈蒿汤加减。茵陈 30 g，姜黄 15 g，小叶金钱草 15 g，栀子 15 g，丹皮 10 g，白英 15 g，龙葵 15 g，半枝莲 30 g，羊蹄根 20 g，虎杖 15 g，厚朴 10 g，大腹皮 10 g，莱菔子 10 g。

阐述：本证多属病情进展期。为肝郁气滞日久，气有余便是火，气郁化热酿毒，瘀浊阻滞所致。方中金钱草、茵陈清利湿热退黄；姜黄疏肝利胆而行血；虎杖、栀子、丹皮、龙葵、白英、羊蹄根凉血解毒，清热泻火。厚朴、大腹皮、莱菔子行气导滞消胀。

3.气滞血瘀

主症：胁下痞块坚满，推之不动，拒按，胁胀加重，入夜尤甚，腹部青筋暴露，可放射至背，倦怠无力，纳呆少食，嗳气呃逆，便结或便溏。舌质正常或黯，边有瘀斑，苔薄或薄黄，脉沉或弦细或涩。

治法：理气疏肝，散血消癥。

处方：柴胡疏肝散加减。柴胡 6 g，香附 5 g，枳壳 5 g，芍药 15 g，甘草 3 g，川芎 5 g，陈皮 6 g，炮山甲 15 g，土鳖虫 5 g，生牡蛎 30 g，白屈菜 30 g，八月札 15 g，元胡 15 g，赤芍 10 g。

阐述：本证是多为上证进一步发展所致，病情更为严重，肿瘤明显增大，气郁日久，必生瘀血，阻于肝络不通则痛。治宜行气活血，化瘀消积。方中赤芍、土鳖虫活血化瘀；元胡、郁金、八月札、白屈菜理气行血止痛；当归、白芍养血柔肝；山甲、生牡蛎软坚消积。若本证脾虚明显应减少土鳖虫、穿山甲的用量，加用太子参、白术、茯苓；若气滞明显可适量加入厚朴、大腹皮、枳实；痞块较大可用大黄䗪虫丸 6 g，每天 2 次；体虚者可加鳖甲煎丸，每次 1 丸，每天 2 次。

4.肝肾阴虚

主症：面色晦暗，腹大胀满，形体羸瘦，腰膝酸软，耳鸣目眩，盗汗低热，口干舌燥，皮下紫癜，甚者便血、呕血，小便短赤。舌红少苔，脉弦细数。

治法：滋阴柔肝，软坚消结。

处方：一贯煎加减。北沙参30 g，麦冬15 g，地黄20 g，当归10 g，杞子10 g，川楝6 g，当归10 g，半枝莲30 g，生鳖甲15 g，生龟甲15 g，丹皮10 g，生黄芪20 g，青蒿15 g。

阐述：此证多属于肝癌晚期，病情急剧进展。肝肾同源，肝病及肾。本证特点是正虚邪盛。病程日久既有肝血亏耗、气阴两虚、肝不藏血、脾失统血等虚象，又有邪毒内蕴、肝热水结等实候。方中生地、生龟甲、生鳖甲、沙参、麦冬、枸杞子滋阴软坚；杭芍、当归养血柔肝；丹皮、青蒿清虚热；生黄芪健脾益气；半枝莲清热利湿；稍佐川楝子理气通络。本证治疗以补虚为主，若有腹水加大腹皮、猪苓、抽葫芦等利水消臌之品。出血时当加摄血止血之药。切忌见到实邪明显而攻伐太过，以免损伤正气，进一步耗伤肝肾之阴，或损络动血，造成大出血。

(三)特色经验探要

1.关于肝癌腹水的中医学治疗

肝癌腹水多因肝癌并发肝硬化门脉高压而引起，常呈血性，宜疏肝健脾，补肾利水为主。破瘀、逐水的药物往往疗效不佳，同时有诱发出现肝破裂内出血肝性脑病的可能。西医对部分肝癌腹水有采用抽去腹水后加腹腔给化疗药物，但不宜频繁大量地抽液放水，以免丢失大量蛋白、电解质而诱发肝性脑病，腹水发生的病机是脾肾两虚，所以治疗重点是脾肾。临床上以脾阳不振，肾阳不足为多，故常用实脾饮(脾肾阳虚偏脾虚用之)、真武汤(脾肾阳虚偏肾虚者用之)为主。临床上也可见某些肝癌腹水患者，既有脾肾阳虚之征，又有真阴亏虚之象，表现为腹大如鼓、腹胀、尿少、腹壁青筋暴露、腹壁绷急、咽干口渴而不欲饮、舌嫩红、少苔等。此时可加栀柏地黄汤，苦寒以坚肾阴，清热利水与温补肾阳之肉桂配伍使用，往往起到一定的利水、消胀之功。

2.关于肝癌发热及化疗时的中医治疗

原发性肝癌出现发热多为弛张热，顽固不退。中医辨证施治常用清热解毒、滋阴凉血、化湿利胆或甘温除热等法。如气分湿热用三仁汤；湿热弥漫三焦用三石汤；湿热化火，郁于肝胆用龙胆泻肝汤；热入阴分用青蒿鳖甲汤；气虚发热用补中益气汤加减。这些治法方药仅提供退热的途径和方法，临床上使用还需不断探索。

目前化疗与中药结合治疗肝癌为提高疗效提供途径。具体方案是在化疗的同时,使用有疏肝健脾,益气养阴及滋补肝肾作用的中药,以保护肝功能,减轻化疗时因剂量大而出现的毒副作用。

3.黄疸与肝区疼痛的治疗

原发性肝癌由于肝硬化或肝细胞破坏,可引起轻度黄疸,中药治疗有一定的疗效,常用健脾理气,疏肝利胆之法。多选用具有活血退黄作用的药物,如茵陈、栀子、姜黄、郁金、小叶金钱草、虎杖、田鸡黄等。如肿瘤肝内广泛弥漫、肝功能严重受损或肝门压迫导致重度黄疸,则大多无效。

肝区疼痛是原发性肝癌的常见而又最痛苦的症状。中医治疗除了疏肝理气,活血止痛药物如香附、川楝子、郁金、元胡、五灵脂、徐长卿、八月札、降香、白屈菜等内服外,还可外用止痛蟾蜍膏,其也有一定疗效。

六、西医治疗

(一)手术治疗

原发性肝癌手术治疗的适应证如下。

(1)患者需全身状况良好,无心、肺、肾功能严重损害,能耐受手术者。

(2)肝功能代偿良好、转氨酶无异常、凝血酶原活动度不低于50%者。

(3)肝脏肿瘤病变局限于肝的一叶或半肝以内且第一、第二肝门及下腔静脉未受侵犯者。

(4)未出现严重的肝硬化表现,如无明显黄疸、胸腔积液、腹水、下肢水肿或肝外转移病灶者。

(二)放疗

放疗已成为原发性肝癌治疗的主要方法之一。

1.三维适形放疗(3D-CRT)

近10年来,在国内外已报道了10多篇肝癌3DCRT的结果。3DCRT技术提高了肝癌的放射剂量,使肿瘤的局部控制改善,从而使生存率有明显提高,已有临床报道的中位生存期为7~17个月,3年生存率为15%~33%,这个疗效已经大大超过了预期的生存率,虽然疗效还远不如手术治疗,但是这些都是生长在局部、晚期不适合手术治疗的患者,因而3DCRT可为这些患者提供一种非手术治疗的新方法,比传统放疗技术优越。

2.γ刀治疗

特点是肿瘤局部剂量高,周围正常组织耐受量低,能更好地保护正常组织,能使肿瘤中心区的剂量增加,能对乏氧细胞产生更强的杀灭作用。而一般的放疗对乏氧细胞是不敏感的。

(三)原发性肝癌的化疗

(1)常用药物:氟尿嘧啶(5-FU)、丝裂霉素(mitomycin,MMC)、顺铂(cisplatin,DDP)、奥沙利铂(oxaliplatin,OXA)、表柔比星(epirubicin,EPI)、吉西他滨(gemcitabine,GEM)、伊立替康(iri-notecan,CPT-11)、依托泊苷(etoposide,VP-16)和紫杉醇(paclitaxel,PTX)等化疗药物。

(2)化疗的主要适应证:①并发有肝外转移的晚期患者;②虽表现为局部病变,但不适合手术治疗和经动脉介入栓塞化疗者;③合并门静脉主干癌栓者。

(3)常用的联合方案:①PF方案,顺铂(PDD),20 mg,静脉注射,第1～5天,每月1次。氟尿嘧啶(5-FU),750～1 000 mg,静脉滴注,第1～5天,每月1次。②AF方案,多柔比星(ADM),40～60 mg,第1天。氟尿嘧啶(5-FU),500～750 mg,静脉滴注,连续5天,每月1次,连续3～4次为1个疗程。

(4)介入治疗:肝动脉门静脉双介入化疗栓塞治疗技术是通过超声引导下经皮穿肝至门脉造影同时进行股动脉穿刺肝动脉置管造影,依据肿瘤所属肝动脉、门静脉分支的范围,数目及血流情况选择适当化疗药物和栓塞剂对肿瘤进行治疗。对于已经无法或不愿接受手术治疗,或是肿瘤局限于一个肝段内或一个肝叶内,可以更有效地控制肿瘤发展,延缓肿瘤进展速度,在延长患者生存期方面起到积极的作用。

(四)原发性肝癌的其他治疗

最近临床上开展了有射频消融、微波消融及^{125}I放射性粒子的植入术等,临床上取得了良好的治疗效果。本法治疗以肝动脉栓塞化疗术(TACE)为基础,采用TACE术联合应用。

原发性肝癌的生物靶向治疗,目前临床上使用的有贝伐单抗、索拉非尼、抗肝细胞生长因子(HGF)等药物,但是确切的疗效还在不断探索中。

七、中西医优化选择

原发性肝癌的治疗,随着科技的进步,近几年来生存期有了明显延长。但是大多数患者目前尚难完全治愈。原发性肝癌的治疗:一是根治性切除仍是提高长期生存率的最有效手段;二是单一的方法难以达到最好的效果,需进行综合治疗。临床上早期肝癌,肿瘤局限均应选择手术。亦可选用γ刀治疗,手术后、γ刀治疗后是否化疗目前意见不一,有学者建议手术后采用中医治疗及支持治疗。中医治疗可以尽快恢复胃肠功能。对于失去手术机会的中晚期患者的肝功能损坏不很严重、肾功能基本正常、血细胞基本正常的,近年来多采用肝动脉栓塞化疗术(TACE术),一般可间隔45天施行1次,可视病情施行2～7次,对控制肿瘤进展,减轻痛苦,延长生命,可起到积极的治疗作用。

第二节 胃　癌

胃癌是发生在胃部的恶性肿瘤,是一种严重威胁健康的疾病。我国的胃癌发病率以西北最高,东北及内蒙古次之,华东及沿海又次之,中南及西南最低。胃癌可发生于任何年龄,但以40～60岁多见,男多于女,约为2∶1。胃癌的病理类型主要是腺癌,其他类型的胃癌有鳞状细胞癌、腺鳞癌、类癌、小细胞癌等,后几种类型较少见。早期胃癌多无症状或仅有轻微症状。当临床症状明显时,病变已属晚期。因此,要十分警惕胃癌的早期症状,做到早发现、早诊断、早治疗。

胃癌由于生长部位及病程长短不一,临床上可出现相应的不同症状和体征;早期症状往往不明显或仅有轻度胃脘不适,进展期如生长在胃体部的肿瘤可出现胃脘疼痛、进食减少、消瘦等症。生长在贲门的肿瘤可出现进食发噎,饮食难下。生长在幽门区的肿瘤可出现幽门梗阻症状:朝食暮吐、暮食朝吐。胃癌晚期肿瘤增大,上腹部可能触及肿块。

胃癌分属于中医的"胃脘痛""反胃""噎膈""心下痞""伏梁""癥积"等范围。

一、病因病理

胃癌的病因较为复杂,中医认为是饮食不洁、忧思伤脾,饮食不化精微而生浊痰,气滞痰凝则血行阻滞,形成瘀血。浊痰、瘀血互阻互结,加之内外之因侵袭,血分蕴毒,与痰瘀互结,痰火毒瘀不散,人体正虚之际壅积结聚而成肿瘤。肿瘤一旦形成,病邪随血流、经络播散,可侵害全身多个组织器官,进一步耗伤正气,邪愈盛,正愈耗,终至气血阴津匮乏,病邪难以遏制,毒瘀蕴结愈盛,以致危及生命。

二、诊断

胃癌早期诊断比较困难,其主要原因是患者在早期多无明显的异常感觉,如果患者能在最初有轻微症状时就引起重视并进行进一步检查和治疗,则基本上可达到满意效果。

（一）临床表现

1.早期表现

临床上常被忽视，有的在普查中发现早期胃癌可无任何症状和体征，早期胃癌主要症状为上腹胀痛，有少量出血，多数为大便潜血阳性，内科治疗不易转阴，或即使转阴，以后又呈阳性反应。

2.中期表现

较为明显，上腹部疼痛，腹胀，时有呕吐，大便潜血持续阳性。

3.晚期表现

病情严重时表现为上腹部疼痛，顽固持续，不易为制酸剂所缓解，并出现顽固的恶心呕吐和脱水征、乏力、贫血、恶病质等症状。如果出现肝、卵巢、腹腔转移，可产生相应的临床表现。

（二）实验室检查

半数以上大便潜血持续阳性，大便潜血检查对胃癌诊断有一定的帮助。血常规检查，胃癌发展期可产生贫血，多为低血色素性，不明原因贫血伴胃脘不适者应想到胃癌的可能。胃液分析，多数患者胃酸低下或缺乏，用五肽胃泌素刺激仍无胃酸分泌，考虑胃癌可能。胃液检查也可检测是否存在出血。

（三）X 线钡餐造影

X 线上消化道钡餐造影有较高的诊断价值，特别是气钡双重造影，可清楚显示胃轮廓、蠕动情况、黏膜形态、排空时间、有无充盈缺损龛影等，检查准确率近 80%。

（四）纤维内镜检查

纤维内镜检查是诊断胃癌最直接准确有效的诊断方法，可以直接观察病灶大小、部位、形态、范围，可取活组织进行病理诊断。

（五）组织细胞检查

组织细胞检查是胃癌确诊的最主要方法，除胃镜活检以外，还有胃脱落细胞检查，晚期胃癌出现锁骨上淋巴结肿大，可行淋巴结活检。如有腹膜转移及卵巢转移出现腹水，可抽腹水找癌细胞以明确诊断。

（六）早期胃癌诊断要点

用纤维胃镜可直接观察胃内形态变化，并能取病变组织行活检，是诊断早期胃癌的首选方法。胃镜检查加病变组织活检能使早期胃癌的诊断率达 90％ 以上。提高早期胃癌检出率的关键在于提高临床检查技能及医患双方对胃癌的警觉性。对 40 岁以上出现不明原因上腹部症状者,可常规行内镜检查,对慢性胃病患者应定期复查胃镜。胃镜下活检病理报告为中重度不典型增生的患者,应重复多次胃镜及活检,以免延误诊断。积极开展普查是发现早期胃癌的关键。

三、鉴别诊断

(1)胃癌与胃部其他疾病相鉴别,如萎缩性胃炎、胃溃疡、胃息肉、胃部其他良恶性肿瘤、平滑肌瘤及平滑肌肉瘤、胃的恶性淋巴瘤等相鉴别。

(2)胃癌肝转移应与原发性肝癌相鉴别,肝脏出现多发性转移应与肝囊肿相鉴别,与其他部位肿瘤肝转移相鉴别。

(3)胃癌出现卵巢转移和腹膜转移出现腹水要与卵巢癌相鉴别。

(4)胃癌腹膜转移出现癌性腹膜炎与感染性腹膜炎相鉴别。

四、并发症

(一)出血

消化道出血表现为呕血和(或)黑粪,偶为首发症状。约 5％患者可发生大出血,表现为呕血和(或)黑便,偶为首发症状。可出现头晕、心悸、柏油样大便、呕吐咖啡色物。

(二)梗阻

决定于胃癌的部位。邻近幽门的肿瘤易致幽门梗阻。可出现呕吐,上腹部见扩张之胃型、闻及震水声。

(三)胃穿孔

比良性溃疡少见,可见于溃疡型胃癌,多发生于幽门前区的溃疡型胃癌,穿孔无粘连覆盖时,可引起腹膜炎,出现腹肌板样僵硬、腹部压痛等腹膜刺激征。

(四)继发性贫血

由于胃癌细胞可分泌一种贫血因子。部分患者虽然没有出血,但表现为贫血貌。

五、中医治疗

(一)中医学证治枢要

胃癌的基本病机是正气虚损,邪气内实。正气虚是指脾胃虚弱,故扶正治疗的重点是健脾和胃。邪气实主要是指痰瘀内结和毒热蕴结,故祛痰化瘀,清热解毒亦是本病的重要治疗法则,常需要相互兼顾。

本病初期正虚而邪不盛,仅显示脾胃功能不足,治疗当以祛邪为主,适当扶助脾气。晚期则正不胜邪,邪毒内窜,病变可累及肺、肾、肝等诸脏器。而邪毒久羁又使机体阴阳气血进一步亏损,呈现出一派正虚邪实之象,临床上常用扶正为主兼以祛邪的治疗法则。在灵活运用温补脾肾、大补气血的基础上适当给予解毒散结、活血化瘀之品,力求恢复正气,稳中求效。

(二)辨证施治

1.痰湿凝结

主症:胃脘闷胀,或隐隐作痛,呕吐痰涎,面黄虚胖,腹胀便溏,纳呆食少。舌淡,苔白腻、脉细濡或滑。

治法:燥湿化痰,健脾和胃。

处方:宽中消积汤(自拟方)。柴胡 10 g,香附 10 g,枳壳 10 g,法半夏 10 g,陈皮 10 g,党参 15 g,白术 10 g,砂仁 3 g,瓜蒌 15 g,白屈菜 15 g,茯苓 10 g,老刀豆 30 g,八月札 15 g,藤梨根 15 g。

阐述:此证多见于生长在贲门胃底等部位的早期患者,由于脾胃虚弱,而致痰湿凝滞,阻碍气机。方中党参、白术、茯苓益气健脾;陈皮、半夏、柴胡、香附、枳壳等理气化痰散结;白屈菜、八月札缓急止痛,行气散结;老刀豆具有扩张食管贲门的作用。若呕吐较重可加旋覆花、代赭石以降逆止呕;胃脘疼痛较重者加杭芍、元胡以缓急止痛。若脾胃功能尚可,方中可辨证加2～3味抗癌的中草药。

2.气滞血瘀

主症:胃脘部刺痛或拒按,痛有定处,或可扪及肿块,腹胀满不欲食,呕吐宿食或如赤豆汁,或见柏油样大便。舌紫黯或有瘀斑、瘀点,脉涩细。

治法:行气活血,化瘀止痛。

处方:膈下逐瘀汤加减。生蒲黄 10 g,五灵脂 10 g,三棱 10 g,莪术 10 g,桃仁 10 g,红花 10 g,白花蛇舌草 30 g,半枝莲 30 g,元胡 15 g,大黄 10 g,沙参 30 g,玉竹 10 g,赤茯苓 15 g,龙葵 15 g,黄精 10 g。

阐述:此证表现血瘀毒热并存,多属于胃癌进展期,正气盛而邪气实,治疗以祛邪为主。方中半枝莲、白花蛇舌草、龙葵有清热解毒作用,又是用于胃癌的常用抗肿瘤药物,选用于本证最为合适。桃仁、红花、三棱、莪术化瘀以止痛,其中三棱、莪术具有一定的抗肿瘤作用。本证病情进展迅速而多变,临床上应注意。由于肿瘤侵及大血管可引起大出血,出现休克,危及生命,此时应及时采取中西医措施给予止血,停用活血化瘀药物。

3.脾胃虚寒

主症:面色㿠白,神倦无力,胃脘部隐痛,喜温喜按,呕吐清水,或朝食暮吐,暮食朝吐,四肢欠温,水肿便溏。舌淡胖,有齿印,苔白润,脉沉缓或细弱。

治法:温中散寒,健脾和胃。

处方:附子理中汤加减。党参 15 g,白术 10 g,茯苓 10 g,良姜 10 g,陈皮 10 g,附片 10 g,半夏 10 g,荜茇 10 g,紫蔻 10 g,娑罗子 15 g。

阐述:本证主要特征为脾胃虚寒,运化迟缓。多见于肿瘤晚期或久有脾胃虚寒者。以温中散寒,健脾温胃为主法。方中党参、白术、茯苓、陈皮、半夏健脾和胃;良姜、附片、紫蔻温中散寒。其中荜茇,具有温中同时又有抗肿瘤作用,用于此证最宜。其他用于抗肿瘤药物,一般性味偏凉,于此证应少用或不用,以免加重患者症状。

4.胃热伤阴

主症:胃脘灼热,时有隐痛,口干欲饮,喜冷饮,或胃脘嘈杂,饥不欲食,纳差,五心烦热,大便干燥。舌质红或绛,或舌见裂纹,舌苔少或花剥,脉细数。

治法:养阴清热解毒。

处方:养胃汤加减。沙参 30 g,玉竹 15 g,黄精 10 g,白术 10 g,白芍 10 g,茯苓 10 g,姜半夏10 g,生地 15 g,玄参 15 g,陈皮 10 g,神曲 15 g,麦冬 15 g,藤梨根 15 g,肿节风 15 g。

阐述:本证为胃热伤阴,方中沙参、玉竹、黄精以养胃阴,白术、茯苓、陈皮、半夏和胃醒脾,生地、麦冬、玄参可增液润便,藤梨根、肿节风清热解毒,并有抗癌的作用,陈皮、神曲和胃助消化。

5.气血双亏

主症:神疲乏力,面色无华,唇甲色淡,自汗盗汗,或见低热,纳呆食少,胃脘疼痛或有肿块,食后胃胀,形体消瘦。舌淡白,苔薄白,脉细弱无力。

治法:益气补血,健脾和胃。

处方:八珍汤加减。潞党参 15 g,生黄芪 30 g,生白术 15 g,生薏米 15 g,仙鹤草 30 g,白英 15 g,白花蛇舌草 30 g,七叶一枝花 15 g,石见穿 15 g,陈皮 10 g,姜半夏 9 g,内金 10 g。

阐述:此证特征为正虚邪实,虚多实多,体弱难以攻邪,攻邪又虑伤正。治疗时应注意侧重于用扶正之品。方中党参、黄芪、薏米、白术益气健脾,如患者出现元气大伤之象,可重用黄芪 30～60 g,并以人参易党参;白花蛇舌草、七叶一枝花、石见穿、白英、仙鹤草均具有抗癌散结的作用。此类药物不宜多用重用,否则肿瘤未消,而正气徒伤,反而可促使肿瘤进一步恶化,以重补缓攻,缓缓图治为要。

(三)特色经验探要

1.胃癌各阶段的中医治疗原则

脾气虚弱是胃癌的特点,在胃癌的早期即可出现,并贯穿于各个阶段,故属于胃癌患者共有的临床特征。因此,益气健脾法是中医治疗胃癌最常用的治法。常用方剂有四君子汤、参苓白术散、补中益气汤等。此类药物多为甘缓之品,柔而不烈,可大剂量使用。一般来说,胃癌初期治以辛开苦降,寒温并用;中期治以补虚降逆,消痰涤饮;晚期治以补虚升提为主。

2.关于胃癌化疗期间中医药的配合治疗

胃癌患者在化疗期间,由于化疗药物在杀伤癌细胞的同时,也往往损伤患者机体的正常细胞和组织,特别是机体增殖活跃的细胞,如消化道黏膜细胞、骨髓造血细胞等。化疗还可导致脏腑气血津液受损,这不仅影响化疗药物作用的发挥,而且使部分患者不得不中断治疗,有时由于患者对化疗药物不敏感,正气严重受损,反而促使病情恶化,因此,在化疗的同时需要密切配合中药治疗。中医根据辨证施治能很好地缓解化疗的毒副作用,保护患者的胃肠功能、骨髓造血功能和免疫功能,使机体免受过大损伤,从而使化疗得以顺利进行,并提高化疗的治疗效果。这种化疗与中药的有机结合,实际上是扶正与祛邪的有机结合,应该积极提倡。胃癌化疗中常常采用益气健脾、滋补肝肾等治疗法则。

3.关于抗癌中草药的选择

常用于胃癌的中草药有数十种之多,每一种中药又具有不同的性味和功效,因此,在选用抗癌中草药时要根据药物的性味辨证选择药物,做到辨病与辨证相结合,方臻完善。如果热证可选用藤梨根、肿节风、半枝莲、白花蛇舌草、白英、蛇莓等;寒证可选用乌头、菝葜、蛇六谷、喜树果等;虚证可选用黄芪、党参、陈皮、枳实、半夏、砂仁、内金、焦三仙等药物。

4.关于胃癌术后化疗后的中药维持性治疗

胃癌术后的药物治疗包括化疗、免疫治疗和中药治疗,目的是为了提高远期治疗效果,提高5~10年的生存率,防止肿瘤的复发和转移。化疗药物由于其毒性不能长期使用,免疫治疗又具有一定的局限性,因而中医中药在维持阶段显得尤为重要。常用的原则是扶正与祛邪相结合,益气健脾与解毒抗癌相结合,基本方:生黄芪30 g、太子参30 g、白术10 g、茯苓10 g、陈皮10 g、姜半夏10 g、鸡内金 15 g、焦三仙 30 g、半枝莲 30 g、白花蛇舌草 30 g、肿节风 15 g、草河车 15 g。维持性的中药治疗,对于维持机体内环境的稳定、提高患者的生存期有重要意义。

六、西医治疗

(一)手术治疗

手术是目前治疗胃癌的主要方法。

1.胃癌根治术

胃癌根治术指除了切除肿瘤病灶,还要清扫淋巴结。

2.姑息性手术

患者病期较晚,已无法清扫淋巴结,只能单纯切除肿瘤病灶。

3.短路术

胃癌晚期,肿瘤巨大或出现转移,并有梗阻时所采取的一种手术方式,如幽门梗阻出现呕吐无法进食,病程很晚又不能切除病灶,也不能清扫淋巴结,只能行胃空肠吻合术,此种手术可以缓解患者症状,使消化道重新开通,暂时解决患者进食问题和改善患者营养状况,有利于争取下一步治疗的机会。

(二)化学药物治疗

胃癌对化疗药物有一定的敏感性,近年来新的抗癌药物不断涌现,使得不少新的联合化疗方案在临床应用。单一化疗药物疗效低,临床上多采用联合化疗。胃癌化疗广泛运用于术后的辅助性治疗,术后复发转移及晚期不能切除病灶的病例的姑息性治疗,也有用于术前化疗,以提高手术切除肿瘤的成功率。

胃癌常用的化疗药物:多西他赛(TAT)、氟尿嘧啶(5-FU)、顺铂(PDD)、伊立替康(CPT-11)。胃癌有不少常用化疗方案,现提供以下方案,供参考。

1.DF 方案

多西他赛,175 mg/m²,静脉滴注(3 小时),第 1 天。氟尿嘧啶(5-FU),750 mg/m²,静脉滴注(24 小时连续输注),第1～5 天。每3 周重复。

2.ECF 方案

表柔比星(Epi-ADM),50 mg/m²,静脉滴注(3 小时输注),第 1 天。卡铂(CBP),300 mg/m²,静脉滴注,第1 天。氟尿嘧啶(5-FU),200 mg/m²,静脉滴注,第1～5 天。每21 天重复。

3.PF 方案

顺铂(PDD),30 mg/m²,静脉滴注 3 小时,第 1 天。氟尿嘧啶(5-FU),

500 mg/m²,静脉滴注,第 1 天。本方案顺铂可以改用卡铂或奥沙利铂,氟尿嘧啶改用希罗达口服,不良反应相对减少,适用于身体弱和年纪较大的患者。4 周后重复。

4.ELF

依托泊苷(VP-16),20 mg/m²,静脉滴注(50 分钟输注),第 1～3 天。四氢叶酸(CF),300 mg/m²,静脉滴注(10 分钟输注),第 1～3 天。氟尿嘧啶(5-FU),500 mg/m²,静脉滴注(10 分钟输注),第 1～3 天。每3～4 周重复。

5.CP 方案

伊立替康(CPT-11),350 mg/m²,静脉滴注,第 1 天。顺铂(PDD),30 mg/m²,静脉滴注 3 小时,第 1 天。每3 周重复。本方案为胃癌的二线治疗用药,对氟尿嘧啶耐药的胃癌患者有效。

(三)胃癌的其他治疗

1.胃癌的放疗

胃癌对放疗不敏感,胃癌的术前放疗、术中放疗可降低局部肿瘤的复发率,提高生存期。

2.胃癌的免疫治疗

目前,尚未见成功的免疫制剂。临床上常用的免疫药物有香菇多糖、胸腺素、白细胞介素等。生物免疫治疗,有的单位已经开展。具体是把手术的癌细胞在体外培养与免疫细胞结合产生"抗体"。把这种抗体再注射到患者体内。确切疗效未见文献报道。

3.晚期患者的支持治疗和对症治疗

(1)补液:胃癌患者出现高烧或进食困难,摄入量不足者,必须静脉补液及补充营养,其中包括输鲜血及血液制品、氨基酸、脂肪乳、葡萄糖、维生素、电解质等。出现梗阻或根本不能进食的患者可以考虑胃肠外营养治疗。

(2)止血:胃癌出血,可用氨甲苯酸、酚磺乙胺加入静脉滴入。局部止血可用冰水加入肾上腺素或孟氏液局部止血。亦可通过内镜下进行电凝止血。

(3)止痛:胃癌晚期出现脏器转移可出现疼痛,药物可选择阿托品、布桂嗪、曲马朵等,后期疼痛剧烈可考虑用吗啡类强止痛药物。

七、中西医优化选择

胃癌目前尚无特殊治疗办法,其自然生存期为 12.9 个月。早期胃癌,病变在胃黏膜层手术治疗效果好,5 年生存率在 90％以上。病灶超过黏膜层,手术治疗后的5年生存率在30%以下。临床上大多数患者均属于中晚期,治疗效果差。所以胃癌必须采用综合治疗手段,其中包括中西医结合的综合治疗。各期患者,首先考虑手术,尽可能行根治性手术,不能行根治性手术的行姑息性手术,尽量切除肿瘤病灶,对于姑息性手术也不能采用的患者如果出现严重梗阻,根据情况可做短路术。胃癌患者即使做了根治性手术,术后2年内复发率为50%～60%。虽然胃癌的辅助性化疗的远期疗效仍在探索中,但是目前主张病灶超过黏膜下层者,应该术后进行最少6个周期的维持性化疗。

具体原则:Ⅰ期,根治性手术切除,术后定期复查,一般不需化疗,应加中药维持治疗2年。Ⅱ、Ⅲ期,行根治性手术切除,术后应加化疗,必要时加局部放疗。在术后、化疗及放疗期间及以后采用中药治疗。Ⅳ期,以化疗和中药治疗为主,手术和放疗均为姑息性治疗手段。对于各期术后需要化疗的病例以及不能手术切除癌瘤的病例,如出现严重的肝肾功能损害、白细胞低下、体弱不能耐受化疗的病例均以中医中药治疗为主,这是中医中药治疗胃癌的优势所在。中医治疗强调整体观,能很好地调理机体的胃肠功能、骨髓造血功能和免疫功能,对于改善患者的营养状况,减轻症状,促进精神体力的恢复,预防胃癌术后的复发和转移具有重要作用。

第三节　胆　管　癌

胆管癌指发生于肝外胆管(包括左右肝管、肝总管、胆总管和胆囊管)的癌,起源于肝内胆管上皮的胆管细胞癌与肝细胞癌一起归入原发性肝癌,而胆管进入十二指肠壁以后发生的癌归入壶腹周围癌。肝门部胆管癌指发生于胆囊管开口近端的肝外胆管癌,其范围包括左右肝管、左右肝管汇合部、肝总管并涉及尾状叶胆管开口,由于 Klatskin 最早对左右肝管汇合部胆管癌的临床病理特征作过详细的描述,肝门区胆管癌又称 Klatskin 瘤;发生在胆囊管开口以远至十二指肠壁之前的胆管癌称为中远端胆管癌,实际上为胆总管癌,胆管中远端区分一般以胰腺上缘为界,由于中段和远端胆管癌的临床表现和治疗方法基本相同,而且当病变范围较广或处于病程晚期时,中远端胆管癌往往同时受累,此时很难区分中段还是远端胆管癌,故纳入一并讨论;但中远端胆管癌与近端胆管癌在临床表现、治疗方法和预后方面均存在明显差异,须分开讨论;临床统计表明:肝门区胆管癌最为多见,约占58%,中段胆管癌约占13%,远端胆管癌约占18%,胆囊管癌约占4%,弥漫发生的弥漫型占7%左右。

一、病因学

胆管癌的病因目前尚不清楚,普遍认为与下列因素有关。

(一)胆管结石

约1/3的胆管癌患者并发胆管结石,而胆管结石患者仅5%~10%会发生胆管癌,结石对胆管黏膜的慢性刺激,导致损伤,迁延不愈,加之感染,是胆管癌的重要发病因素。

(二)肝吸虫病

在我国四川、广东等南方省份以及东南亚地区,肝内胆管癌患者常见有华支睾吸虫感染,多见于喜食生鱼人群,华支睾吸虫是一种胆管寄生虫,虫体的吸吮、虫体和虫卵分泌毒性和代谢产物及虫尸腐败产生的有毒物质,造成物理和化学刺激,引起胆管分泌增加、细胞增生、腺瘤样增生,最终导致癌变,如果上述地区有吃富含亚硝酸食物的习惯,更增加了胆管癌的风险。

(三)胆总管囊肿(又称胆总管囊性扩张症)

胆总管囊肿的恶变率为2.5%~28%,胆总管囊肿并发胆管癌的年龄多在40岁左右,较不伴有胆总管囊肿的胆管癌平均年轻20~30岁;胆总管囊肿内结石形成、并发感染,特别是并发胰胆管汇合部发育异常所导致的胰液返流的刺激,是导致癌变发生的主要原因之一。正常人胰管和胆总管在距Vater壶腹5 mm处汇合,形成同一管道,共同开口于十二指肠,而胆总管囊肿患者多先天性发育异常,胆总管与胰管在距Vater壶腹2.0~3.5 cm处汇合,两者多呈直角,共同通道长,被称为胰胆管连接异常(APBDJ),因胰液的分泌压高于肝脏的分泌压,因此胰液可以逆流于胆管内,长期激活胆汁中一些致突变物质,长期刺激胆管导致恶变。

(四)先天性肝内胆管多发节段性囊性扩张病(称Carolic病)

主要特点:肝内胆管呈节段性多发性囊性扩张,而大的胆管并不扩张,扩张的肝内胆管多伴结石,且常伴有胆管炎反复发作和肝脓肿,Carolic病的恶变原因不明,恶变率为7%左右,较正常人群高100多倍。

(五)溃疡性结肠炎、原发性硬化性胆管炎

欧美国家溃疡性结肠炎患者胆管癌的发病率为0.4%~1.4%,高于自然人

群许多倍,溃疡性结肠炎亦可并存原发性硬化性胆管炎,溃疡性结肠炎患者门静脉系统的慢性菌血症可能是诱发胆管癌和原发性硬化性胆管炎的原因;胆管癌并发溃疡性结肠炎患者多在 50 岁左右获得诊断,较无溃疡性结肠炎患者大约年轻 20 岁,尤其全结肠受累、病程长的溃疡性结肠炎更易发展为胆管癌,外科手术并不能影响溃疡性结肠炎患者胆管癌的发生与发展,有不少患者在全结肠切除术后数年仍发展为胆管癌,原因有待于进一步探索;原发性硬化性胆管炎(PSC)是一种病因不明的慢性进行性炎症和纤维化引起的慢性胆汁瘀滞为主要临床表现的少见胆管疾病,ERCP 检查胆管呈硬索状感,呈枯枝样改变,管壁增厚、变硬、狭窄,但狭窄以上部位肝内胆管不扩张,一般认为 PSC 是胆管癌的癌前病变,癌变率为 10%～20%,以 PSC 死亡的病例作尸检,能证实约 40% 为胆管癌,临床上硬化性胆管癌与 PSC 不易鉴别,目前尚无可靠的生化指标与影像学检查能证实有无 PSC 癌变,甚至有时术中的病理诊断也需有丰富经验的医师多次、多部位反复取材才能确诊,但即使活检阴性,亦不能排除恶变,因此临床上 PSC 患者症状迅速恶化,黄疸快速加深,部分患者 CA199 可升高,应高度怀疑恶变存在,PSC 如并发胆管癌则预后极差,平均生存期不到 1 年,肝移植可能是 PSC 唯一可能获得治愈的方法,吸烟可能是 PSC 癌变的危险因素。

(六)其他

致癌物,如钍、化学物品(石棉、亚硝胺等)、药物(异烟肼、卡比多巴、避孕药等)都可能是胆管癌的诱发因素;已证实胆管腺瘤与胆管乳头状瘤均有恶变倾向;另外,EB 病毒感染、慢性伤寒带菌者以及直肠癌术后、胆管错构瘤等均与胆管癌的发生可能有一定的关系。

(七)近年来分子生物学研究

胆管癌 k-ras 基因 12 密码子突变率高达 77.4%,表明 k-ras 基因突变在胆管癌的发生中可能起比较重要的作用。

二、病理分型和胆管癌的转移

(一)大体形态分型

1.硬化型

肿瘤沿胆管壁浸润性生长,受侵胆管灰白色,环状增厚,呈硬索状,生物学行为早期可向管外组织浸润,常侵犯邻近血管,是肝门部胆管癌最常见的类型,往往在肝门区形成纤维性硬块,占胆管癌的60%～70%。

2.结节型

肿瘤呈结节状向管腔内突出,多位于管腔的一侧,基底部宽,瘤体一般较小,表面不规则,多发于中段胆管,可沿胆管黏膜浸润,向胆管外周围组织和血管浸润的程度较硬化型轻,手术切除率相对高,预后相对较好。

3.乳头状癌

肿瘤向管腔表面突出生长形成大小不等的乳头状结构,可在多部位形成多发病灶,主要沿胆管黏膜向上浸润,一般不向胆管周围组织浸润,好发于下段胆管,预后良好。

4.弥漫型癌

较少见,仅占胆管癌的 7% 左右,早期肿瘤可沿胆管壁广泛浸润性生长,管壁增厚,管腔狭窄,很难与 PSC 鉴别,中晚期可向管腔壁外浸润形成浸润肿块,一般无法手术切除,预后极差。

(二)组织学分型

95% 以上胆管癌为腺癌,分为管状腺癌、乳头状腺癌、黏液癌、单纯癌等;按分化程度可分为高分化、中分化、低分化和未分化癌,高中分化与低、未分化癌各占 50% 左右,高分化者预后相对较好,低分化、未分化癌预后差;罕见类型:鳞状上皮癌、腺鳞癌、透明细胞癌、平滑肌肉瘤等。

(三)胆管癌的转移

胆管癌常见周围组织器官侵犯和区域淋巴结转移,很少发生远处转移;门静脉紧贴胆管后方,被肝十二指肠韧带及 Glisson 鞘包裹,为最常受累的血管;常侵犯的脏器:肝、胰、十二指肠、胃、结肠等,有资料报道胆管癌向肝实质浸润深度可达 5 cm;区域淋巴结转移较为常见,胆管癌手术时近 48% 患者已出现淋巴结转移;此外,肿瘤可沿神经和神经鞘转移,造成术中很难确定胆管受累的范围和边界。

三、临床分期、分型

(一)临床分期

由国际抗癌协会(UICC)根据 TNM 的标准制定,该分期只适用于经手术探查和切除的病例。

1.肝外胆管癌 TNM 分期标准

T:原发肿瘤。

T_{is}:原位癌。

T_1:肿瘤侵及胆管黏膜下层和肌层。

T_2:肿瘤侵及浆膜层和周围结缔组织。

T_3:肿瘤侵及邻近器官如肝、胰、十二指肠、胃、结肠等。

N:区域淋巴结。

N_0:无淋巴结转移。

N_1:肝十二指肠韧带淋巴结转移。

N_3:其他区域淋巴结转移。

M:远处转移。

M_0:无远处转移。

M_1:有远处转移。

2.UICC 分期

0 期:$T_{is}N_0M_0$。

Ⅰ期:$T_1N_0M_0$。

Ⅱ期:$T_2N_0M_0$。

Ⅲ期:$T_{1\sim2}N_{1\sim2}M_0$。

$Ⅳ_A$ 期:T_3,任何 N,M_0。

$Ⅵ_B$ 期:任何 T,任何 N,M_1。

(二)肝门区胆管癌的分型

肝门区胆管癌占肝外胆管癌的 58% 左右,根据病变的部位,Bismuth-Corlette 在 1975 年将肝门区胆管癌分为 5 型,目前已被临床广泛使用。

Ⅰ型:肿瘤位于肝总管,未侵犯汇合部。

Ⅱ型:肿瘤位于左右肝管的汇合部,但未侵犯左右肝管。

Ⅲ型:肿瘤位于右肝管$Ⅲ_A$,或位于左肝管$Ⅲ_B$,包括并发部分或全部左右肝管汇合部而导致不全和完全性梗阻。

Ⅳ型:肿瘤累及肝总管、左右肝管、左右肝管汇合部。

该分型对手术方式的选择和预后的判断具有重要价值,Ⅰ型因较早出现梗阻性黄疸得以早期诊断,手术切除率高,预后好;Ⅳ型由于侵犯范围广,大多数患者不可切除,预后差;Ⅲ型首先引起一侧肝管阻塞,早期可不出现梗阻性黄疸,如肿瘤发展,逐渐阻塞对侧肝管或左右肝管汇合部、肝总管时方出现黄疸,一旦出现黄疸已非病理早期,手术切除率低(图 7-1)。

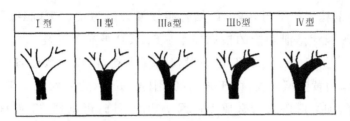

图 7-1　肝门部胆管癌分型

四、胆管癌的临床特点

(一)临床表现

1.黄疸、腹痛、腹块

随着病情的进展,90%～98%的患者可出现黄疸,往往 95%以上的患者以梗阻性黄疸就诊,为逐渐加深的持续性梗阻性黄疸,伴有瘙痒及抓痕,小便色深和大便色淡,黄疸较深时,小便呈茶色而大便呈陶土色,但必须指出黄疸虽然是胆管癌常见的症状,但不是早期症状;患者往往在黄疸出现前一段时间内可有上腹隐痛、胀痛及厌油、食欲缺乏、乏力、低热、消瘦等症状,这些症状称为黄疸前期症状,随着黄疸的出现,这些症状更加明显,腹痛发生率为 45%左右,由胆管腔不同程度阻塞或狭窄,引起胆管内压增高所致;在未行胆管检查之前,一般无胆管感染的症状,仅有 10%～20%患者可有上腹部疼痛、畏寒、发热、黄疸等胆管炎的表现,易被误诊为胆管结石并感染,感染最常见的细菌为大肠埃希菌、粪链球菌、厌氧菌,内镜和介入放射检查可诱发和加重胆管感染,严重者可导致胆管感染性休克;约 10%的患者可触及腹部肿块。

2.胆囊肿大

中、下段胆管癌患者可触及肿大之胆囊,往往 Murphy 征可能阴性;而肝门区胆管癌往往尽管皮肤深度黄染,但胆囊不可触及。

3.肝大

剑突下、肋缘下可触及增大的肝脏,黄疸时间较长的患者因肝功能严重损害可出现肝功能失代偿表现,如腹水及双下肢水肿等;肿瘤压迫或侵犯门静脉,可造成门静脉高压,可出现上消化道出血等门静脉高压症状;晚期患者可并发肝肾综合征表现,如少尿或无尿,稀释性低钠血症,氮质血症。

(二)实验室检查

1.肝功能指标

绝大多数患者血中总胆红素(TBIL)、直接胆红素(DBIL)明显升高,升高的程度与梗阻的程度相平行,其中以结合胆红素升高为主,占总胆红素的 60% 以上;反映肝脏胆汁排泄功能的指标如 γ-GT、ALP 可显著升高,而反映肝细胞膜完整性的相应指标 ALT、AST 等一般仅轻度升高,仅极少数患者伴 ALT 显著升高,易误诊为黄疸型肝炎;由于长时间梗阻性黄疸,脂溶性维生素(维生素 K)的吸收障碍,加之肝脏自身合成凝血因子功能下降,可出现 PT 时间延长;早期病例血清 ALB 的水平及 A/G 比多在正常范围内,长时间梗阻后血清 ALB 可明显降低,而球蛋白升高,A/G 低平或倒置,反映出肝脏合成 ALB 能力下降。

2.血、尿常规检查

血常规检查部分患者可有白细胞总数及中性粒细胞比例上升,提示有潜在性胆管感染存在;尿常规检查:尿胆红素阳性而尿胆原阴性。

3.肿瘤标记物检查

在胆管癌的诊断中,尚未发现一种像 AFP 一样能诊断 PHC 的特异性肿瘤标记物。目前发现较有意义的标记物是糖链抗原 CA199,在胆管癌的阳性率为 60%~80%,但良性胆管梗阻、胆管感染时 CA199 可升高,但升高的程度较低,当显著升高超过正常值 6 倍以上时,对胆管癌有诊断价值;癌胚抗原(CEA)、CA50、CA242 等也是有用的诊断指标,但敏感性和特异性不如 CA199。近年来,从胆管癌组织中提纯得到一种胆管癌相关抗原(CCRA),并建立了血清 CCRA 的酶联免疫吸附试验(ELISA)的检测方法,对胆管癌诊断的敏感性和特异性均在 70% 以上,值得进一步研究;有关胆管癌标记物在基因方面的研究也取得一定的进展,利用分子生物学技术对胆汁和活检组织进行 *k-ras*、*Cerbb-2*、*c-myc*、*p*53、端粒体酶等肿瘤基因标记物检查,对胆管癌的早期诊断具有潜在的实用价值。

(三)影像学检查

1.超声诊断

超声诊断这是最为简便、快捷、准确、经济和可重复进行的无创性检查方法,已被临床证实为可信赖的诊断技术。超声显像一般较难直接检出肿瘤,仅仅 20% 左右的病例可发现中等或低回声软组织肿块影,但可以根据肝内、外胆管的扩张情况来推断肿瘤的部位,如果超声显像显示肝内胆管扩张至肝门部中断,而肝外胆管正常,胆囊不大、空虚,说明梗阻部位在肝门区,提示肝门部胆管癌可能;若肝内、外胆管扩张伴胆囊增大,说明梗阻部位在胆管的中、下段,提示中、下段胆管癌可能;如仅显示一侧肝内胆管扩张,应考虑Ⅲ型肝门部胆管癌可能,患者可无黄疸。超声对判断梗阻性黄疸和定位的符合率均接近 100%。

彩色多普勒超声可提供门静脉、肝动脉有无侵犯的信息,有助于对肿瘤的可切除性和切除范围作出初步评估。

内镜腔内超声可避免肠气的干扰,所采用的超声探头具有细径、高频的显著特点,可对敏感区反复扫描,因而可以更清晰、更准确地显示肝外胆管肿瘤,往往可以显示直径 0.5 mm 以上的病变,对肿瘤浸润深度的判断准确率为 82%～85%,对胆管内表浅占位病变的鉴别诊断较有价值,且对判断区域淋巴结转移情况有一定帮助。但必须指出内镜腔内超声探及范围有限。门静脉血管腔内超声(IPEUS)开展并不广泛,对确定门静脉是否受侵的准确率高达 96.7%左右,对胆管癌的诊断、可切除性的判断以及切除范围有帮助。

在超声显像的基础上,超声引导下穿刺胆管作胆管造影检查可提高诊断率,也可穿刺胆管抽出胆汁作肿瘤标记物 CA199 等检查或者作胆汁肿瘤脱落细胞学检查,有经验的医师可直接穿刺病变组织作组织学检查。研究表明:胆管癌患者近50%胆汁 CEA 值在 40 mg/mL 以上,CA199 与 CEA 检查结果一致;胆汁脱落细胞学检查阳性率 58%左右;直接穿刺组织学检查的阳性率 75%左右,均有一定的诊断价值。对于肝门部胆管癌超声引导下经皮肝穿刺门静脉造影(PTP)可以术前精确评估门静脉分叉部受侵程度和范围。经皮肝穿胆管镜(PTCS)活检率高。

超声诊断也存在一定的局限性,例如诊断易受操作技术的影响,与操作者的经验和工作的细致程度密切相关,存在着漏诊、误诊现象;体形肥胖或胃肠道积气时,使胆管显示困难,中下段胆管癌漏、误诊现象较多,采用饮水充盈胃肠道以扩大声窗或脂餐法、利胆法等方法可以进一步提高诊断率。

2.经皮肝穿胆管造影(PTC)和内镜逆行性胰胆管造影(ERCP)

PTC 和 ERCP 两者均为经典和传统诊断胆管癌的重要方法。两者均有较高的空间分辨率,对胆管癌的诊断也存在共性,主要以胆管扩张、狭窄或闭塞、充盈缺损等表现为主,能准确显示胆管内腔细微结构如黏膜的改变,对狭窄性质的鉴别诊断价值大。两者术中均可行胆汁细菌培养和脱落细胞学检查,同时也可行胆管钳夹病理活检,作出病理诊断。

PTC 曾经是诊断恶性梗阻性黄疸(obstructive jaundice,OJ)的"金标准",可清晰地显示肝内外胆管树的形态、分布和阻塞部位;对近端高位的肝门部胆管癌,由于左右肝管交通通常受阻,PTC 仅能得到穿刺一侧梗阻以上胆管的图像,为得到完整的胆管树影像,可作双侧胆管穿刺造影;对胆管完全性梗阻,PTC 只能显示梗阻以上的胆管,不能显示梗阻病变的长度和肿瘤远端的边界,对肝门区胆管癌诊断的确诊率达 90%以上。顺行性胆管造影可自然显示壶腹部形态,若 PTC 时胰管显影,可进一步明确是否伴有胰胆管合流异常,胰胆管合流异常与胆管癌的发病关系密切,值得重视。PTC 操作简单,易于掌握,技术成功率接近 100%。

  PTC 的主要并发症为术后出血、胆汁从穿刺部位漏出、胆管感染等。建议:严格遵守无菌操作技术,避免多次、多部位穿刺,应提高单次穿刺的成功率;在造影结束后尽可能尽早抽出胆管内的胆汁和造影剂及需置管引流(PTCD),并且 PTC 对可手术胆管癌患者一般安排在手术切除前 1 天进行(图 7-2)。

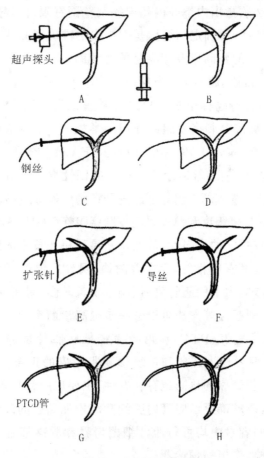

图 7-2 PTCD 示意图

  ERCP 对壶腹癌、胰头癌和下段胆管癌的检诊率高于 PTC,但完全性梗阻病例不能显示梗阻以上的部位,对判断手术切除价值不大;如为不全梗阻,逆行造影可将肠道细菌送入梗阻以上胆管,诱发胆管感染;对于较高位的胆管癌,常需 ERCP 结合 PTC 联合检查,这样就加大了感染并发症的概率,严重者可导致化脓性胆管炎,往往抗生素难以奏效;但 ERCP 结合 PTC 可以相互补充,可以完整地显示胆系,有助于明确病变性质、部位,提高诊断率,因此尽管增加了并发症风险,也不失为一种有效的检查方法;正因为 ERCP 为侵入性检查,可引起急性胰腺炎、胆管炎、出血、穿孔等严重并发症,限制了其临床应用;近年来已不再将 ERCP 作为胆管癌基础的常规方法,甚至有少数专家将 ERCP 列入上段胆管癌的相对禁忌证,为减少并发症,建议 ERCP 后应常规作鼻胆管引流(ENBD)。

PTC 和 ERCP 能准确显示胆管内细微结构如黏膜的改变,且空间分辨率高,对早期胆管癌的诊断价值高,但无法观察管壁、管外结构,对判断能否手术价值不大,加之其有创性,目前很少用于胆管癌的单纯诊断,多用于胆管的胆汁引流和胆管肿瘤的介入治疗。但必须强调:尽管影像学近年来进展迅速,CT、MRI、超声、PET-CT 等对胆管癌的诊断已取得了实质性的进展,但各种检查均存在各自的不足,至今还没有一种影像学检查可以完全替代 PTC 和 ERCP,废弃 PTC、ERCP 的时机尚不成熟。

3.核素显像

正电子发射断层成像(PET)因其可评价胆管上皮的代谢状况,反映病变在细胞代谢、受体、酶和基因等方面的变化,已广泛应用于肿瘤的功能成像。PET借助^{18}F-2 脱氧-D 葡萄糖在胆管细胞癌和肝癌细胞内被磷酸化的程度不同,通过该葡萄糖类似物在癌细胞内累积而形成热区及信号背景比率的增强等特征进行诊断,能确诊直径 1 cm 大小的胆管癌灶,对胆管良恶性狭窄的鉴别诊断价值较大。

但 PET 因存在空间分辨率低、对解剖结构显示不清、费用昂贵、检查时间长等缺陷,临床普及率不高,临床应用较少。临床上 PET 多与 CT 联合用于肿瘤的诊断及疗效分析。

4.血管造影(DSA)

胆管癌一般为乏血供肿瘤,血管造影多无明显的肿瘤染色,肿瘤血管可显示增粗、迂曲、扩张。单纯 DSA 对胆管癌的诊断意义不大,临床上血管造影的主要目的:了解门静脉、肝动脉与肿瘤的关系及受侵犯情况,多用于术前对肿瘤的可切除性作出正确评估。

肝门区胆管癌具有壁外浸润的特点,常侵犯肝动脉、门静脉,选择性肝动脉造影可显示肝动脉是否被肿瘤包裹,门静脉相可观察门静脉与肿瘤的关系。经皮肝穿门静脉造影可更清晰地显示门静脉是否被肿瘤侵犯以及被侵犯的部位和范围,为手术中血管的修补和重建提供准确的信息。

由于血管造影(DSA)的有创性、费用高,诊断性血管造影仅作为辅助性检查手段,逐渐被无创的检查如螺旋 CT 血管成像等所代替。

5.CT 诊断

CT 对肝门部胆管癌肿瘤的检出率为 40％以上,稍高于超声成像,肝门部肿块与扩张的左右肝管构成蝴蝶状图像为 CT 的典型图案。CT 平扫、增强和三维重建技术可显示胆管原发病灶和周围脏器的改变,反映胆管的扩张程度、肝叶体积的变化、肿瘤的血供等情况,对临床诊断、分期与预后的评估有重要意义。

螺旋 CT 血管成像能代替血管造影显示肝动脉、门静脉和受累情况,为可切除性提供准确信息。

近年来随着多排 CT 的应用,出现了无创性螺旋 CT 胆管造影(SCTC),采用三维技术多角度显示胆管解剖结构,确诊率高,优于常规 CT 和 US,不少专家甚至认为优于 ERCP、PTC。但也有专家认为 SCTC 空间分辨率和对胆管腔内细微结构如黏膜改变的观察不及 ERCP、PTC,尚不能完全替代之。多层螺旋 CT 曲面重组阴性法胆管成像为无创性胆管成像技术,对肝外胆管癌与扩张胆管的关系更直观。

CT 在显示肝外胆管管壁受侵情况优势明显,但难以精确显示肝门部结构和肝内肿瘤侵犯的范围。

6.磁共振成像(MRI)和磁共振胰胆管成像(MRCP)

MRI 和 MRCP 为胰胆管病变无创性诊断的重要方法,对胆管癌的诊断价值已得到肯定。MRI 可进行多序列、多方位扫描,对胆汁信号敏感,组织分辨率高,尤其冠状位成像更能反映肝门部结构,对胆管癌肝门、肝内侵犯范围的判断优于 CT,对评价肿瘤的可切除性及预后意义大,但在显示肝外胆管管壁时不及 CT。胆管癌的 MRI 表现以胆管软藤样扩张的间接征象为主,常缺乏明确的软组织块影。直接征象:管壁局限性或弥漫性增厚,轴位呈"圆圈征",也可不规则,管壁厚度＞5 mm,应高度重视,应疑诊胆管癌;软组织肿块:T_1WI 加权为低或等信号,T_2WI 加权为稍高信号,增强扫描时肿块强化信号不均,延迟强化明显。

MRCP 因成像序列的改进及相控阵线圈的应用,较多专家认为可获得比 ERCP 更有价值的图像。重 T_2 加权胆、胰呈明显的高信号,高信号是因为有胆汁和胰液的缘故,MRCP 具有独特的优点:不受梗阻部位的限制,梗阻的近、远端胆管均可显示,可清晰显示胆管梗阻端的形态,如截断状、锥状、鸟嘴状和鼠尾状等,截断处多不规则,梗阻以下胆管不扩张,胆管壁不规则增厚 5 mm 时即可在 MRCP 上得以显示;可准确判断肿块梗阻胆管的长度和范围,对于手术方法的设计提供更多的信息;无须注射造影剂,对胆管内压力无影响,安全无创性,无并发症,无技术操作的依赖性。MRCP 对梗阻部位定位准确率接近 100％,但空间分辨率差,不能显示胆管腔内细微结构如黏膜的改变,不及 PTC 和 ERCP,对显示肝外胆管壁时不及 CT。

五、胆管癌的诊断

由于缺乏特异性临床表现,胆管癌的早期诊断较为困难,一般患者在出现梗阻性黄疸后再作相关检查,已非早期。

临床上经典的肝门部胆管癌的诊断模式:黄疸+肝内胆管扩张+肝外胆管、胆囊空虚+肝门部肿块。肝门部胆管局限性梗阻,在排除胆管结石后,80%～90%为肝门部胆管癌,因此较多专家提出肝门部胆管癌的诊断标准:①患者有进行性加重的梗阻性黄疸或中上腹隐痛、胀痛等不适。②影像学检查中有二项以上提示肝门部局限性梗阻性病变。③排除胆管结石及以往胆管手术可能导致的胆管狭窄。肝门部胆管癌定性诊断方面尚缺乏特异性强、阳性率高的方法,通过ERCP 或 PTC 做肿瘤脱落细胞学检查或钳取组织活检阳性率均低,采取细针直接穿刺肝门区肿块的并发症多、细胞含量少、阳性率不高,因此术前组织学检查在肝门部胆管癌诊断中的应用并不多。

中远端胆管癌根据进行性加重性梗阻性黄疸和中远端胆管梗阻的影像学特点,一般可以作出诊断,但需与相关疾病相鉴别:①胰头癌,常压迫或侵犯中远端胆管并造成梗阻,胆管造影类似中远端胆管癌,但胰头癌 CT 扫描可见胰头肿块,MRCP 或 ERCP 可见胰管近端梗阻而远端胰管扩张。②十二指肠乳头癌,可表现为远端胆管梗阻,胆管造影类似远端胆管癌,但 ERCP 检查时,内镜可见肿大的乳头,胰管多扩张。中远端胆管癌定性诊断也较为困难,术前 ERCP 取胆汁作脱落细胞学检查或者刷取细胞学检查以及钳取细胞学活检,阳性率均较低,阴性不能排除胆管癌的诊断;术中如仅局限于胆管腔内癌灶,不易取材,除非术中检查时发现肿瘤已侵犯胆管周围组织或已有淋巴结转移,使术中病理学诊断成为可能。

在目前的医疗氛围中,无病理学诊断,仅靠临床诊断施行胰十二指肠切除,不少医务人员心存顾忌,但鉴于获得术前病理诊断困难,加之中远端胆管癌误诊、漏诊的后果更为严重,且因病理诊断常需反复检查,可能延误治疗胆管癌的最佳时机,目前大多数学者已达成共识:影像学检查资料和术中探查结果无法排除中远端胆管癌者,虽无病理诊断,仍有施行胰十二指肠切除的指征。

肿瘤标记 CA199 升高,尤其是显著升高,特别是胆管引流减压后无明显下降,对胆管癌具有一定的诊断价值,CEA、CA50、CA242、CCRA 以及基因肿瘤标

记物 k-ras、$cerbb$-2、c-myc、$p53$、端粒体酶等对定性诊断有一定的帮助。

由于胆管癌存在着术前较难获得组织学诊断的具体实际,在已临床诊断而无组织学诊断的情况下,是否施行手术,有学者认为仍需全国专家组达成共识并制定诊疗规范,便于基层工作者参照,旨在既不延误患者的治疗,又能减少医疗纠纷。

六、胆管癌的治疗

胆管癌的治疗方法常包括手术治疗(含根治性切除、姑息性切除、内外引流手术等)、非手术胆管内外引流治疗、放疗、化疗、光动力治疗等。胆管癌治愈的唯一选择只有根治性切除,但鉴于胆管癌的生物学行为,大多数患者就诊时或因局部侵犯严重或远处转移已失去根治性切除的机会。最近英国肝脏研究协会(BASLD)对不可手术切除晚期胆管癌制定了治疗的指导方针,强调改善患者的生活质量应该是首要目的,而延长生存期是第二目的,并强调生活质量得到保证和改善者,生存期相对地同样会延长,因此单纯胆管引流也应理解为积极的治疗措施。其他的治疗模式比如放疗、化疗和光动力治疗等正在进一步研究中,有无确切的疗效需进一步论证。

(一)手术治疗

手术治疗包括根治性切除、姑息性切除、内外引流手术等,随着影像学诊断水平的提高,手术技能、经验的积累,手术切除范围的扩大化,术后并发症的防治措施应用得当等,胆管癌的切除率呈逐渐升高的趋势,肝门部胆管癌的手术切除率已从 20 世纪 80 年代的 10% 提高到 35%～70%,甚至有报道更高的。文献报道:中远端胆管癌由于黄疸出现早,较多的患者能相对早中期诊断,加之解剖关系较肝门部胆管癌简单,近 90% 以上患者可获得手术切除;尽管切除率呈上升的趋势,但仍有不少落后地区仍处在起步阶段,与先进发达地区相比差距较大,全国范围内、全省范围内都存在着极不均衡的现象。

1.手术切除

手术治疗是胆管癌的首选治疗手段,根治性手术指切缘与区域淋巴结清扫后无癌残留,只要有癌残留,均为姑息性手术,临床上根据癌残留状态将手术切除分为 R0 切除:镜下无癌残留;R1 切除:肉眼无癌残留,但镜下见癌细胞残留;R2 切除:肉眼即可判断有癌组织残留。

(1)肝门部胆管癌的规范化切除基本术式。

肝外胆管脉络化切除＋肝管空肠吻合:适宜 Bismuth Ⅰ型患者;距肿瘤边缘

0.5～1 cm 处切断胆管,将肿瘤及胆管断端远端肝外胆管至胰腺上缘水平胆总管、胆囊和肝十二指肠韧带内淋巴结、脂肪结缔组织整块切除,需肝十二指肠韧带脉络化解剖;将无瘤的近端左右肝管成型或分别与空肠做 Roux-en-Y 吻合。

　　肝外胆管脉络化切除＋肝尾状叶切除＋左内叶肝管与左外叶肝管、右前叶与右后叶肝管成型后分别与空肠做 Roux-en-Y 吻合,适宜 Bismuth Ⅱ 型患者;切除尾状叶的依据:尾状叶胆管开口于左右肝管,肝门部胆管癌为获得根治性效果必须切除尾状叶;肝十二指肠韧带脉络化解剖。具体技法(切除顺序与胆管重建):①肝外胆管脉络化切除。②尾状叶切除:游离肝门至左右门脉干后方,离断进入尾状叶分支及肝动脉之相伴分支;再游离左肝周韧带,将左外叶向右上翻起,切开肝后下腔静脉韧带,逐支分离左侧尾状叶后肝短静脉,后切断 Arantius 管并予以结扎;还原左外叶后,游离右肝周韧带,将右肝向左上抬起,游离并切断、结扎右侧尾状叶后肝短静脉,从而将尾状叶完全与下腔静脉剥离;后自Ⅳb、Ⅴ段后下方将尾状叶完整掏出,自左右肝蒂上后方予以切除移除。③左、右肝管空肠吻合术:自肝内仔细分离显露肝胆管肝切缘处之分支,距肝断面 0.3～0.5 cm 处予以断离胆管,无张力状态下将左内、左外及右前、右后支胆管分别塑形后用 4-0、5-0 可吸收缝合线(或 PDS)行胆管空肠连续缝合,针距 3 mm,边距 2～3 mm,并与各支胆管内放置细“T”形管,分别经肠壁戳孔引出体外。

　　手术注意要点:主要在于肝门部胆管的处理,所切断之胆管残端应予以快速病检证实无癌残留,因胆管肿瘤可沿胆管壁的分支延伸,若有残留则应根据残留部位相应做扩大根治性手术。

　　肝外胆管脉络化切除＋尾状叶、左半肝切除＋右前叶、右后叶肝管成型后与空肠做 Roux-en-Y 吻合,适宜 Bismuth Ⅲ_B 型肝门部胆管癌;该类型患者肿瘤已侵犯左内叶、左外叶肝管开口,必须切除左半肝并肝十二指肠韧带脉络化解剖;如肿瘤已侵犯右前叶肝管,则须做左三叶切除,因肝切除量大,并发症多、死亡率高,需权衡利弊,慎重选择。

　　(2)中远端胆管癌在手术方式上,除极少数比较局限的中段胆管癌能在确保近、远端胆管切缘阴性的前提下可做肝外胆管局部切除,近、远端端端吻合外,大多数中远端胆管癌需行胰十二指肠切除＋肝外胆管脉络化切除,同时清除肝十二指肠韧带、胰十二指肠前后、胃大小弯区淋巴结。

　　胰十二指肠切除术自 1935 年由 Whipple 发明后,一直是治疗中远端胆管癌、壶腹癌、胰头癌等的经典手术,手术死亡率已低于 5%,已成为较为成熟的术式;由于中远端胆管癌恶性程度往往较肝门部胆管癌为低,为提高术后患者的生存质量,减少不必要的创伤,近年来一部分学者针对中远端胆管癌采用保留幽门的胰十二指肠切除,此手术保留了全部胃、幽门及十二指肠 1.5～2 cm,UCLA 的经验:距幽门 2～3 cm 处清扫其周围组织后用切割闭合器横断十二指肠,横断面通常在胃十二指肠动脉通过十二指肠后方水平,重建时只需做十二指肠－空肠吻合,对经典的 Whipple 手术进行改进,该手术的优点:保留了胃的储存和消化功能,有预防倾倒综合征和改善患者营养状态的作用。该手术的缺点:部分术后胃排空延迟综合征比例可能升高;从肿瘤的角度出发,施行此手术的前提是肿瘤的恶性程度不高,第 5、6 组淋巴结无转移;该手术是否符合根治术的原则,各家尚有不同的看法,有人主张此术式仅适用于壶腹癌、乳头部癌及壶腹周围的良性病变的切除,而对胆管中远端癌及胰头癌应慎用。

2.手术胆管引流

(1)肝门部胆管癌:在手术探查中判定肿瘤不可切除时,应尽可能术中做胆管引流,常见的引流方法:

肝内胆管空肠吻合:常见的术式:①左外叶肝管空肠吻合术:切除部分肝左外叶,显露左外叶胆管,整形后与空肠做 Roux-en-Y 吻合。②左外叶下段肝管空肠吻合术:经肝圆韧带左缘分离肝实质,显露左外叶下段(Ⅲ段)肝管,与空肠做 Roux-en-Y 吻合。③右前叶下段肝管-胆囊-空肠吻合术:向胆囊床深部分离肝组织 1～2 cm,可显露右前叶下段(Ⅴ段)肝管,以胆囊为中介,其后壁与Ⅴ段肝管吻合,前壁与空肠做 Roux-en-Y 吻合。④右后叶下段(Ⅵ段)肝管空肠吻合术:切除部分肝右后叶下段肝组织,显露Ⅵ段肝管,成型后空肠做 Roux-en-Y 吻合。上述四种术式以左外叶下段肝管空肠吻合术和肝右前叶下段肝管-胆囊-空肠吻合术最为常用,肝内胆管空肠吻合口必须置 U 形管支撑,由于病情需要,少数患者有时需同时做两个甚至两个以上的吻合,才能达到有效胆管引流的效果,不得忽视。

术中置管引流:对不适行肝内胆管空肠吻合的病例,可术中置管引流,常见的置管方式:①U 形管引流术:切缘距肿瘤下界约 3 cm,切开肿瘤远端胆管(胆总管),以胆管小号探条或软头导丝通过狭窄部,再用 3～5 mm 扩张器扩开管腔后,引入带多个侧孔的引流管,通过肿瘤所在狭窄胆管后经肝表面穿出,另一端经胆总管切口拉出,引流管侧孔正好位于肿瘤的近端和远端,将引流管的两侧远端分别经前腹壁戳孔引出固定于腹壁外,整个引流管呈"U"形,称 U 形管引流;U 形管可起内、外引流的双重作用;需要时可随时更换,硅胶管一般 3～6 个月更换一次,因多数硅胶 U 形管一般 3 个月左右变硬,老化;但 U 形管侧孔不得滑入肝外和胆总管外,否则可导致腹膜炎,应用过程中应密切观察;U形管也可作为肝内胆管空肠吻合口的支撑。②梗阻近端扩张胆管置管外引流:术中切开肝表面扩张的肝管,置管固定外引流。

(2)中远端胆管癌:多采取梗阻近端胆管空肠端侧或做侧侧 Roux-en-Y 吻合,一般选择左右肝汇合部。由于胆囊管与肝总管汇合部的部位低,容易受胆管癌侵犯而再次阻塞,一般不宜行胆囊空肠 Roux-en-Y 吻合,不能吻合的患者,可置 T 形管引流。

(二)非手术的胆管引流治疗

胆管癌大多数患者并非死于肿瘤的广泛转移,主要死因是由于长期胆管梗阻导致肝肾功能进行性损害或胆管感染、肝脓肿等并发症,故维持胆管通畅也是胆管癌姑息性治疗的关键。目前以保持胆管通畅为目的的胆管介入治疗在胆管癌的治疗中起着重要的作用。非手术的胆管引流包括经内镜的鼻胆管引流、经内镜的支架放置、经皮肝穿外引流管置入、经皮肝穿的内支架放置等。

(三)胆管癌的放疗

放疗指利用辐射源发射的射线束对肿瘤进行照射,电离射线通过电离辐射效应导致肿瘤细胞 DNA 断裂,造成肿瘤坏死、萎缩或生长延缓,从而达到治疗的目的。胆管癌治疗的目的:使肿瘤萎缩,帮助胆管再通,消除或减轻黄疸;减轻肿瘤所致的疼痛;使胆管重建术后因肿瘤过度生长而造成的胆管闭锁延缓;术后应用有望降低局部复发率。目前国内外开展胆管癌放疗的研究不够系统,经验甚少,最佳的射线种类、强度、放射剂量、放射技术、胆管以及周围脏器的耐受剂量和胆管癌的疗效尚未达成共识,直到目前仅极少文献有胆管癌放疗的相关报道,需进一步探讨。

(四)胆管癌的光动力治疗(PDT)

PDT 是一种相对新的、局部侵袭性较小的治疗措施,能够选择性地杀灭肿瘤细胞。原理:使用光敏剂,其聚集在肿瘤组织中的停留率高于正常组织,通过一定波长的光刺激,产生细胞毒的氧衍生自由基,导致肿瘤细胞选择性的光化学破坏,产生细胞毒性等作用,从而选择性地杀灭肿瘤细胞。因此该治疗手段具有相对靶向性。

近年来已有学者应用 PDT 治疗胆管癌,操作过程:先经静脉注射光敏药物(如血卟啉衍生物)选择性地进入胆管肿瘤组织;然后经胆管镜用适当波长的激光照射肿瘤部位,激活光敏药物,通过直接细胞毒性作用选择性作用于肿瘤微血管而导致肿瘤缺血坏死,达到杀灭癌细胞的作用。PDT能渗透到肿瘤组织的深度范围仅2 mm,仅2 mm的肿瘤组织坏死,对于根治大多数肿瘤是不够的,因此PDT应理解为一种姑息治疗手段。PDT的不良反应为光毒性,使用后可持续4~6周,PDT后肿瘤进展时间大约6个月,因此往往一年内应作两次PDT。

目前,PDT主要用于不能切除的Bismuth Ⅲ、Ⅳ型肝门部胆管癌,而不用于肝内胆管癌或胆管中远端癌。洛桑沃州大学医学中心2003年发表了PDT治疗39名Bismuth Ⅲ、Ⅳ型肝门部胆管癌患者的临床研究,39名患者被随机分为两组,一组应用胆管支架加光动力治疗,另一组单纯用胆管支架引流,PDT组能显著延长生存期(PDT组中位生存期493天,非PDT组98天,$P < 0.000\ 1$,有高度显著性差异)。尽管该研究病例数较少,结论的可靠性值得深入探讨,但该研究的局部控制作用较为明显,至少为胆管癌的治疗提供了一个较有希望的选择。美国纪念癌症中心2003年在《癌症》杂志发表了胆管癌根治术后复发的平均时间为20.3个月,复发率高达59%,表明胆管癌急需找到局部控制较好的治疗手段,需不断探索。

(五)胆管癌的化疗

已远处转移的晚期胆管癌患者从理论上讲应该有全身化疗的适应证,但临床实践证明:胆管癌化疗的敏感性差、疗效远不及其他的胃肠道肿瘤,原因尚不清楚,可能与胆管癌自身对化疗药物不敏感,易产生耐药性等相关,也与给药途径有关,往往全身化疗,药物经全身血管循环,实际到达胆管癌细胞的药物量已很少,很难达到有效的抗癌浓度。关于胆管癌系统化疗的报道较少,至今所取得的经验有限。

1.全身化疗

5-FU是临床应用最常见的化疗药物,单独应用疗效欠佳,有效率往往低于20%,很难达到临床受益的作用(CBR),联合化疗有望提高疗效,临床研究较多的是5-FU联合顺铂、甲氨喋呤、亚叶酸钙、丝裂霉素C或干扰素-α等。法国古斯塔夫露丝学院医学院2002年发表了5-FU联合顺铂全身化疗治疗胆管癌的研究,有效率20%~40%,5-FU与丝裂霉素加干扰素-α联合化疗的有效率10%~30%。曾一度5-FU与顺铂的联合化疗方案被认为是晚期胆管癌的标准治疗之一,具体方案:CF 200 mg/m² 静脉滴注2小时,第1~2天;5-FU 400 mg/m² 静脉推注,600 mg/m² 连续静脉滴注22小时;顺铂50 mg/m²,静脉滴注,第2天;2~3周重复为1周期。但以后的临床应用表明该方案的重复性不高,患者缓解时间较短,CBR低,很难延长晚期胆管癌的生存期。因此5-FU联合顺铂作为晚期胆管癌的标准治疗方案备受临床工作者质疑。

近年来,随着新药吉西他滨、伊立替康、卡培他宾(希罗达)、奥沙利铂、紫杉醇等的临床应用,已在胃肠道肿瘤的综合治疗中取得了较大进展,也推动了上述新药用于中晚期胆管癌的临床研究,已收到一定疗效。

顺铂联合吉西他滨是目前为止唯一可能成为中晚期胆管癌的标准化疗方案,希望临床扩大应用,进一步证实该方案的有效性和在临床实际工作中加以完善。

2.区域性化疗

肝左右肝管靠近肝左右肝动脉,分别接受两动脉发生的许多小支,在肝左右肝管的脏面形成丰富的血管丛,并与十二指肠上胆管段的血管丛连接;十二指肠上胆管(肝总管、胆总管的 1、2 段):由十二指肠后动脉、肝左右动脉、胆囊动脉、胃十二指肠动脉、门静脉后动脉(起始于腹腔干或肠系膜上动脉)、肝固有动脉等邻近该段胆管的 8 条动脉发出的小动脉(管径约 0.3 cm)供血,该段胆管的两外侧形成两条轴血管(称3 点钟血管和 9 点钟血管),轴血管和周围其他的小血管的分支围绕胆管形成胆管周围丛,丛分支伸入壁内形成壁内动脉丛,壁内动脉丛再分支至黏膜形成黏膜毛细血管丛;胰后胆管(胆总管第 3 段)由邻近与之平行的十二指肠后动脉的多个小血管分支形成血管丛,壁内分布方式同十二指肠上胆管。

根据胆管癌的分段,确定肿瘤的供血血管进行区域性化疗或在放射引导下动脉造影超选择的介入栓塞化疗,旨在提高化疗药物浓度,延长药物在肿瘤组织细胞内停留的时间或肿瘤供血血管的栓塞使肿瘤缺血性坏死等,均有望提高化疗的疗效。

(六)胆管癌的其他治疗

经手术引流管、PTCD 通路、经皮肝穿胆管镜等行胆管的介入治疗,如[192]Ir丝插入的腔内近距离放疗、高频电切、微波、局部注射无水乙醇或化疗药物、灌注化疗、光动力治疗等,随着介入技术的不断更新,介入治疗将可能发挥更大的作用。

七、胆管癌的预后

影响胆管癌患者预后的因素主要取决于患者的一般状况、治疗方式和方法、肿瘤的病理及分级、有无淋巴结转移、有无肝脏浸润、有无外周神经浸润等,目前,尚未见到有关胆管癌预后因素的前瞻性分析结论,上述诸多因素中孰重孰轻尚不得而知,但可以肯定能否根治性切除(R0)是影响预后的决定性因素之一。

在回顾性分析中综合一系列有关文献,肝门部胆管癌切除率40％～60％,其中R0切除患者的平均生存期为21.9个月,1、3、5年生存率分别为67％～80％、25％～36％、11％～21％;由于中远期胆管癌黄疸出现早,早期诊断率相对高,预后较肝门部胆管癌好,R0切除的平均生存期38.8个月,大约是肝门部胆管癌的2倍,1、3、5年生存率分别为50％～70％、28％～53％、17％～39％,且切除率已超过60％。

R0切除与R1、R2切除比较,R0切除的平均生存时间1、3、5年生存率显著高于R1、R2切除者,两者有显著统计学差异;姑息性切除与单纯引流比较,也有统计学差异,因此只要有切除可能,尽量达R0,对达不到R0者,也应积极争取R1、R2切除,无法切除者可考虑单纯引流术,单纯引流术预后差,1年生存率往往小于50％。

放疗的疗效尚不肯定,就肝门部胆管癌而言,部分文献报道:单纯引流辅以放疗,生存期可延长,R0、R1、R2切除辅以放疗较单纯手术组生存率提高,但仍有不少文献报道持相反的结论,须指出上述研究均非大样本随机分组得出的结论,真实性、可靠性有待于进一步论证;中远端胆管癌术后是否辅以放疗也不能完全肯定,但是近年来鉴于胰头癌术后辅助放疗取得了一定的进展,胰头癌和胆总管癌在生物学特征上有类似之处,所以较多专家认为胆总管癌行根治性胰十二指肠切除术后辅以放疗可能是有利的,目前正在进行的治疗性试验有可能解决此类问题。

对局部控制病变,PDT可作为有希望的选择手段。

化疗在胆管癌的治疗中已取得一定的进展,顺铂联合Gemz有望成为晚期胆管癌的标准治疗方案,有望减轻症状、提高生活质量、延长生存期。

化疗、生物反应调节剂、基因治疗、靶向治疗、区域性化疗、胆管内介入治疗等仍然是晚期胆管癌的研究热点,值得进一步探讨。

新药的研制,生物反应调节剂和基因治疗将成为胆管癌药物治疗的研究方向,综合治疗已取得了一定的进展,相信通过多学科的协作和不懈的努力,有望找到胆管癌的最佳治疗方案。

参考文献

［1］孙兆田.实用肿瘤基础与临床实践［M］.天津:天津科学技术出版社,2019.

［2］李雪芹.肿瘤与病理［M］.长春:吉林科学技术出版社,2020.

［3］胡显良.实用肿瘤学诊疗常规［M］.天津:天津科学技术出版社,2019.

［4］任保辉.肿瘤综合防治［M］.北京:科学技术文献出版社,2020.

［5］曹秀峰.临床肿瘤学理论与实践［M］.天津:天津科学技术出版社,2019.

［6］王珏.现代肿瘤临床诊疗［M］.北京:科学技术文献出版社,2020.

［7］林劼.现代临床肿瘤诊治精要［M］.北京:科学技术文献出版社,2019.

［8］刘炜.现代肿瘤综合治疗学［M］.西安:西安交通大学出版社,2018.

［9］孙建衡,盛修贵,白萍,等.妇科肿瘤学［M］.北京:北京大学医学出版社,2019.

［10］王嘉伟.肿瘤诊断与治疗［M］.长春:吉林科学技术出版社,2020.

［11］徐静.现代肿瘤学诊治基础与临床［M］.昆明:云南科技出版社,2019.

［12］王丹.常见肿瘤临床诊疗与新进展［M］.北京:科学技术文献出版社,2019.

［13］张绪风.肿瘤疾病临床诊治［M］.天津:天津科学技术出版社,2020.

［14］宋巍,杨海波.肿瘤诊断与防治［M］.昆明:云南科技出版社,2018.

［15］吴隆秋.现代肿瘤临床诊治［M］.天津:天津科学技术出版社,2018.

［16］易彤波.肿瘤疾病应用与进展［M］.天津:天津科学技术出版社,2020.

［17］宋晓燕,姜睿,王晓彬.新编肿瘤诊疗学［M］.南昌:江西科学技术出版社,2018.

［18］赵达.现代肿瘤学［M］.北京:科学出版社,2020.

［19］莫益俊.实用肿瘤疾病基础与临床［M］.昆明:云南科技出版社,2019.

［20］陈芹.实用临床肿瘤诊断与治疗［M］.北京:科学技术文献出版社,2019.

［21］陈兆红.临床内科肿瘤学［M］.哈尔滨:黑龙江科学技术出版社,2020.

［22］孔锦.现代肿瘤综合治疗新进展［M］.哈尔滨:黑龙江科学技术出版社,2019.

［23］刘扬帆.肿瘤科临床诊断与治疗学［M］.北京：中国纺织出版社,2019.

［24］贾筠.恶性肿瘤的综合治疗［M］.北京：科学技术文献出版社,2020.

［25］张慧珍.妇科恶性肿瘤诊断与治疗［M］.北京：科学技术文献出版社,2019.

［26］徐燃.新编肿瘤临床诊治［M］.天津：天津科学技术出版社,2020.

［27］朱利楠.肿瘤综合治疗学精要［M］.哈尔滨：黑龙江科学技术出版社,2019.

［28］刘庆.现代肿瘤诊断与治疗学［M］.福州：福建科学技术出版社,2019.

［29］王国杰.实用肿瘤基础与临床［M］.天津：天津科学技术出版社,2019.

［30］张晶晶.精编肿瘤综合治疗学［M］.北京：中国纺织出版社,2019.

［31］谢彦良.现代肿瘤内科学［M］.长春：吉林科学技术出版社,2018.

［32］高海峰.肿瘤疾病诊疗与预防［M］.长春：吉林科学技术出版社,2020.

［33］常威.肿瘤常见疾病诊治精要［M］.武汉：湖北科学技术出版社,2018.

［34］罗清,彭宜波,吴海霞.新编实用肿瘤学［M］.天津：天津科学技术出版社,2019.

［35］李超.常见肿瘤诊断与治疗［M］.天津：天津科学技术出版社,2019.

［36］牛星燕,张冬萍,李飞霞,等.卵巢恶性肿瘤化疗研究进展［J］.国际妇产科学杂志,2020,47(2):125-128.

［37］龚珂,屈佳肴,刘香婷,等.肺癌相关肿瘤标志物研究进展［J］.医学理论与实践,2020,33(5):713-714.

［38］方成,袁青玲,徐娟俐.阿帕替尼治疗胃癌和食管胃结合部腺癌伴肝转移患者的临床观察［J］.临床肿瘤学杂志,2018,23(1):61-66.

［39］李蕴潜.脑膜瘤的诊断与治疗［J］.中国微侵袭神经外科杂志,2020,25(7):289-291.

［40］朱惠云,李敏.胰腺癌的治疗进展［J］.中华胰腺病杂志,2020,20(6):409-411.